作者简介

刘志龙，男，1963 年 10 月出生，湖南岳阳人。

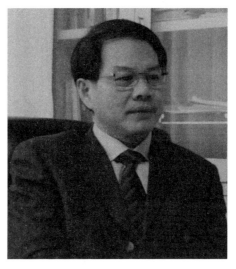

任职：珠海市中西医结合医院副院长、主任中医师；中华中医药学会脑病专业委员会常务委员，世界中医药学会糖尿病专业委员会常委，广州中医药大学兼职教授、博士研究生导师，广东省中医药学会脑病专业委员会副主任委员，广东省中西医结合学会糖尿病专业委员会副主任委员，珠海市中医药学会会长。

学习工作经历：1980 年 9 月至 1985 年 7 月在湖南中医学院就读本科；1985 年 9 月至 1988 年 7 月在湖南中医学院就读硕士研究生；1988 年 7 月至 1991 年 8 月在湖南中医学院任教师；1991 年 9 月至 1994 年 8 月在南京中医药大学攻读博士研究生；1994 年 9 月至 2001 年 12 月在珠海市人民医院中医科工作，历任主治医师、副主任医师、主任医师及科主任；2002 年 1 月起任广东省中医院珠海医院副院长；2012 年 5 月调任珠海市中西医结合医院（珠海市第二人民医院）副院长。

业绩：主持国家十五攻关科研课题子课题 1 项、十一五攻关科研课题分中心课题 1 项、国家 973 计划项目子项目 1 项；参与国家自然科学基金科研课题 1 项、广东省重大科技项目 1 项；主持省市级科研课题 10 多项；获省、市级科技成果奖 3 项。主编《内科病中医传统疗法精华》《明清医学精华读本》等专业著作 13 部，在各级学术刊物发表学术论文 50 多篇。

刘志龙擅长用经方治疗各种内科杂病，创办"岭南经方沙龙"，是岭南地区经方医派的重要人物之一，在省内及国内有一定的学术影响力。2012 年被广东省政府授予"广东省名中医"称号。

作者简介

黎崇裕，男，1985 年生，字小裕，号宗谷散人，江西省寻乌县客家人氏。致力于经方医学和客家中医药的研究，已出版《小郎中习医手记》。

毕业于广州中医药大学，院外师从民间经方名家唐医易先生学习经方之法；院内承蒙广东省名中医刘志龙教授亲炙，明晓经方之用；工作期间随黄煌教授、欧阳卫权主任等专家侍诊。

广州中医药大学成人高等教

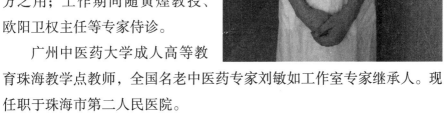

育珠海教学点教师，全国名老中医药专家刘敏如工作室专家继承人。现任职于珠海市第二人民医院。

编写说明

　　《伤寒杂病论》为汉代著名医学家张仲景所著，被历代奉为中医的经典著作。该书所运用的辨证论治原则和方法，确立了中医诊治疾病的规范；所记述的理法方药相结合的辨治经验，对中医临证医学的发展影响极其深远；所记载的大量处方，组方严谨，疗效显著，被后世称作"众方之祖"。我们精选《伤寒论》中100首经方，辑而成书。本书之方按照《伤寒论》目录方序排列，方便读者逐方对照及查询学习。

　　本书以方为纲，以方证要点为目。每方分以下几部分：

　　【组成】方中药物排列顺序及用量均依《伤寒论》原文。由于各家换算方式不一，使得后学无所适从，故药物用量未予换算。

　　【方歌】书中所选择的是刘渡舟老所编的《伤寒论》方歌，方便读者记忆和理解。

　　【功用】简要概括方剂功用，尽可能接近方剂病机。

　　【主治】节选《伤寒论》原文方后注中的相关内容。部分内容较多、涉及多段条文者，用证候代替。

　　【方解】分析药物功效、组方思路，有前贤之论者，亦有现代之说者。

　　【方证要点】

　　1. 分析仲景方的方证。某方以某些症状为辨证要点，这个辨证要点就是经方抓手。其中的"主要症状"包括补充《伤寒论》未详细描述之症状，或者是对《伤寒论》详细分析之后归纳得出的主要症状。

2. 分析仲景方常用于临床多发病、常见病、疑难杂症等属于此方病机者，都可以在适用范围，故而一方可以治多病，关键就在于病机的把握。

3. 编者主要根据黄煌教授及名家经验论述有关经方的体质要求、运用经验等，有则叙述，无则不述。

【类似方证鉴别】《伤寒论》很多方子类似，本书列举易于混淆的方证加以鉴别。

【原文】每方有关原文按照明代赵开美复刻本编录，有涉及《金匮要略》者一并辑录，目的使读者熟悉原文，加强理解及运用。

【医案举例】每个方子选择两个验案。验案除了内部资料外，筛选名家验案中具有代表性，能扩展经方运用的为主。

本书编写过程中，承蒙黎崇裕的恩师唐医易先生（民间经方名家）提供师门内部资料《民间中医唐医易先生伤寒论讲稿》作为参考，在此谨表衷心感谢。

限于编者水平所限，加上时间仓促，书中不妥之处在所难免，还望指正，以便今后修订和完善。

编者

2014 年 5 月 1 日

自序：经方有五难

记得黄仕沛老师所赠《黄仕沛经方亦步亦趋录》上的签名是："仲景之门，人人可入，经方之用，亦平亦性。"张仲景之《伤寒论》和《金匮要略》，对于很多没有中医基础或者是西学中的人来说，是绝佳的入门好书，因为经方之用，往往对照条文即可效如桴鼓。反而是对于学中医者，如果不是学经方之人反而有诸多的障碍，可能是因为派别的缘故，不少人心中有魔障。

"经方之用，亦平亦性"。临床上另外一种情况亦存在，就是感觉明明和条文相对应，处方下去，病却纹丝不动，抑或病情反而加重，让不少人疑惑不解。笔者浸润经方这些年，发现其实经方有五难。一难：难明经方之理；二难：难用经方之法；三难：难对经方之证；四难：难悉经方之方；五难：难熟经方之药。如果能解决这五难，经方之用就不再难。

1. 明经方之理。经方不讲理，成了很多经方医生约定俗成的认识。其实经方是讲理的，成无己著有《伤寒明理论》，目的就是"使习医之流，读其论而知其理，识其证而别其病，胸中了然而无惑"。当年陈瑞春先生极力推荐此书，只可惜明眼人少，基本都是背诵条文。按照条文凭直觉看病的不在少数，很少有人去深入了解经方之理、经方之病机。

1

对于经方之理研究透彻者，一支乃山西三部六病之传人李国栋先生，只可惜李国栋先生所阐明的经方之理，目前还不被大多数人接受，但我相信不久的将来一定会像胡希恕老的学术观念一样被大家所接受；一支乃江西省赣江姚氏中医一派，姚荷生先生对于经方之理着力甚多，其后人正在整理其遗著，陆续将有出版。笔者临床对于经方之理解及阐释亦主要受此三者（成无己的《伤寒明理论》、李国栋先生、赣江姚氏中医一派）影响。

如果临床能明经方之理，则临床处方可大展拳脚，不被条条框框限制。如编者的一则更年期综合征案，采用的是阴阳合方的思路。

某女，49岁，2012年8月21日就诊。诉失眠半个月，细问则诉前半个月每日犯困，每日早早睡觉，睡眠亦佳，后半个月则失眠。辗转反侧，心烦汗出，有气往上冲之感。眉棱骨处沉重不适，后脑勺觉有筋绷紧之感已久。平素易干呕、吐涎沫，稍受风则前额不适。胃纳近一两天转差。无恶寒恶热，无口干口苦口渴，大小便正常，舌脉不详。

诊断：更年期综合征。

辨证：阴阳动荡，血虚有寒。

论治：调和阴阳，养血安神，温经散寒。

处方：甘麦大枣汤合吴茱萸汤、酸枣仁汤。

炙甘草10g，淮小麦30g，大枣12枚，吴茱萸3g，党参10g，生姜5片，酸枣仁30g，知母6g，茯苓15g，川芎6g，3剂。

辨证处方思路：据患者所诉，再结合患者年龄，乃是躯体阴阳不平衡而自我调节所致，亦可称之为阴阳动荡。眉棱骨处沉重不适，后脑勺觉有筋绷紧之感已久，此乃寒阻经络所致。

选方理由：

甘麦大枣汤：妇人脏躁，喜悲伤欲哭，象如神灵所作，数欠伸，甘麦大枣汤主之。

吴茱萸汤：①食谷欲呕者，属阳明也，吴茱萸汤主之。得汤反剧者，属上焦也，小半夏汤主之。②干呕，吐涎沫，头痛者，吴茱萸汤主之。③少阴病，吐利，手足逆冷，烦躁欲死者，吴茱萸汤主之。

酸枣仁汤：虚劳、虚烦不得眠，酸枣仁汤主之。酸枣仁二升，甘草一两，知母二两，茯苓二两，川芎二两。上五味，以水八升，煮酸枣仁，得六升，内诸药，煮取三升，分温三服。

选用甘麦大枣汤乃是对于条文的扩展运用，现代研究此方治疗更年期综合征效果亦佳。酸枣仁汤出自《金匮要略》第六篇，前贤对此方治疗失眠之机理有详尽论述，如《金匮要略论注》曰："虚劳虚矣，兼烦是夹火，不得眠是因火而气亦不顺也，其过当责心。然心火之盛，实由肝气郁而魂不安，则木能生火。故以酸枣仁之入肝安神最多为君；川芎以通肝气之郁为臣；知母凉肺胃之气，甘草泻心气之实，茯苓导气归下焦为佐。虽曰虚烦，实未尝补心也。"选用吴茱萸汤得自《经方实验录》的启发，《经方实验录》大承气汤证案的按语中有："阙上痛。《内经》以阙上属喉间病，此概以气色言之，若阳明燥气上冲及脑，则阙上必痛，其不甚者则但胀耳。"前额乃阳明之境界，阳明既有燥气，亦可有寒气，这个说法难以接受的话，亦可换一个说法"浊阴上逆"，加之患者平素亦有干呕、吐涎沫，说明此乃浊阴上逆之体质，如若阳明只有燥气，稍受风则前额不适说不过去。阴阳动荡本身是厥阴病之病机，吴茱萸汤证属厥阴病，但阳明病亦可有吴茱萸汤证，两者并行不悖。后回访，3 剂后诸症愈。

2. 用经方之法。《伤寒论》有三百九十七法，故而江西医家喻嘉言著有《尚论张仲景伤寒论三百九十七法》，一个条文一个法，此是定数，但是条文之外亦有法，则是变数，不可不知。如民间经方名家唐医易先生的一则伤寒医案：

余某，女，47 岁，2002 年 2 月 2 日初诊。时值腊月岁末，因数日公事繁忙催收货款，驾驶摩托车劳碌于寒风之中。是夜甚觉劳累，次日凌晨起浑身寒战，头疼身痛，身盖三床棉被尚觉寒冷，其夫急电招我前往诊视。榻前见其三床棉被紧盖覆面，呻吟之声不绝，舌色淡、苔薄白，面色苍白，唇青暗。伸手切脉，手不烫，一息四五至，六脉浮紧。问其何时起病，有何所苦？答谓：昨夜回家11时许，洗澡后疲惫身重，即睡觉。可凌晨1时过后越来越冷，叫其夫加被至三床仍不觉暖，继而浑身骨头疼痛。问：曾发烧喘咳出汗否？答：没有，现在只是冷得难受，浑身骨头痛得厉害，头痛到眼睛都难睁开。于是立方：

麻黄12g，桂枝9g，杏仁9g，炙甘草3g，1剂。

药后未得汗，寒战稍减。再方：

麻黄15g，桂枝12g，杏仁9g，炙甘草3g，2剂。

药后仍未出汗，症状如前，遂当机立断煎第二剂，服药后20分钟仍未有汗。细思其脉症相合，何以麻黄汤不汗呢？这大半天已服了3剂麻黄汤，大概是寒邪太重药力仍在搏斗，于是嘱给病人一杯热水以助药力。20分钟后病人即遍身汗出，全身舒泰而愈。

此是麻黄汤证，但是用麻黄汤法却不得汗，真乃"明明和条文相对应，处方下去，病却纹丝不动"的真实写照，故转而仍用麻黄汤，但却采用桂枝汤法，终于汗出病退，全身舒泰而愈。仲景在桂枝汤方后用法注明："服已，须臾啜热稀粥一升余，以助药力，温覆令一时许，遍身漐漐微似有汗者益佳，不可令如水流漓，病必不除。若一服汗出病瘥，停后服，不必尽剂。若不汗，更服依前法。又不汗，后服小促其间，半日许，令三服尽。若病重者，一日一夜服，周时观之。服一剂尽，病证犹在者，更作服，若汗不出，乃服至二三剂。禁生冷、黏滑、肉面、五辛、酒酪、臭恶等物。"桂枝加葛根汤方用法注明："覆取微似汗，不须啜粥，余如桂枝法将息及禁忌。"后世所谓麻黄法、桂枝法等其实就是由此衍生而来。

3. 对经方之证。方证对应乃近来经方界最热门的话题，北有胡希恕传人一支，南有黄仕沛老师一支，南北遥遥相应，乃经方之幸。方证对应法让不少经方学子有了经方入门的快捷之匙。但是不少人学方证对应学偏了，学成了方症对应，只对症状或是条文，不讲究经方理法。古往今来，不少经方家都犯了此病，只不过提倡方证对应之后此病泛滥了。故而许叔微著有《伤寒九十论》，对于经方方证对应，条分缕析。岭南经方沙龙网（http：//www.lnjf.net）载有黄仕沛老师的一则身痒高热体疼一身悉肿案：

患者胡某，女，本院财务，2013 年春节前（2 月 6 日晚），臀部突然出红疹一片，次晨回院，口服抗过敏药，并静脉注射葡萄糖酸钙。但疹点越来越多，遍及两侧大腿，后加点滴地塞米松，连续用药 3 天，皮疹续出不减。除夕（2 月 9 日），加服中药清热解毒、通下之剂 2 天，大便泻下一次，然症状不减。遂于年初二（2 月 11 日）下午就诊于余。刻诊：全身躯干及四肢皮肤密布细碎红疹，疹色红活，面目微肿，双手指微胀，屈伸不易，恶风无汗，舌苔薄白。处以麻桂各半汤加石膏。处方：

麻黄 15g（先煎），桂枝 12g，北杏 15g，赤芍 30g，大枣 12g，甘草 15g，生姜 12g，石膏 60g（布包煎），复渣再煎，日服 2 次，服后啜热稀粥，温覆取汗。

次晨（年初三，2 月 12 日）来电云：昨晚发热 39.5℃，今晨发热仍未退，恶寒明显，通身骨节烦疼，面目浮肿。昨日煎药忘了放生姜，服药未按嘱咐温覆取汗。嘱患者按上方加麻黄、桂枝各 5g，生姜一块约 15g。煎服法如前，务必温覆取汗。

患者晚上 8 点来电云：已按法服药两次，每次服药后通身微汗出，发热渐退。皮疹仅剩下肢少许，无瘙痒。惟全身骨节痛楚，屈伸不利，下床需人搀扶，面目浮肿更甚，咽干，口渴，小便不利。自己怀疑是肾病，故又电询于余，因节日检验不便，只好嘱其药渣第三次再煎，如前法再服一次，明天视情况再作打算。

年初四（2 月 13 日），清晨余致电患者，昨晚已无发热，咽仍干，欲饮水，面目浮肿减少，双手臂红疹又似有些许，仍通身骨节疼痛，处以越婢加术汤。处方：

麻黄24g（先煎），生姜15g，大枣15g，甘草15g，石膏90g（布包煎），白术30g。煎服法如前。

晚上8点余致电患者知悉，中午12点、下午3点服药各一次。汗出颇畅，小便如常，现已骨节疼痛全无，面目浮肿已消，惟手指仍微胀，已下床行走如初矣。口干渴。嘱患者多饮水，调以稀粥。

按：桂麻各半汤是仲景治"面色反有热色者，未欲解也，以其不能得小汗出，身必痒"。余临床治风疹常加入石膏，芍药用赤芍，以治风疹有表证者，疗效满意。本例曾用他药不愈，且病有发展之势，患者煎桂麻各半汤忘了放生姜，服药未按医嘱温覆取汗，至有汗出不彻，阳气怫郁于表，故由恶风无汗而后发热，更增骨节疼痛，面目浮肿，疹色更赤。次日本应更方，但适逢节日，配药不易，只好原方增麻、桂之量，叮嘱加姜，温覆。第三日再用越婢加术汤。

越婢汤为治水气之剂："风水恶风，一身悉肿，脉浮不渴，续自汗出，无大热，越婢汤主之。"实即首诊方去桂、杏、芍，重用麻黄。原方麻黄用六两，是大青龙之量。不用桂枝是恐桂枝之热。可见麻黄之发汗并非取决于与桂枝之合用。本例初用15g未温覆，故未能得汗。后用24g，啜热稀粥，温覆，故病从汗而解。

大青龙汤方后云"得汗止后服"，未必尽然，总以病退为度。桂麻各半汤原为麻、桂汤之半，求其"得小汗出"，又未必尽然，亦以病退为度。故次日麻、桂再增5g。

仲景将息法：桂枝汤啜粥温覆；麻黄汤温覆而不啜粥；大青龙汤、越婢汤麻黄用量特大，可不啜粥不温覆。其实麻、桂之取汗，仍常有赖啜粥温覆之助，亦总视病情而定也。

如若病情变化，变成有发热，或者是用药之后高烧持续不退，或烧得更厉害，你是否还能坚持原法，仍然敢加重麻桂之量以求汗，还是早早改弦易张呢？若非黄仕沛老师对于经方方证对应之法了如指掌，哪得如此得心应手之作，黄老师不愧是经方方证对应之大家。

4. 悉经方之方。经方其实有方根，《伤寒论》方用药的排序其实是有深意的，不是乱排的，但是往往被大家所忽略了。而且方中药物比例亦很重要。比例不同，就可以得出不同的方证。如张英栋先生在《经方攻邪法与银屑病》[《国际（中日韩）经方学术会议、第二届全国经方论坛暨经方应用高级研修班论文集》] 中提到：以柴胡桂枝干姜汤为例，看看当代各家使用本方的剂量比，以及各家认为的本方"方证"，看剂量比与"方证"之间是否有必然的联系。仲景原方各药剂量比为"柴胡姜桂八二三，蒌四芩三二牡甘"，即柴胡八两，桂枝三两，干姜二两，栝楼根四两，黄芩三两，牡蛎二两，炙甘草二两。胡希恕先生的常用量为柴胡24g，桂枝9g，干姜6g，栝楼根12g，黄芩9g，牡蛎9g，炙甘草6g，除了牡蛎的比例略高外，其他与仲景原方吻合。刘渡舟先生的常用量为柴胡16g，桂枝10g，干姜12g，栝楼根10g，黄芩4g，牡蛎30g，炙甘草10g，与原方剂量比相比，最显著的变化为柴胡、黄芩比例减少很多，而桂枝、干姜增加很多。黄煌先生的常用量为柴胡6～12g，桂枝6～10g，干姜3～6g，栝楼根10～12g，黄芩5～10g，牡蛎10～15g，炙甘草3～6g，与仲景原剂量比没有明显的关系。仲景原方治疗"伤寒五六日，已发汗而复下之，胸胁满微结，小便不利，渴而不呕，但头汗出，往来寒热，心烦者"和"疟，寒多微有热，或但寒不热"；胡希恕先生说治疗低热、便结"用此方很好"；刘渡舟先生用此方治口干、便溏、肝气不舒"疗效卓著"；黄煌教授将其定位于"柴胡类方中的安定剂和精神疲劳恢复剂"。

5. 熟经方之药。经方之药，增损一味疗效就可能大不相同。如章太炎先生初患黄疸，自诊自治，"自治得愈"。过了2个月，他"又病宿食，自调局方平胃散啜之，晡时即发热，中夜汗出止，自是寒热往来如疟，日二三度，自知阳明少阴病也，服小柴胡汤四五剂不应，热作即愦愦不可，奈何，间出以芒硝窜之，微得下，表证为不衰"。这时他只好请仲昴庭先生之子仲右长来诊治。仲右长看了太炎先生所服药方，谓：用小柴胡汤药不误，但"此病夹热，诊脉得阳微结，何乃去黄芩加芍药，此小误也。"于是"去芍药还黄芩，少减生姜分剂"。太炎先生服此药后，仅 2 剂，即热作汗出，神气甚清，他大为折服，从中深悟医术药理之妙，叹曰"增损一味，神效至此"，"医不三世，不服其药"。从此治医经更慎严。

经此事后，他总结自己治医经的体会，说："余少时锐进，不甚求道术，取医经视之，亦莫能辨其条理。中岁屡历忧患，始然痛求大乘教典，旁通老庄。晚岁更涉二程陈王师说，甚善之。功成屏居，岁岁逢天行疫疠，旦暮不能自保，于医经亦勤求之矣。"太炎先生正是从家庭熏陶，到生平所喜，从莫能辨其条理，到反复实践勤求，从整个传统文化着手，到抉取西方科学义理，融会贯通，左右采获，终于在医学研究道路上的然见医经之本。

因为经方有五难，故而此书就是试图解决一些经方之难。希望明者鉴之。是为序。

编者

2014 年 5 月 1 日

前言

要学好《伤寒杂病论》的六经辨证之法，用好经方，必须在熟读经典的基础上辨方证、抓主证、活用经方、方证对应。经方大师胡希恕说："方证是辨证的尖端。"南京中医药大学黄煌教授说："对经方派中医来说，'方证相应'永远是临证始终追求的最高境界。"经方家刘渡舟教授指出："凡是一门科学，都具有一堵墙，必须设法找到门径，才能登堂入室，目睹科学的奥秘。《伤寒杂病论》这堵墙是比较厚的，怎样才能穿入呢？必须从方证大门而入。"所谓方，指方剂；证，指证候、病机。认识疾病的关键是辨"证"，治疗疾病的主要武器是"方"。方与证乃经方医学的核心。临床上若能正确地实现方证对应，疗效自然非同凡响。

笔者认为，临床上要能准确掌握经方的方证要点，至少应从以下四方面入手：

一曰"知常"。在《伤寒杂病论》中，每个方必有最基本的核心方证。如通过第12条"太阳中风，阳浮而阴弱，阳浮者，热自发，阴弱者，汗自出，啬啬恶寒，淅淅恶风，翕翕发热，鼻鸣干呕者，桂枝汤主之"；第13条"太阳病，头痛、发热、汗出、恶风，桂枝汤主之"；第53条"病常自汗出者，此为荣气和，荣气和者，外不谐，以卫气不共荣气谐和故尔，以荣行脉中，卫行脉外，复发其汗，荣卫和则愈，宜桂枝汤"……我们可以归纳桂枝汤最基本的核心方证乃"风寒表虚证"，以发热、头痛、自汗、恶风为辨证要点。同样，通过第 3 条"太阳病，或已发热，或未发热，必恶寒，体痛，呕逆，脉阴阳俱紧者，名为伤寒"；第 35 条"太阳病，头痛发热，身疼腰痛，骨节疼痛，恶风，无汗而喘者，麻黄汤主之"……我们可以归纳麻黄汤最基本的核心方证乃"风寒表实证"，以发热无汗、头痛恶寒、身痛而喘为辨证要点。小柴胡汤证，是以口苦、喜呕、胸胁苦满为辨证要点；白虎汤证，是以烦渴欲饮、身热汗出、脉洪大为辨证要点；大承气汤证，是以不大便、腹满疼痛、潮热谵语为辨证要点；理中汤证，是以吐利、腹满、饮食不振为辨证要点；四逆汤证，是以四肢厥冷、下利清谷为辨证要点；乌梅丸证，则是以消渴、气上撞心、心中疼热、呕吐、下利为辨证要点……只有掌握了这些核心方证，才有了临证中"方证对应"的基础，这是用好经方的先决条件和必要条件。

二曰"达变"。每一个经方都有固定的方证，但方外有方，法外有法，如果墨守成规，则经方的临床应用就会受到极大的局限，所以才有了"伤寒方只为外感病而设，不能治内伤杂病""古方不能治今病"之叹。古人云"医者意也"，要求我们习用经方，必须跳出固有的基本方证，运用经典理论、四诊合参、脏腑辨证、个人经验及现代医学知识，建立自己的"辨证观"，用自己的才智进行辨证论治，由"知常"而"达变"，这是把传统经方应用于内伤杂病、现代疾病的重要阶梯。

记得某研究者对刘渡舟教授伤寒医案的方证对应曾有这样一段精彩的解读：对于《伤寒论》的临床应用，如果只满足于"按图索骥，照猫画虎"，则会大大缩小《伤寒论》的应用范围，极大妨害经方的灵活运用。而应该进入"辨证知机"的高层次，这样才能达到"融会贯通，会之一意"。比如，对于《伤寒论》第 17 条："若酒客病，不可与桂枝汤，得之则呕，以酒客不喜甘故也。"刘教授从中辨证知机，认为这里

"酒客"的病机不是喝酒嗜好，而是因嗜酒容易产生的"湿热"病机。如果酒客患有太阳中风证，却没有湿热表现，那么，没有必要拘泥于《伤寒论》条文上的"不可与桂枝汤"，完全可以给这个酒客患者用桂枝汤治疗。反之，如果患者不是酒客，但这个人湿热素盛，那么当他有太阳中风证时，就不能用桂枝汤。

黄煌教授对于经方方证之"变"的认识深刻，并积累了十分丰富的经验。如五苓散证以口渴、吐水、腹泻、汗出而小便不利为特征。黄教授认为，我们不能把五苓散的应用局限于上述几个症状表现。实际上，五苓散是一首调节人体水液分布异常的方剂。水液的异常分布，《伤寒论》的注家们称之为"蓄水"证。但"蓄水"时水液并非仅仅停留在下焦的膀胱，可以停留在人体的任何部位。蓄于下则小便不利；蓄于中则见"心下痞"和水入则吐的"水逆"；蓄于上则见"吐涎沫而癫眩"；蓄于表则汗出；蓄于肠则下利；蓄于肌肤则水肿。至于西医学青光眼的眼压增高，美尼尔综合征的内耳迷路的积水，以及脑积水、肝腹水、胸水、心包积液等，都可以认为是"蓄水"的表现形式。只要出现口渴、小便不利、舌体胖大、边见齿痕者，都可以考虑使用本方。这实在是一个非常智慧的境界。

三曰辨体质。方证的识别简单吗？说简单也简单，方证大多有客观指征，掌握这些指征，又能做到知常达变，应该"思过半矣"。但说不简单，确实又非常复杂。同一疾病，在不同的人身上表现不一；同一方法，用在不同病人身上疗效悬殊。临床上要准确掌握方证，大多需要在具体的病人身上才能确定。熟悉和掌握经方体质、体质状态及其临证运用，可以使方证识别变得简单起来。

重视经方体质，本是仲景的基本思想，在《伤寒论》《金匮要略》中，有许多有关患者的体态特征及疾病易趋性的记载。如尊荣人、失精家、亡血家、湿家、喘家、呕家、冒家、淋家、黄家、疮家、衄家、汗家、盛人、强人、瘦人等。这些病人的个体特征，为张仲景的处方用药提供了十分重要的参照及依据。

黄煌教授根据仲景的基本思想，结合日本经方家的经验和他本人的经验，形成了比较成熟的学术经验，非常值得我们重视。如"桂枝体质"：患者肤色白而缺乏光泽，皮肤湿润而不干燥，口唇暗淡而不鲜红，体型偏瘦者多，肌肉比较坚紧，一般无浮肿，腹部平，腹部肌肉较硬而缺乏抵抗力，如同鼓皮，严重者腹部扁平而腹直肌拘急。以上多见于循环系统疾病、消化道疾病、营养不良患者。桂枝体质是适合长期服用桂枝汤及其类方的一种体质类型。代表方为桂枝汤、小建中汤、桂枝加龙骨牡蛎汤等。"柴胡体质"：患者体型中等或偏瘦，面色微暗黄，或青黄色，或青白色，缺乏光泽。肌肉比较坚紧，舌苔正常或偏干。主诉以自觉症状为多，对气温变化反应敏感，情绪波动较大，食欲易受情绪的影响，四肢冷。女性月经周期不准，经前多见胸闷，乳房胀痛、结块等。柴胡体质是适合长期服用柴胡汤及其类方的一种体质类型。代表方为小柴胡汤、柴胡桂枝汤、柴胡加龙骨牡蛎汤、四逆散等。

此外还有麻黄体质、大黄体质、黄芪体质、半夏体质、人参体质、当归体质、芍药体质等。掌握这些体质特征，对于快速、准确识别方证，具有特殊的价值。

四曰别类方。经方用药精简，往往某个药量或者是某味药物的调整，功效主治便大不相同。要精确识别经方方证，还需要掌握好类方的鉴别。如：①半夏泻心汤与桂枝人参汤：都可以治疗下利、心下痞。半夏泻心汤证为中虚而寒热相杂，有口苦、苔黄等内热之症状；而桂枝人参汤证系脾胃虚寒，或兼表寒，绝无口苦、苔黄等上热证象。②半夏泻心汤与小陷胸汤：都可以治疗心下痞满。半夏泻心汤证为中虚而寒热错杂，临床以心下痞、吐、利为主要症状；而小陷胸汤证是痰热互结心下，临床以胸膈满闷、心烦、按之心下痛为主要症状。③半夏泻心汤与旋覆代赭汤：都可以治疗心下痞硬。半夏泻心汤证是寒热错杂，其痞硬可因噫气而减；而旋覆代赭汤证是脾虚肝旺，寒饮上逆，其痞硬并不因噫气而减。

又如《伤寒杂病论》中治寒热错杂之证者有数方，但方证各有不同：乌梅丸证病机为胃热肠寒，以得食而烦、腹痛时作、久利为方证要点；麻黄升麻汤证病机为肺热脾寒，以咽痛、咳吐、下利为方证要点；干姜黄芩黄连人参汤证病机为胃热脾寒，以胸烦悸、吐下为方证要点；柴胡桂枝干姜汤证病机为胆热脾寒，以口苦、便溏、肝气不舒（肝区不适、胁痛、情绪不佳）为方证要点；黄连汤证病机为上焦热中焦寒，以干呕、心下痞满、肠鸣下利、腹痛上冲心为方证要点；小柴胡汤证病机为肝胆寒热错杂，以寒热往来、胸胁苦满、心烦喜呕为方证要点；半夏泻心汤证病机为脾胃寒热夹杂，以干呕、心下痞满、肠鸣下利（上呕、中痞、下利）为方证要点。只有抓住了方与方之间的这些细微差别，才能在面对复杂的临床问题时，准确地辨证论治。

鉴于此，我们精选《伤寒论》中的 100 首经方，查阅大量资料，结合自己在习用经方过程中的心得体会，尽量从以上四个方面剖析和阐释每一首经方的方证要点，希望能使读者在一定程度上对 100 首经方的方证有比较准确的理解和把握，达到学好经方、敢用经方、会用经方、方证对应、效如桴鼓的目的。

编者

2014 年 5 月 1 日

目　录

1. 桂枝汤

【组成】桂枝三两，去皮　芍药三两　甘草二两，炙　生姜三两，切　大枣十二枚，擘

【方歌】桂枝汤方桂芍草，佐用生姜和大枣，啜粥温服取微汗，调和营卫解肌表。

【功用】解肌发表，调和营卫。

【主治】外感风寒表虚证。

【方解】桂枝汤是伤寒第一方，为群方之祖，是经方派的代表方剂。桂枝汤药味很少，但组方严谨。方中桂枝与芍药是主药部分，桂枝辛温通阳，芍药酸寒敛阴，两者配伍能调和营卫。再增生姜、甘草、红枣建中焦之药，具有开胃健脾、增进食欲的作用。因而桂枝汤具有调和脾胃之功，以达滋化源、调气血、和阴阳、调营卫的作用。

【方证要点】

1. 外感风寒表虚证：以发热、头痛、自汗、恶风为辨证要点。主要症状为发热头痛、自汗恶风、身痛、鼻塞流清涕，或鼻鸣干呕，或寒热往来，或下利、盗汗；舌苔薄白，脉浮缓，或浮弱，或浮虚，或浮数。

2. 常用于感冒、低热、伤寒、结核、胃肠病、足跟痛、胸腹痛、偏头痛、神经衰弱、神经痛、脑后生疮、目盲、过敏性鼻炎、通身寒冷、自汗、盗汗、虚疟、虚痢、妊娠恶阻、产后病、阳痿、遗精、风湿病、皮肤瘙痒、多形红斑、冻疮、荨麻疹、小儿腮肿、小儿角弓反张及手足抽掣等属于营卫不和者。

3. 体质要求：体型消瘦，肌肉不发达。皮肤湿润而比较细腻，少光泽。腹壁薄而无力，但按之表皮较硬，腹直肌紧张。舌质淡红或暗淡，舌体较柔软，舌面湿润，舌苔薄白。脉象以虚缓为多见。容易出冷汗，汗后不舒服；容易有悸动感；容易头昏晕厥；体力低下，容易疲劳，耐力差；容易腹痛，并呈阵发性；容易失眠、多梦；对寒冷、疼痛敏感。易患心功能不全、低血压、血管病、消化系统疾病、营养不良等疾病。

4. 凡外感风寒表实无汗者禁用。服药期间禁食生冷、黏腻、酒肉、臭恶等物，以防恋邪伤正。

5. 本方还必须重视给药方法及药后护理。

（1）药后啜粥：服药须臾，啜热稀粥一碗，一则借谷气以充汗源；一则借热气鼓舞卫气，使汗出表和，祛邪而不伤正。

（2）温覆微汗：服药啜粥之后，盖被保温，取遍身微似有汗为佳，切忌大汗淋漓。

（3）见效停药：如一服汗出病愈，即应停服后药。此乃中病即止，以免过剂伤正。

6. 黄煌教授认为：桂枝汤是古代的补益剂，凡是经过寒冷、饥饿、极度疲劳、精神紧张以后，患者出现自汗、心悸、腹痛、脉弱等情况下，均可使用。张仲景的时代是兵荒马乱的年代，从战场上下来的士兵，疲于奔命的难民，就是桂枝汤的最佳适应者。经过大量出汗，已经多日无法正常进食和休息，成天处在极度惊恐之中，可能是风餐露宿、饥寒交迫，这样的人必定形容憔悴、消瘦。强烈的惊恐导致心动悸、烘热或出冷汗，饥饿导致干呕、腹部阵阵隐痛，反复出汗使得全身肌肉酸痛，寒冷的刺激又使鼻流清涕、关节痛、恶风。这就是桂枝汤证。桂枝汤中药物都是食物中药，甘草、生姜、大枣、桂枝、芍药，就像今天的酸辣汤。先喝一碗，然后喝上热气腾腾的糜粥，盖上被子，好好睡一觉。病人自然会微微出汗，一觉醒后，许多症状必然减轻或消失。这就是桂枝汤的魅力。桂枝汤不是发汗剂,病人服药以后的汗出,是机体各种调节功能恢复的标志,按中医的话说,是热粥的"谷气"加上患者的"胃气"交融的结果,是"营卫之气和谐"的结果,是体内阴阳平衡的结果。

7. 凡病不外阴阳失调,其治疗法则总是"察阴阳所在而调之,以平为期"。桂枝汤滋阴和阳,调和营卫,合乎这一法度和原则,加减可通治内外妇儿各种疾病,故而经方家临床起手就是桂枝汤加减乃常有之事。

8. 民间名医唐医易先生认为《伤寒》书中所载,首推桂枝汤而治风,次述麻黄汤治寒、白虎汤治暑、五苓散治湿、炙甘草汤治燥、大小承气治火,此为六气之风、寒、暑、湿、燥、火。并且认为《伤寒》实为六气统治之书。

【类似方证鉴别】

1. 桂枝汤与小柴胡汤:桂枝汤在《汤液经》中为小阳旦汤,小柴胡汤在《汤液经》中为大阴旦汤去芍药,两者乃为一阴一阳之对等方。"外感天行经方之治,有二旦、六神等汤",临床见干呕、低热、头汗出、疲乏等症状两者都有使用可能,但桂枝汤病机是血虚有热,有表证;而小柴胡汤病机是血虚下厥,孤阳上亢,绝无表证。

2. 桂枝汤与麻黄汤:都可以治疗头痛、发热、恶寒。桂枝汤证是风寒表虚证,有汗,脉缓;而麻黄汤证是风寒表实证,无汗,脉浮紧。

3. 桂枝汤与白虎汤:都可以治疗发热、汗出。桂枝汤证是寒郁于表,导致营卫不和而致发热汗出,故见恶风寒、脉浮缓之象;而白虎汤证是阳明热盛而致发热汗出,故有烦热、口燥、渴饮不止、脉洪大等里热之状。

【原文】

1. 太阳中风,阳浮而阴弱。阳浮者,热自发;阴弱者,汗自出。啬啬恶寒,淅淅恶风,翕翕发热,鼻鸣干呕者,桂枝汤主之。(12)

2. 太阳病，头痛，发热，汗出，恶风，桂枝汤主之。（13）

3. 太阳病，下之后，其气上冲者，可与桂枝汤，方用前法；若不上冲者，不得与之。（15）

4. 太阳病，初服桂枝汤，反烦不解者，先刺风池、风府，却与桂枝汤则愈。（24）

5. 服桂枝汤，大汗出，脉洪大者，与桂枝汤，如前法。（25）

6. 病常自汗出者，此为荣气和。荣气和者，外不谐，以卫气不共荣气谐和故尔。以荣行脉中，卫行脉外，复发其汗，荣卫和则愈，宜桂枝汤。（53）

7. 病人脏无他病，时发热，自汗出而不愈者，此卫气不和也。先其时发汗则愈，宜桂枝汤。（54）

8. 伤寒发汗已解，半日许复烦，脉浮数者，可更发汗，宜桂枝汤。（57）

9. 太阳病，发热汗出者，此为荣弱卫强，故使汗出，欲救邪风者，宜桂枝汤。（95）

10. 阳明病，脉迟，汗出多，微恶寒者，表未解也。可发汗，宜桂枝汤。（234）

11. 太阴病，脉浮者，可发汗，宜桂枝汤。（276）

12. 吐利止而身痛不休者，当消息和解其外，宜桂枝汤小和之。（387）

13. 下利腹胀满，身体疼痛者，先温其里，乃攻其表，温里宜四逆汤，攻表宜桂枝汤。（《金匮要略》第十七篇）

14. 师曰：妇人得平脉，阴脉小弱，其人渴，不能食，无寒热，名妊娠，桂枝汤主之。（《金匮要略》第二十篇）

【医案举例】

1. 鼻腔干燥案（刘志龙医案）

马某，男，77 岁，2013 年 5 月 10 日一诊。几年来鼻腔干燥，唯于吃饭时流清涕且无法控制。近两个月来体重有所减轻，大便秘结，小便色黄，有前列腺炎病史，夜尿 4～5 次，无汗出，舌质淡苔薄黄，脉弦。

分析：辨证为营卫不和所致津液失调，方用桂枝汤加味。

用药：桂枝 12g，白芍 12g，炙甘草 6g，生姜 6g，大枣 15g，玄参 15g，生地 12g，麦冬 12g，4 剂。

2013 年 5 月 14 日二诊。病人欣喜复诊，诉流鼻涕症状已缓解七成，鼻干燥已不明显，大便正常偏干，舌淡苔薄黄，脉弦细。考虑脾阳不足，推动无力，去生地、麦冬，加厚朴 10g，枳实 10g，肉苁蓉 20g。

2. 后头冷痛案（唐医易医案）

辛某，男，1975 年 3 月 2 日生。2010 年 2 月 19 日就诊，主诉：一周以来，睡不好，似睡非睡，后头冷痛几年，波及整个头顶头皮，一出汗可缓解，二便正常。舌色淡，苔白中腻，舌有裂纹，右脉沉弦紧细，左脉虚缓。

分析：此为风邪留恋头部着而不去，汗出风邪虽可减轻，但终究体虚不能完全祛除风邪，而桂枝汤乃祛风之剂。疏桂枝汤以扶正祛风。

用药：桂枝 15g，白芍 12g，炙甘草 9g，大枣 6 只，生姜 4 片，4 剂。

药后症状失。

2. 桂枝加葛根汤

【组成】葛根四两　芍药二两　生姜三两　甘草二两，炙　大枣十二枚，

擘　桂枝二两，去皮

【方歌】桂加葛根走经输，项背几几反汗濡，解肌祛风滋经脉，用治柔痉理不殊。

【功用】解肌发表，升津舒经。

【主治】风寒客于太阳经输，营卫不和证。

【方解】桂枝加葛根汤证是外感风寒所致太阳经气不舒，津液不能敷布，经脉失于濡养，所以项背强几几。但有汗出恶风，是素体血虚。所以用桂枝汤减桂枝和白芍的用量，加葛根，取其解肌发表、升津舒经之功。

【方证要点】

1. 太阳柔痉证：以发热、汗出、恶风、项背肌肉强急为辨证要点。主要症状为项背拘急不利、汗出、口淡不渴、小便清；舌苔薄白，脉浮缓或浮弱。

2. 常用于感冒、项背部神经痛、头项僵痛、肩酸痛、落枕、颈椎病、睑下垂、痢疾初起、猩红热、胃痛、周围型面神经麻痹、僵人综合征等属于营卫不和，但经脉郁滞较突出者。

3. "几几"的"几"所指的病位在人身后背至头。所指的动作如麻雀啄食，边啄食，边抬头望望四周，连啄连望，其头颈俯仰之象，恰似其症。

4. 凡外感风寒表实无汗者禁用。服药期间禁食生冷、黏腻、酒肉、

臭恶等物，以防恋邪伤正。

【类似方证鉴别】

1. 桂枝加葛根汤与葛根汤：两者都是太阳经输不利，但桂枝加葛根汤证是表虚证，葛根汤是表实证，其区别在于一汗出恶风，一无汗恶风。

2. 桂枝加葛根汤与栝楼桂枝汤：桂枝加葛根汤是风寒客于太阳经输所致津液运行不畅，而见脉浮；栝楼桂枝汤是邪阻经脉营卫运行不利及津液不足筋脉失养，而见脉沉迟。

【原文】 太阳病，项背强几几，反汗出恶风者，桂枝加葛根汤主之。(14)

【医案举例】

1. 项背拘急案（刘渡舟医案）

刘某，男，41 岁。患病已 3 个月，项背强紧，顾盼俯仰不能自如，自汗出而恶风。问其大便则称稀溏，每日两三次，伴有脱肛与后重等症。切其脉浮，视其舌苔白润。辨为桂枝加葛根汤证，其大便溏薄，肛肠下坠后重，则为阳明受邪升清不利之象，为"太阳阳明合病"。处方：

桂枝 15g，白芍 15g，葛根 16g，生姜 12g，炙甘草 10g，大枣 12 枚。

服药后，不需啜粥，连服 7 剂，诸症霍然。

2. 失眠案（黎崇裕医案）

张某，男，32 岁，2012 年 10 月 13 日就诊。体型壮实，睡眠不佳多年，多梦，心烦，肩膀酸痛，平素疲劳乏力，易出汗，不怕冷，大小便正常，胃纳可。舌淡红苔薄白有齿痕，左脉弦略数略沉，右脉沉细。

桂枝 10g，白芍 10g，炙甘草 10g，生姜 3 片，大枣 5 枚，葛根 20g，生黄芪 30g，当归 30g，酸枣仁 20g，川芎 10g，知母 6g，茯苓 10g，牡蛎 30g，淮小麦 30g，何首乌 10g。5 剂。

患者服用第三剂的时候回访说服用此方后比较好睡，嘱咐其把药用完，可以再用 5 剂。因为有肩膀酸痛，易出汗，则加桂枝加葛根汤。何首乌功能主治：养血滋阴，主血虚头昏目眩、失眠等。《重庆堂随笔》："何首乌，内调气血，外散疮痈，功近当归，亦是血中气药。第当归香窜，主血分风寒之病，首乌不香，主血分风热之疾为异耳。"《本草正义》："首乌，专入肝肾，补养真阴。且味固甚厚……具有阴阳平秘作用，非如地黄之偏于阴凝可比。"广州部队《常用中草药手册》："治神经衰弱、慢性肝炎。"因为左脉弦略数略沉则加酸枣仁汤养血安神，清热除烦。加淮小麦是甘麦大枣汤意调整阴阳，且有疏肝养肝之意。

3. 桂枝加附子汤

【组成】桂枝_{三两，去皮}　芍药_{三两}　甘草_{三两，炙}　生姜_{三两，切}　大枣_{十二枚，擘}　附子_{一枚，炮，去皮，破八片}

【方歌】桂加附子治有三，风寒肢痛脉迟弦，汗漏不止恶风甚，肌肤麻木卫阳寒。

【功用】调和营卫，温经复阳。

【主治】太阳病发汗太过，致表阳虚，漏汗不止之证。

【方解】本证为太阳表虚夹杂少阴证，附子辛温，与桂枝组合为有力的温中、祛寒、逐湿药对，与白芍组合为有力的止痛药对。

【方证要点】

1. 少阴外证：以汗出恶风明显，小便难，四肢微急为辨证要点。主要症状为神疲乏力、嗜睡，平素畏寒肢冷，汗出不止，身体疼痛或者四肢拘挛，小便难，身重，难于转侧；舌苔薄白，脉弱浮大，或沉迟。

2. 常用于大汗亡阳、房事后伤风、鼻衄、乳漏、寒疝、阳虚感冒、风瘾疹、麻疹出而不透、小儿麻痹、半身不遂、痛经、神经痛等属于营卫不和兼见因阳虚而漏汗者。

【类似方证鉴别】

1. 桂枝加附子汤与麻黄细辛附子汤：都是少阴证，桂枝加附子汤证有太阳表虚证，其与麻黄细辛附子汤的区别在于有无汗出。

2. 桂枝加附子汤与桂枝汤：桂枝汤证见有少阴证者，用桂枝加附子汤。桂枝加附子汤证汗出恶风比桂枝汤证明显，且有小便难。

3. 桂枝加附子汤与四逆汤：都可以治疗汗出不止，汗出不止而脉浮用桂枝加附子汤，汗出不止而脉沉用四逆汤。

【原文】太阳病，发汗，遂漏不止，其人恶风，小便难，四肢微急，难以屈伸者，桂枝加附子汤主之。(20)

【医案举例】

1. 肾结石伴有肾积水案（黎崇裕医案）

张某，男，42 岁，2012 年 9 月 25 日初诊。体形中等偏瘦，一周前发生腰部胀痛，近日腰痛加重，右下腹呈刀绞样剧烈疼痛，疼痛牵引睾丸亦痛，痛得在床上打滚。恶心呕吐，尿频且有不尽感，大便可，苔微厚稍黄而腻，脉滑。B 超视右肾积水，肾结石 0.7cm、0.8cm 2 枚，右输尿管中段结石 0.8 cm 1 枚。处方：

桂枝 15g，赤芍 30g，白芍 30g，炙甘草 10g，生姜 5 片，制黑附子（先煎）10g，制大黄 10g，细辛 10g，枳实 10g，姜半夏 30g，茯苓 20g，白术 15g，泽泻 30g，猪苓 15g。2 剂，水煎温服。

2012 年 9 月 26 日复诊，症状完全缓解，不疼不呕，稍疲乏，原方加党参 15g，再进 7 剂，嘱多饮水，多跳跃，后排泥沙样结石十几枚。

2012 年 10 月 4 日复诊，腰酸，乏力，纳差，晨起小便红，尿常规红细胞 3 +，B 超视右肾仍见结石 0.5cm 1 枚，肾积水已经消失，小便时自觉茎中轻微疼痛。改方调理为主：

熟地 12g，生地 12g，山药 15g，山茱萸 15g，丹皮 10g，泽泻 10g，茯苓 10g，制黑附子 10g，桂枝 6g，细辛 3g，肉苁蓉 10g，白及 10g，鸡内金 10g。7 剂。

后 10 月 14 日回访，后面又排出泥沙样结石数枚，便血也已经痊愈，无不适，停药。

2. 疹出不透案（李长厚医案）

李某，男，3 岁，1972 年 4 月 10 日就诊。患麻疹已 7 日，咳嗽、喷嚏、流眼泪，疹出不畅。前医曾用宣肺透疹之品，而疗效不佳。查患儿面色不华，精神萎靡，嗜睡，耳前可见淡白色疹子，而分布不均，四肢不温，舌质淡，苔薄白。此属卫阳不足，鼓动无力，试投桂枝加附子汤加味：

桂枝、白芍、附子、炙党参、生姜各 3g，炙甘草 2g，大枣 2 枚。日进 1 剂，水煎服。

翌日四肢温，疹出稍畅。三日后疹出透，后以温阳益气之品调理而获痊愈。

4. 桂枝去芍药加附子汤

【组成】桂枝三两，去皮　　甘草二两，炙　　生姜三两，切　　大枣十二枚，擘　　附子一枚，炮，去皮，破八片

【方歌】桂枝去芍避阴寒，加附助阳理固然，脉促无力舌质淡，胸痹治法非等闲。

【功用】温里复阳，和中止痛。

【主治】太阳病误用下法后，脉促胸满，微恶寒者。

【方解】桂枝汤中芍药酸寒阴柔，有碍胸满，故去之。因阳虚较桂枝去芍药汤证为重，而现畏寒，故再加附子温阳。本方与桂枝附子汤味相同，但附子用量较轻，意在复阳为主。

【方证要点】

1. 胸阳不振，邪陷胸中证：以腹无痉挛而兼有胸满，恶寒脉微为辨证要点。主要症状为胸满，恶寒或恶风，自汗，手足欠温，形气怯懦，气短心悸，舌淡苔白，脉微。

2. 常用于痛经、胸满痛、胸闷、冠心病、心绞痛属于太阳病，里阳虚，表邪内陷者。

【类似方证鉴别】桂枝去芍药加附子汤与桂枝去芍药汤：两方虽仅一药之差，但所治不同。桂枝去芍药加附子汤之胸满乃胸中阳气不足所致；而桂枝去芍药汤之胸满乃胸阳痹阻之谓。故一方加附子，一方无附子，可见前证重于后证。

【原文】

1. 太阳病，下之后，脉促胸满者，桂枝去芍药汤主之。(21)

2. 若微寒者，桂枝去芍药加附子汤主之。（22）

【医案举例】

1. 痛经案（马大正医案）

林某，19 岁，2005 年 8 月 11 日初诊。平时嗜啖冷饮，自初潮起至今痛经 4 年，每次经前小腹发胀，经期第一、第二天小腹疼痛剧烈，经量一般，经色暗，夹血块，7 天净，痛经时伴腹泻、出冷汗，热敷之后疼痛减轻不明显。近来大便溏薄，日解两次。末次月经 8 月 1 日来潮。舌淡红，苔薄白，脉细。

治法：温经散寒，除湿止痛。

方剂：桂枝去芍药加附子汤合乌头赤石脂丸。

桂枝 6g，淡附片 5g，炙甘草 6g，生姜 6 片，大枣 6 个，川椒 4g，制乌头 6g，赤石脂 20g，5 剂。

二诊：2005 年 8 月 23 日。经期将近，无不适，舌脉如上。守上方加干姜 5g，7 剂。

三诊：2005 年 9 月 5 日。末次月经 8 月 30 日来潮，无痛经，大便已经改善，舌脉如上。因带药外出读书之需，守上方续投 14 剂，嘱经前一周开始服用。

2. 胸满痛案（刘渡舟医案）

王某，男，36 岁。自诉胸中发满，有时憋闷难忍，甚或疼痛。每逢冬季则发作更甚，兼见咳嗽，气短，四肢不温，畏恶风寒等症。脉来弦缓，舌苔色白。参合上述脉症，辨为胸阳不振，阴寒上踞，心肺气血不利之证，治当通阳消阴。方用：

桂枝 9g，生姜 9g，炙甘草 6g，大枣 7 枚，附子 9g。

服 5 剂，胸满、气短诸症皆愈。

5. 桂枝麻黄各半汤

【组成】桂枝一两十六株，去皮　芍药　生姜切　甘草炙　麻黄各一两，去节　大枣四枚，擘　杏仁二十四枚，汤浸，去皮尖及两仁者

【方歌】桂加麻杏名各半，肌表小邪不得散，面有热色身亦痒，两方合用发小汗。

【功用】调和营卫，疏达肌腠。

【主治】太阳伤寒轻证。

【方解】桂枝汤调和营卫，麻黄汤疏达皮毛，白芍、甘草、大枣之酸收甘缓，配生姜、麻黄、桂枝之辛甘发散，有刚柔并济，祛风散寒，透邪达表，调和营卫，疏通血脉，畅达阳气之功。

【方证要点】

1. 太阳伤寒轻证：以面色赤、身痒为辨证要点。主要症状为发热恶寒，热多寒少，如疟状，一日二三度发，面色赤，皮肤瘙痒；舌淡苔薄白，脉浮或紧。

2. 常用于发热、产后感冒、疟疾、急性支气管炎、便秘、体臭、荨麻疹、过敏性疾病、病窦综合征等属于营卫不和，寒郁于表者。

【类似方证鉴别】桂枝麻黄各半汤与白通汤：两者都可见到面赤，但是桂枝麻黄各半汤之面赤是因为表郁不解，故而还有发热恶寒；白通汤之面赤是因为阴绝于下，阳越于上，故而还有但欲寐，手足厥冷，下利腹痛等。

【原文】太阳病，得之八九日，如疟状，发热恶寒，热多寒少，其

人不呕，清便欲自可，一日二三度发。脉微缓者，为欲愈也；脉微而恶寒者，此阴阳俱虚，不可更发汗、更下、更吐也；面色反有热色者，未欲解也，以其不能得小汗出，身必痒，宜桂枝麻黄各半汤。（23）

【医案举例】

1. 感冒如疟案（闫云科医案）

张某，男，35 岁，木材公司木工。感冒半月余，每日上午 10 时许，恶寒发热，寒多热少，骨节酸楚，至子夜汗出热退。次日依然，周而复始。服解热止痛片得汗出，汗后仅可舒快一时，继而又热。体倦乏力，食欲不振，微有恶心，大便日行一次，舌淡红少苔，脉象沉缓。患者素体健少病，病后依然上班，虽纳呆恶心，以其脉不弦、口不苦，知邪未入少阳；从清便自调观之，更未进入阳明，可见正气尚足，邪仍羁留于太阳。以其势不盛，不宜峻剂发散，拟桂麻各半汤小发其汗：

麻黄 7.5g，白芍 6g，甘草 4.5g，杏仁 6g，桂枝 6g，生姜 3 片，大枣 5 枚。1 剂。

二诊：药后全身汗出津津，恶寒发热止。胃纳增加，惟劳动时汗出，此病后气阴虚损也，改用生脉散加味治之。

2. 冬令伤寒案（余无言医案）

病者胃素不健，体质不强，表里津液不足，非盛夏则皮肤无汗，至严冬则小便颇多，故平素大便干燥。忽患伤寒，余诊其发热恶寒，头痛肢痛，项背腰臀均觉痛楚，两目带红而唇齿干燥。予以桂枝麻黄各半汤，服如桂枝汤法，一剂而缓汗解，再以小量之小承气汤微和其里，便通即愈。

6. 桂枝二麻黄一汤

【组成】桂枝—两十七株，去皮　芍药—两六株　麻黄十六株，去节　生姜—两六株，切　杏仁十六个，去皮尖　甘草—两二株，炙　大枣五枚，擘

【方歌】桂二麻一名合方，寒热如疟治法良；大汗之后表未解，去邪同时正亦匡。

【功用】调和营卫，微发其汗。

【主治】大汗出后，表仍未解，寒热如疟，脉浮数。

【方解】桂枝二麻黄一汤由桂枝汤二份和麻黄汤一份相合而成。方以桂枝、麻黄为主，具有疏风散寒、调和营卫、宣肺利水、微发其汗等作用。只要是表邪稽留日久不解，证情较轻，寒热如疟者，可用此方治之。

【方证要点】

1. 汗出不彻，邪气欲退证：以寒热如疟为辨证要点。主要症状为寒热如疟，发热头痛，寒热往来，一日两发，体弱，舌淡苔白，脉浮或紧。

2. 常用于寒热往来、湿疹、荨麻疹、夏季慢性腹泻、发热稽留不退等属于病如疟状，热多寒少者。

【类似方证鉴别】

1. 桂枝二麻黄一汤方与小柴胡汤：同可治形如疟。不同者桂枝二麻黄一汤方是太阳方，形如疟日再发者，只可微汗而解；小柴胡汤是少阳方，形如疟有定时，只可和解。

2. 桂枝二麻黄一汤方与麻黄桂枝各半汤：感冒日久未经发汗者，宜桂枝麻黄各半汤；已经发汗，正虚邪浅者，宜桂枝二麻黄一汤。

【原文】服桂枝汤，大汗出，脉洪大者，与桂枝汤，如前法。若形似疟，一日再发者，汗出必解，宜桂枝二麻黄一汤。（25）

【医案举例】

1. 太阳中风案（吴鞠通医案）

唐，59 岁。头痛恶寒，脉紧，言謇，肢冷，舌色淡。太阳中风，虽系季春天气，不得看作春温，早间阴晦雨气甚寒，以桂枝二麻黄一法：

桂枝 6 钱，杏仁 5 钱，生姜 6 片，麻黄（去节）3 钱，炙甘草 3 钱，大枣（去核）2 枚。煮 3 杯，先服 1 杯，得微汗，止后服；不汗再服；再不汗，促投其间。

2. 感冒长期不愈案（唐医易医案）

孟氏，46 岁，2003 年 2 月 6 日就诊。主诉：去岁腊月二十八患感冒至今尚未痊愈，昨夜忽发烧，今晨就诊，西医谓患泌尿系感染，输液处理后似觉无碍。现忽觉发冷，且越来越厉害，不时伴有咳嗽。问其是否有发热？答：这几天一会儿发热，一会儿发冷，每天都发生几次，伴有咳嗽。问其有汗否？答：有时微似头颈项有汗，至胸而止，两肩臂觉寒。诊其脉左右三部俱浮紧，舌苔厚白。此症与《伤寒论》上载桂枝二麻黄一汤证符合。拟方：桂枝二麻黄一汤加味。

桂枝 12g，麻黄 9g，白芍 12g，甘草 9g，杏仁 12g，大枣 12g，生姜 4 片，射干 9g，远志 9g，苡仁 30g。

上药 2 剂，加射干和远志兼治咳嗽，配上苡仁利水祛湿，表里标本兼治。后患者反馈，一剂服下一会儿即双肩臂寒冷感解除，咳嗽止，第二天早上再剂，汗出痊愈。

7. 白虎加人参汤

【组成】知母六两　石膏一斤，碎，绵裹　甘草炙，二两　粳米六合　人参三两

【方歌】白虎加参气阴伤，烦渴脉大饮水浆，汗出过多脉成芤，背微恶寒舌焦黄。

【功用】清热生津，益气养阴。

【主治】阳明经热炽盛，气津两伤或中暑，伤气耗阴证。

【方解】本方所治为气分热盛而津气不足之证，故在白虎汤清热的基础上，加人参以益气生津。然药房粳米不易得，用粳米煲药亦有不便，故而张锡纯先生在《医学衷中参西录》谓此方"以生山药代粳米，则其方愈稳妥，见效亦愈速"，可参。

【方证要点】

1. 阳明经证：以腹满，谵语，身重，难于转侧，汗出气虚，心下有痞满为辨证要点。主要症状为口干舌燥，渴欲饮水，汗出，心烦，腹满，身重，面垢；舌红，苔白或黄，脉洪大。

2. 常用于诸热性病、流感、肠伤寒、肺炎、脑炎、热射病、夏日小儿高热、多渴、尿崩症、多尿综合征、遗尿、糖尿病、痿证、头痛、肾炎、尿毒症、胆囊炎、虹膜睫状体炎、角膜炎、脑出血、巴塞杜病、皮炎、荨麻疹、湿疹、婴儿苔癣、干癣等属于气津伤耗者。

3. 体质要求：大多明显消瘦或枯瘦，肌肉萎缩，皮肤白净而少光泽、缺乏弹性，大便干结如栗，口干、口渴感十分明显，唇舌正常或偏淡，舌质必嫩红而不坚老，舌面多干燥。

【类似方证鉴别】

1. 白虎加人参汤与白虎汤：白虎加人参汤治白虎汤证而体虚脉弱有渴，或脉数。白虎汤证一般体不虚无渴。

2. 白虎加人参汤与大承气汤：都可见大热、大汗。白虎加人参汤证是阳明经热，只可和解；而大承气汤证为阳明腑实证，以腹痛拒按、潮热、便秘为主，需用下法存阴。

3. 白虎加人参汤与桂枝汤：都可见汗出、发热。白虎加人参汤证之汗出因里热蒸逼，故而还有恶热、大渴引饮、脉象洪大等症；而桂枝汤证是太阳表虚证，汗出因为营卫不和，故而还有恶寒、口不渴、脉浮缓等症。

【原文】

1. 伤寒，脉浮滑，此以表有热，里有寒，白虎汤主之。（176）

2. 三阳合病，腹满，身重，难以转侧，口不仁，面垢，谵语，遗尿。发汗则谵语；下之则额上生汗，手足逆冷。若自汗出者，白虎汤主之。（219）

3. 伤寒脉滑而厥者，里有热，白虎汤主之。（350）

4. 服桂枝汤，大汗出后，大烦渴不解，脉洪大者，白虎加人参汤主之。（26）

5. 伤寒，若吐、若下后，七八日不解，热结在里，表里俱热，时时恶风，大渴，舌上干燥而烦，欲饮水数升者，白虎加人参汤主之。（168）

6. 伤寒，无大热，口燥渴，心烦，背微恶寒者，白虎加人参汤主之。（169）

7. 伤寒脉浮，发热无汗，其表不解，不可与白虎汤。渴欲饮水，无表证者，白虎加人参汤主之。（170）

8. 若渴欲饮水，口干舌燥者，白虎加人参汤主之。（222）

【医案举例】

1. 崩漏案（闫云科医案）

董某，35 岁。月经素正常，近崩漏三月余，医与归脾汤加仙鹤草不效，易医投胶艾四物汤亦不应。后就诊于某院妇科，诊断为功能性子宫出血，用安宫黄体酮等，血亦仅止一周，于 2007 年 10 月 22 日来诊。询知经血量多，色鲜红杂块，少腹不痛，腰脊酸困，时头晕。胃纳亢，大便调，口渴思冷。望其体胖形腴，舌尖红赤。诊得脉象沉滑略数，触知少腹松软不痛。

观其脉症，此热伏于里，扰动血海，血因之不宁而崩矣。叶天士云："经水必诸路之血，贮于血海而下，其不致崩决淋漓者，任脉为之担任，带脉为之约束，维跷脉为之拥护，督脉以总督其统摄。"今纳谷善饥，口渴思冷，舌红脉数，阳明热也。冲脉隶于阳明，阳明热则冲脉溢，诸脉皆失其职，是以经血横决莫制。归脾汤、胶艾四物汤俱属甘温，补气血，益心脾，心脾虚者固为相宜，热伏阳明则非所治也。必清阳明，血海方宁静焉。拟：

石膏 60g，知母 10g，甘草 6g，生地 15g，大黄 3g。3 剂。

二诊：崩止，仅有微量淡粉色物。腰仍酸困，此崩久肾虚也，拟安冲汤加黄芩善后之。

2. 高热头痛案（黎崇裕医案）

男，38 岁，2012 年 3 月 20 日就诊。主诉：发热、头痛十余天，他医治疗无效。刻下：汗出身热，头胀痛如裂难忍，烦躁欲吐，口干喜冷饮，自感肤灼热，大便三天未解，舌苔白厚，脉弦数，无恶寒，体温39℃，CT 检查无异常。

辨证：阳明内热。

处方：白虎加人参汤。

生石膏 60g，知母 20g，粳米 50g，炙甘草 10g，党参 10g。1 剂，煎汤当茶喝。

病人刚服药一时许，打来电话，说头不痛了，身不热了，口不太干了，体温降至 37.8℃，嘱停药观察。

2012 年 3 月 21 日复诊，已无头痛发热汗出，体温 37℃，口中和有津，有恶心欲吐感，腹胀，得矢气则舒，腹部叩之鼓音，苔白微厚，大便未行，脉弦，处竹叶石膏汤善后。

8. 桂枝二越婢一汤

【组成】桂枝去皮　芍药　麻黄　甘草各十八株，炙　大枣四枚，擘
生姜一两二株，切　石膏二十四株，碎，绵裹

【方歌】桂加麻膏量要轻，热多寒少脉不丰，小汗法中兼清热，桂
二越一记心中。

【功用】解表清里，表里双解。

【主治】太阳病表邪未透，里有郁热证。

【方解】桂枝二越婢一汤即桂枝麻黄各半汤中减杏仁加石膏。杏仁
能发汗，故去之；石膏能消虚热，故加之，且其人无阳，津液不足，不
胜桂枝之任，故加甘寒于内，少变辛温之性，且滋津液之用。而其方制
之小，示微发于不发之中。

【方证要点】

1. 表寒里热之轻证：以寒热如疟，热多寒少为辨证要点。主要症
状为发热恶寒，烦渴而喘，汗出不畅，舌红苔白或黄，脉浮大或微弱。

2. 常用于感冒、流感、疟疾、破伤风、急性肾炎、支气管肺炎、
风湿痛及热病初起等属于太阳病表邪未透，里有郁热者。

【类似方证鉴别】

1. 桂枝二越婢一汤与大青龙汤：两者都可辛温解表兼清内热，桂
枝二越婢一汤适用于体质虚弱偏向于桂枝体质患者；大青龙汤适用于体
质强壮偏向于麻黄体质患者。

2. 桂枝二越婢一汤与桂枝麻黄各半汤：桂枝二越婢一汤是表郁化
热，桂枝麻黄各半汤是表郁不解还未化热。所以桂枝二越婢一汤证比桂

枝麻黄各半汤证更进一层。

【原文】太阳病，发热恶寒，热多寒少，脉微弱者，此无阳也，不可发汗，宜桂枝二越婢一汤。（27）

【医案举例】

1. 妊娠外感案（马大正医案）

袁某，30 岁，2006 年 11 月 16 日初诊。妊娠 35 天，喷嚏、鼻塞 3 天，咽部有痰，无发热。舌尖稍红，苔薄白，脉细。

治法：调和营卫，宣泄里热。

方剂：桂枝二越婢一汤加味。

桂枝 3g，芍药 3g，炙麻黄 3g，炙甘草 3g，大枣 4 个，生姜 4 片，石膏 10g，葱白 4 条，4 剂。

二诊：2006 年 11 月 20 日。外感已愈。

2. 发热案（闫云科医案）

白某，女，75 岁，神头村人。因冠心病住本院内科，近发热五日，症见头痛骨楚，腰背疼痛，无汗恶寒，咽干微痛，口苦，口渴思饮，大便秘结。舌淡红，苔薄白，脉象浮细。

脉症相参，酷似太阳病表寒内热之大青龙汤证。然年高体弱，脉象浮细，大青龙汤发散峻猛，显然不宜。似此气血不足者，不予扶正，何以汗出热退？桂枝二越婢一汤与大青龙汤功用相近，既能散表寒，复可清内热，惟力小性缓，体虚脉弱者正所宜也。拟：

麻黄 6g，桂枝 4.5g，白芍 4.5g，甘草 3g，石膏 15g，生姜 3 片，红枣 5 枚。

1 剂症减，2 剂痊愈。

9. 桂枝去桂加茯苓白术汤

【组成】芍药三两　甘草二两，炙　生姜切　白术　茯苓各三两　大枣十二枚，擘

【方歌】桂枝汤中去桂枝，苓术加来利水湿；小便不利心下满，头项强痛热翕翕。

【功用】调和营卫，温阳化饮。

【主治】服桂枝汤，或下之，仍头项强痛，翕翕发热，无汗，心下满微痛，小便不利者。

【方解】茯苓、白术、白芍、甘草乃治太阳里水法也。解肌或下之，水邪不去，而反成太阳变症，是非解肌者矣，当去桂枝，而以茯苓、白术、生姜代桂枝行阳，存芍药以收阴；不取辛甘发散于表，取茯苓、芍药约阴利水，甘草、大枣培土制水，即太阳入里用表里两解之义。

【方证要点】

1. 水遏阳抑证：以心下满微痛，悸而小便不利为辨证要点。主要症状为小便不利，头项强痛，翕翕发热，恶寒无汗，脉浮缓。

2. 常用于癫痫、胃脘痛、流感、心悸、泄泻、哮喘、颈肩综合征、痢疾、恶寒不解等属于太阳误下后气水郁结者。

【类似方证鉴别】

1. 桂枝去桂加茯苓白术汤与苓桂术甘汤：桂枝去桂加茯苓白术汤是治疗水证和阴之法，苓桂术甘汤是治疗水证通阳之法，两者乃一阴一阳对应之方。桂枝去桂加茯苓白术汤重在心下满微痛，苓桂术甘汤重在

胸满。

2. 桂枝去桂加茯苓白术汤与五苓散：都可以治疗小便不利，但桂枝去桂加茯苓白术汤是太阳之水不下行，故去桂枝重加苓术，以行太阳之水，水下行则气自外达，而头痛发热等症自解散，所以桂枝去桂加茯苓白术汤证见心下满微痛；而五苓散证是太阳之气不外达，故用桂枝以宣太阳之气，气达则水自下行而小便利矣，所以五苓散证见烦渴。

【原文】服桂枝汤，或下之，仍头项强痛，翕翕发热，无汗，心下满，微痛，小便不利者，桂枝去桂加茯苓白术汤主之。(28)

【医案举例】

1. 癫痫案（李克绍医案）

王某，女，约50岁。患者经常跌倒抽搐，昏不知人，重时每月发作数次，经西医诊断为癫痫，多方治疗无效，后来学院找我诊治。望其舌上，一层白砂苔，干而且厚。触诊胃部，痞硬微痛，并问知其食欲不佳，口干欲饮，此系水饮结于中脘，但病人迫切要求治疗痫风，并不以胃病为重。我想，癫痫虽然是脑病，但是脑部的这一兴奋灶，必须通过刺激才能引起发作，而引起刺激的因素，在中医看来是多种多样的，譬如用中药治癫痫，可以选用祛痰、和血、解郁、理气、镇痉等各种不同的方法，有时都能减轻发作，甚至可能基本痊愈，这就是证明。本患者心下有宿痰水饮，可能就是癫痫发作的触媒。根据以上设想，即仿桂枝去桂加茯苓白术汤意……

处方：茯苓、白术、白芍、炙甘草、枳实、僵蚕、蜈蚣、全蝎。

患者于一年后又来学院找我看病，她说，上方连服数剂后，癫痫一次也未发作，胃病也好了。现今胃病又发，只要求治疗胃病云云，因又与健脾理气化痰方而去。

2. 胃脘痛案（毕明义医案）

徐某，男，27岁，1989年8月29日初诊。上腹部疼痛18年，加重2年。患者自9岁之时因食水饺过多而感到脘腹胀满，同时腹泻，经治腹泻已止。从此之后，腹部经常胀满，吐酸水，饮食明显减少，反复吐血、便血，曾因上消化道出血而手术治疗，术后胃脘疼痛仍反复发作，多次住院。遍服甲氰咪呱、204 胃特灵、保和丸、参苓白术丸等药物，效果不显，遂来诊。刻诊：不但空腹时疼痛，而且每因饮食入胃之后，即刻疼痛，有时即便饮入西瓜汁亦感疼痛，更为甚者，每因饮水或饮茶后即感心口隐隐而痛。若仰卧时，上腹部自感胀满，如有物堵其间，大便排解无力。面色萎黄，精神萎靡不振。舌质稍淡，舌体大，苔薄白、微黄而滑，边有齿印。右脉浮弦，关虚大，左脉沉弦。诊为胃脘痛，属脾胃气虚型。给以桂枝去桂加茯苓白术汤：

炙甘草 15g，白芍 50g，白术 50g，茯苓 50g，大枣 30g，生姜 50g。

3 剂后疼痛减其大半，饮食较前增多，胀满已明显减轻，宗上方仍服 3 剂，疼痛已止，胀满已除。为巩固疗效，仍服上方 10 剂，而疼痛未再发。

10. 甘草干姜汤

【组成】 甘草四两，炙　干姜二两

【方歌】 甘草干姜两药齐，温肺运脾暖四肢，金匮用以治肺痿，咳嗽多涎尿也遗。

【功用】 温中散寒，健脾化饮。

【主治】 伤寒因误治伤阳，致肺胃虚寒证。

【方解】 干姜辛热温阳，主温肺胃之阳，炙甘草甘温，辛甘合用为助阳之剂，故可治疗肺、胃虚寒造成的一些疾患；误汗、下以后，表里俱虚，可用本方复阳，可治脾胃阳虚引起的胃痛及吐逆，以及肺痿属于虚寒者。

【方证要点】

1. 肺胃虚寒证：以呕逆，胸中急迫有痛为辨证要点。主要症状为吐逆，涎沫多，咽干不欲饮，恶寒无热，手足厥冷，烦躁，小便数，头眩，舌淡苔白，脉浮数或沉微。

2. 常用于流涎症、吐血、鼻衄、眩晕呕吐、胃痛、十二指肠溃疡、尿频、遗尿、夜尿症、震惊症、肺叶不张等属于中焦阳虚，脾阳不运，脾弱肺寒者。

3. 体质要求：是寒性体质中脾胃虚寒的体质类型，特征是易于呕吐，易于腹胀腹泻，吃生冷易发病。

【类似方证鉴别】

1. 甘草干姜汤与四逆汤：都可以治疗手足厥冷。甘草干姜汤治疗阳虚轻微者，只是冷至踝；而四逆汤治疗阳虚重者，可冷至膝。

27

2. 甘草干姜汤与麦门冬汤：都可以治肺痿。甘草干姜汤治疗阳虚肺痿，可见口淡喜唾；而麦门冬汤治疗阴虚肺痿，可见口干思饮。

【原文】

1. 伤寒脉浮，自汗出，小便数，心烦，微恶寒，脚挛急，反与桂枝欲攻其表，此误也。得之便厥，咽中干，烦躁吐逆者，作甘草干姜汤与之，以复其阳……（29）

2. 肺痿吐涎沫而不咳者，其人不渴，必遗尿，小便数，所以然者，以上虚不能制下故也。此为肺中冷，必眩，多涎唾，甘草干姜汤以温之。若服汤已渴者，属消渴。（《金匮要略》第七篇）

【医案举例】

1. 鼻衄案（岳美中医案）

阎某，男，21岁。素患鼻衄，初未介意。某日，因长途出车，三日始归家，当晚6时许开始衄血……历时5个多小时不止，家属惶急无策，深夜叩诊。往视之，见患者头倾枕侧，鼻血仍滴沥不止，炕下承以铜盆，血盈其半。患者面如白纸，近之则冷气袭人，抚之不温，问之不语，脉若有若无，神智已失。急疏甘草干姜汤：

甘草9g，炮干姜9g。即煎令服，2小时后手足转温，神智渐清，脉渐迟，能出语，衄亦遂止。翌晨更与阿胶12g，水煎服，日2次。后追访，未复发。

2. 咽痛案（闫云科医案）

甥女婆母，68岁。体素健，举家饭厨皆其料理。近感冒，发热（39℃），咽痛，医院点滴头孢曲松钠7日，症不减。复输进口消炎药5日，热退而咽痛不止，口服消炎药引致胃痛恶心。甥女电话求援，询知咽痛子夜益甚，心烦不寐，口干思饮，唯欲热水，且随饮随溲。背畏寒，手足不温，喜厚衣被。胃纳不佳，大便不干，舌脉不得知也。

再三思之，非阳证也。若为阳热，当口渴思冷，手足烦热，大便干秘。分析其因，过用抗生素，中阳虚损故也。因舌脉未知，不敢贸然投用桂附。试以甘草干姜汤补益脾肺。若中气足，肺寒散，则疼痛当失。纵不效，亦不致大碍之生。嘱购：

炙甘草 20g，干姜 10g，1 剂。

翌日来电云，咽痛减轻，口渴、尿频、畏寒皆减。嘱守方续服，痛止后服理中丸 10 日。

11. 芍药甘草汤

【组成】白芍药　甘草各四两，炙

【方歌】芍药甘草两药投，筋挛拘急足趾抽，苦甘化阴利血脉，滋阴柔肝效立瘳。

【功用】益阴荣筋，缓急止痛。

【主治】误汗伤血，厥逆脚挛急。

【方解】芍药味苦，甘草味甘，苦甘合用，有人参之气味，以大补阴血，血得补则筋有所养而舒。

【方证要点】

1. 肝血不足，筋脉失濡证：以腹痛，拘急，难行为辨证要点。主要症状为拘急疼痛，手足痉挛性疼痛或腓肠肌痉挛性疼痛，不可伸直，舌红少苔，脉弦。

2. 常用于三叉神经痛、腹痛、疝痛、坐骨神经痛、足跟痛、肩周炎、肾结石、小肠腑咳、舌肿满塞口、便秘、不安腿综合征、强中、腓肠肌痉挛、胃痉挛、肠梗阻等属于肝血不足，筋脉失于濡养者。

3. 体质要求：是一种痉挛性体质，患者比较消瘦，皮肤比较干燥，缺乏津液滋润，易于腹痛，易于便秘，易于肌肉痉挛，多肌肉坚紧，尤其是腹壁肌肉比较紧张。

【类似方证鉴别】芍药甘草汤与芍药甘草附子汤：都可以治疗手足拘挛。芍药甘草汤治疗之手足拘挛是因为阴虚内热所致，可见手足心热，舌红少苔；芍药甘草附子汤治疗之手足拘挛是因为阴阳两虚，可见恶寒，脚挛急，脉微细。

【原文】

1. 伤寒，脉浮，自汗出，小便数，心烦，微恶寒，脚挛急。反与桂枝欲攻其表，此误也。得之便厥，咽中干，烦躁吐逆者，作甘草干姜汤与之，以复其阳；若厥愈足温者，更作芍药甘草汤与之，其脚即伸。(29)

2. 问曰：证象阳旦，按法治之而增剧，厥逆，咽中干，两胫拘急而谵语……夜半阳气还，两足当热，胫尚微拘急，重与芍药甘草汤，尔乃胫伸，以承气汤微溏，则止其谵语，故知病可愈。(30)

【医案举例】

1. 足痛案（曹颖甫医案）

四嫂，一月十三日：足遇多行走时则肿痛，而色紫，始则右足，继乃痛及左足。天寒不可向火，见火则痛剧。故虽甚恶寒，必得耐冷。然天气过冷，则又痛。眠睡至浃晨，而肿痛止，至夜则痛如故。

按：历节病足亦肿，但肿常不退，今有时退者，非历节也。惟痛甚时筋挛，先用芍药甘草汤以舒筋。

赤、白芍各一两，生甘草八钱 。

拙巢注：二剂愈。

2. 长期便秘案（唐医易医案）

郭某，女，1974 年 5 月生。2009 年 5 月 9 日来诊，主诉：大便秘结 20 年，严重时 7 天一行，羊粪状；舌色淡白，苔白薄腻；右脉寸紧，关尺弦滑，左脉寸紧，关虚弦，尺虚，至数缓。

白芍 30g，赤芍 10g，阿胶（烊服）9g。8 剂

药后大便正常，随访 3 个月大便基本正常。

12. 调胃承气汤

【组成】大黄四两，去皮，清酒洗　甘草二两，炙　芒硝半升

【方歌】调胃承气用大黄，芒硝甘草三药偿，胃气不和心烦热，便燥谵语舌苔黄。

【功用】泄热和胃，缓下热结。

【主治】阳明热结缓证。

【方解】大黄苦寒以泄热通便，荡涤肠胃；芒硝咸寒以泻下除热，软坚润燥；以炙甘草调和大黄、芒硝攻下泄热之方，使之和缓。本方与大、小承气汤相比，泻下导滞之力弱，尤适用于症轻而体弱者。由于本方能调和肠胃，承顺胃气，驱除肠胃积热，使胃气得和，气机相接，从而诸症蠲除，故名调胃承气汤。

【方证要点】

1. 阳明热结缓证：以心烦、或谵语、发热、中脘下有压痛为辨证要点。主要症状为大便秘结，不恶寒而发热，谵语，汗出，心烦，或少腹胀满，苔黄而干，脉滑数。

2. 常用于身热、痈疽疔毒、口臭、反胃噎膈、胸腹痛、肠梗阻、胃热发斑、胃热齿痛、胃热消渴、多食善饥、热发疮疡、发斑吐衄、口齿咽喉肿痛、月经不调、失眠等属于积热在肠，胃气不和，或积热与宿食结于大肠者。

【类似方证鉴别】

1. 调胃承气汤与小承气汤：调胃承气汤证以胀满不甚，燥结为主；而小承气汤治大便不畅，腹胀满痛。

2. 调胃承气汤与大承气汤：调胃承气汤为阳明病攻下之轻剂，痛胀、便秘、燥热相对为轻；而大承气汤为阳明病攻下之峻剂，大便燥结、脐腹胀痛俱重。

【原文】

1. 伤寒，脉浮，自汗出，小便数，心烦，微恶寒，脚挛急，反与桂枝欲攻其表，此误也……若胃气不和，谵语者，少与调胃承气汤。（29）

2. 发汗后恶寒者，虚故也。不恶寒但热者，实也，当和胃气，与调胃承气汤。（70）

3. 太阳病未解，脉阴阳俱停，必先振栗汗出而解。但阳脉微者，先汗出而解；但阴脉微者，下之而解。若欲下之，宜调胃承气汤。（94）

4. 伤寒十三日，过经谵语者，以有热也，当以汤下之。若小便利者，大便当鞕，而反下利，脉调和者，知医以丸药下之，非其治也。若自下利者，脉当微厥，今反和者，此为内实也，调胃承气汤主之。（105）

5. 太阳病，过经十余日，心下温温欲吐而胸中痛，大便反溏，腹微满，郁郁微烦，先此时自极吐下者，与调胃承气汤。若不尔者，不可与。（123）

6. 阳明病，不吐，不下，心烦者，可与调胃承气汤。（207）

7. 太阳病三日，发汗不解，蒸蒸发热者，属胃也，调胃承气汤主之。（248）

8. 伤寒吐后，腹胀满者，与调胃承气汤。（249）

【医案举例】

1. 失眠案（闫云科医案）

2007 年 3 月 21 日，余从琼返忻，广州中转。有张某者，年 33 岁，五寨县人，在穗工作，其姐夫与余有旧，闻讯候于白云机场。云失眠半年矣，岁前因岳父患脑瘤，双目失明，弥留枕席。翁烦躁辗转，呻吟呼喊，奉侍月余致失眠，严重时彻夜不寐，服镇静药时效时不效。望其面色暗红，额光闪煜，舌尖红，苔薄黄。询知纳佳易饥，大便干燥，状如羊粪，两三日一解，口干舌燥，思饮欲冷。头额、前胸多汗，夜间浑身焦热，心如焚炙，神若无主，目不交睫。切其脉，沉滑略数。诊其腹，腹壁厚实，无压痛。

失眠一症，以思虑、烦劳太过，心脾两虚，血不养心，肝胆火盛，心肾不交者为多。本案所示，皆阳明燥热，胃家实之证。阳明病何以不寐？《灵枢·口问》云："阳气尽，阴气盛则目瞑，阴气尽而阳气盛则寤。"《素问释义》亦云："阳明逆则诸阳皆逆，不得入于阴，故不得卧。"阳明病之成，大论181条云："太阳病，若发汗，若下，若利小便，此亡津液，胃中干燥，因转属阳明。"本案既未经汗下，亦未利小便，何以成阳明病？姑妄猜度，白昼打工之辛苦，夜尽半子之劳，忧虑烦集，身心交瘁，津液亡耗，致胃中干燥而成，非尽自太阳病也。治当清热通腑，救驾君主。攻下之方，三承气汤择选谁何？以腹不胀不痛，不宜小承气汤，证虽燥热，然不盛不急，亦不宜大承气汤，如是调胃承气汤则若囊中之锥矣。拟：

大黄10g，芒硝10g，甘草10g，1剂。

时隔旬日，彼来电称谢，云当晚便酣枕黄粱。

2. 大便不通案（曹颖甫医案）

沈宝宝，上巳日。病延四十余日，大便不通，口燥渴，此即阳明主中土，无所复传之明证。前日经用泻叶下后，大便先硬后溏，稍稍安睡，此即病之转机。下后，腹中尚痛，余滞未清，脉仍滑数，宜调胃承气汤小和之。

生川军二钱（后入），生甘草三钱，芒硝一钱（冲）。

13. 四逆汤

【组成】甘草二两，炙　　干姜一两半　　附子一枚，生用，去皮，破八片

【方歌】四逆生附老干姜，炙草将将有专长，少阴阳虚肢不暖，吐利烦躁欲寐方。

【功用】温中祛寒，回阳救逆。

【主治】少阴虚寒证。

【方解】方名四逆者，主治少阴中外皆寒，四肢厥逆也。君以炙甘草之甘温，温养阳气；臣以姜附之辛温，助阳胜寒；甘草得姜、附，鼓肾阳，温中寒，有水中暖土之功；姜、附得甘草，通关节，走四肢，有逐阴回阳之力。肾阳鼓，寒阴消，则阳气外达而脉升，手足温矣。

【方证要点】

1. 少阴虚寒证：以身热恶寒，手足冷，体痛，下利，腹部拘急为辨证要点。主要症状为四肢厥逆，身体疼痛，恶寒汗出，下利清谷，呕吐，唇指发绀，口鼻气冷，小便清长，舌质淡，舌苔白滑，脉沉微迟弱。

2. 常用于伤寒阴证、五脏中寒、前列腺炎、哮喘、感冒、便秘、下利、吐泻病、急性食物中毒、呃逆、心脏衰弱、急性心肌梗死、肺源性心脏病、中毒性休克、急性胃肠炎等属于脾肾阳虚，阴寒内盛者。

3. 体质要求：形体偏胖，面色多晦暗、苍白或暗黄，精神萎靡，面带倦容，目睛无神或眼泡易浮肿，唇色暗淡干枯，舌质淡胖而暗，多有齿痕，舌苔白（或黑）润或白滑；肌肉松软，按之无力，皮肤多干燥，晨起面多浮肿。平时畏寒喜暖，四肢常冷，尤其以下半身冷为著，

易疲倦，好静恶动，大便常稀溏不成形，小便清长，口不干渴，或渴不多饮，或喜热饮等。

【类似方证鉴别】

1. 四逆汤与当归四逆汤：都可治疗下利、厥寒、脉细欲绝者。四逆汤证无汗或全身大汗，脉沉微而迟；当归四逆汤证是其额间必微汗濈濈，脉虽细而浮数。

2. 四逆汤与茯苓四逆汤：都可以治疗四肢厥冷。四逆汤证重在阳虚，无水饮内停，故而无心烦及小便不利；而茯苓四逆汤证为阳虚水饮内停，故有心烦、小便不利。

3. 四逆汤与通脉四逆汤：通脉四逆汤证是在四逆汤证的基础上，并见脉微欲绝、面赤咽痛等阴盛格阳之症，比四逆汤证更加严重，有亡阳之虞。

4. 四逆汤与四逆散：都可治手足逆冷。四逆汤证是阳虚使阳气不达四肢，故而有畏寒、怕冷等阳虚症；而四逆散证是肝气不舒，阳气被郁而不能达于四肢，故而有胸胁胀满、叹息等肝气郁结症。

【原文】

1. 伤寒脉浮，自汗出，小便数，心烦，微恶寒，脚挛急，反与桂枝汤欲攻其表，此误也……若重发汗，复加烧针者，四逆汤主之。（29）。

2. 伤寒，医下之，续得下利清谷不止，身疼痛者，急当救里；后身疼痛，清便自调者，急当救表。救里宜四逆汤，救表宜桂枝汤。（91）

3. 病发热头痛，脉反沉，若不差，身体疼痛，当救其里，四逆汤方。（92）

4. 脉浮而迟，表热里寒，下利清谷者，四逆汤主之。（225）

5. 少阴病，脉沉者，急温之，宜四逆汤。（323）

6. 少阴病……若膈上有寒饮，干呕者，不可吐也，当温之，宜四

逆汤。（324）

7. 大汗出，热不去，内拘急，四肢疼，又下利厥逆而恶寒者，四逆汤主之。（353）

8. 大汗，若大下利而厥冷者，四逆汤主之。（354）

9. 下利腹胀满，身体疼痛者，先温其里，乃攻其表。温里宜四逆汤，攻表宜桂枝汤。（372）

10. 呕而脉弱，小便复利，身有微热，见厥者难治，四逆汤主之。（377）

11. 吐利汗出，发热恶寒，四肢拘急，手足厥冷者，四逆汤主之。（388）

12. 既吐且利，小便复利而大汗出，下利清谷，内寒外热，脉微欲绝者，四逆汤主之。（389）

【医案举例】

1. 发烧不退案（林沛湘医案）

有一老干部发烧四十多天不退，请过权威的西医会诊，用过各种抗生素，但体温始终不降，服过不少中药，病情仍没改善。后来请一个中医学院的名老中医去大会诊，各名老中医当然是各抒己见，其中有名老中医林沛湘教授，当他看到老干部在大热天把热水瓶的热开水倒入杯后，片刻未停就喝下去了，大热天喝这么烫的水，如果不是体内大寒绝不可能，于是林老力排众议，以少阴病阴寒内盛格阳于外论治，处大剂四逆汤加味，药用大辛大热的附子、干姜、肉桂，服汤一剂，体温大降，几剂药后体温复常。

2. 阴茎冷痛案（闫云科医案）

刘某，男，36 岁，工人。去年病腰痛，经余补肾活血治愈。近两月余，阴茎阴囊常有冰冷、收缩内引之感。小便时，尿道疼痛殊甚，溲液清白，不频不急，化验室镜检：（－）。胃纳尚可，大便正常。舌淡红，苔薄白微腻，脉象沉细而迟。

脉症分析：迟为寒盛，细乃血虚，《素问·至真要大论》云："诸寒收引，皆属于肾。"二阴为肾之外窍、肝脉之外络也。肝肾虚弱，寒邪外袭，气血凝泣，经脉拘急，故而收缩冷痛。治当温经逐寒，补肾益肝。四逆汤本为阳虚寒盛所设，非仅限于四逆证也。拟四逆汤加味：

附子 10g，干姜 10g，炙甘草 6g，茯苓 10g，当归 10g，吴茱萸 10g，枸杞 15g，3 剂。

二诊：二阴已趋温暖，尿痛亦明显减轻。温阳气，补肝肾，仍需续进。原方 3 剂。

三诊：阴冷如失，收缩不再，尿痛亦止。脉仍细弱，嘱令再服 3 剂。

14. 葛根汤

【组成】葛根四两　麻黄三两，去节　桂枝二两，去皮　生姜三两，切
　　　　甘草二两，炙　芍药二两　大枣十二枚，擘

【方歌】葛根桂枝加葛黄，无汗项背几几强，二阳合病下利治，刚
痉无汗角弓张。

【功用】解表发汗，升津舒筋。

【主治】风寒外束，太阳经输不利证。

【方解】本方是由桂枝汤、麻黄汤演化而来。桂枝汤内的桂枝、白
芍、甘草、生姜、大枣全被运用，而麻黄汤内的麻黄、桂枝、杏仁、甘
草四味药中，去杏仁换葛根，并重用葛根而成葛根汤。我们也可以说葛
根汤是桂麻合方，只是去杏仁改葛根而成。方中葛根升津液、濡筋脉为
君；麻黄、桂枝疏散风寒，发汗解表为臣；芍药、甘草生津养液，缓急
止痛为佐；生姜、大枣调和脾胃，鼓舞脾胃生发之气为使。诸药合用，
共奏发汗解表，升津舒筋之功。

【方证要点】

1. 太阳刚痉证：以发热，恶寒，项背强，或下利为辨证要点。主
要症状为项背强几几，自下利，即没有使用泻下药，大便次数多，不成
形，或腹泻；舌质多暗淡或暗红，苔白；脉以浮脉或弦脉为主。

2. 常用于感冒、颈椎病、落枕、肩周炎、腰椎间盘突出、急性腰
扭伤、慢性腰肌劳损、痤疮、脑供血不足、面神经炎、慢性鼻炎、过敏
性鼻炎、扁桃腺炎、急性传染性结膜炎、虹膜炎、麦粒肿、牙龈炎、牙
周脓肿、急性肠炎、月经过期不至或闭经、乳腺炎、嗜睡、易疲劳等属

于太阳表实证，津液不能上润，筋脉失养者。

3. 对"项背强几几"，黄煌教授的解释比较到位：这个是一种从后头部至后背部的肌肉拘急疼痛，有时范围可达到腰部，同时多伴有头痛、头昏、头晕等症。患者有主诉头项强痛者；有主诉肩颈部酸重者；有主诉腰背酸痛者；也有仅诉说头昏头重头痛者；甚至仅诉说困重者。另外，头面部的乃至五官的许多病证所出现的头痛、头昏、头晕、耳鸣等不适感，背部皮肤的毛囊炎、痤疮等，也可以看做是项背强痛的延伸。

4. 体质要求：形体比较壮实，肌肉比较发达，皮肤黝黑或黄暗粗糙，面色发暗，没有光泽；以从事体力劳动或平素身体强壮的青壮年应用的机会较多。痤疮在剧烈运动出汗后会有所减轻，夏天比冬天相对来说要轻一些。女性患者常有月经量少、月经周期较长或闭经等。

【类似方证鉴别】

1. 葛根汤与桂枝加葛根汤：都可以治疗项背强几几。葛根汤属于表实证，恶风无汗；而桂枝加葛根汤证属于表虚证，汗出恶风。

2. 葛根汤与葛根黄芩黄连汤：都可以治疗下利。葛根汤证之下利是太阳阳明合病，伴有太阳表证如恶寒无汗、发热头痛等；而葛根芩连汤证之下利是阳明热盛，有喘息、汗出、发热等以里热为主的表现。

【原文】

1. 太阳病，项背强几几，无汗，恶风，葛根汤主之。（31）

2. 太阳与阳明合病者，必自下利，葛根汤主之。（32）

【医案举例】

1. 疖肿案（闫云科医案）

焦某，男，22岁，在上海读大三，2006年7月18日初诊。自高二起，后发际、上口唇疖肿此起彼伏，五年中或服诸霉素消炎，或以三黄、银翘清热解毒，然疖肿依旧我行我素。望其面色红润，前额、左鬓疖肿刚敛，上唇疖肿大小各一，后发际周围瘢痕如织。疖肿有紫暗收敛者，有尖顶结疱成脓者，有焮红暴怒、摸之灼热呼痛者。舌淡红，苔薄白。询知胃口甚好，大便二日一行，干秘不畅。向不汗出，即使剧烈运动，亦仅前臂、下肢汗出，头颈胸背终不见汗。身不热，不恶寒。切得脉象沉滑略数。

脉症分析：风湿入表，蕴郁成毒。血气方刚之躯，正气充沛，拒邪入里，奈表闭不透，致邪毒结伏缠绵，久久不解，此汗不出之故也。夫治病驱邪，以顺势利导，与邪出路为上策。苦寒之品冰伏其邪，致邪不散不灭，延长病程，犹若困兽之斗，疖肿焉能痊愈？遵《素问》结者散之之治，拟：

葛根 15g，麻黄 10g，桂枝 6g，白芍 6g，甘草 4.5g，生姜 5 片，红枣 5 枚，1 剂，临睡服。

二诊：胸背四肢汗出甚多，头颈未出汗。项、唇疖肿焮红，疖头脓汁充盈，疼痛益甚，颈项株累，转侧不灵，头额发热，咽喉疼痛，舌边尖红，苔白微腻。热毒虽见外散，然匿蛰五载，岂能一汗而尽。且胸背汗出，头颈无汗，仍系汗散之标。

原方加桔梗 15g，2 剂，临睡服，药后食热粥一碗。

三诊：连续两晚用药，汗出如洗，颈项亦汗。疖肿痛、项强依然。口干思饮，舌边尖红赤，苔薄黄，脉滑略数。如此之治，实属火上浇油、捅马蜂窝。然不用辛温，火毒焉能尽除？以其汗出较多，口干思饮，故去麻黄，加天花粉生津止渴，消肿排脓。拟：

葛根 15g，桂枝 10g，白芍 10g，甘草 6g，天花粉 15g，生姜 5g，红枣 5 枚，2 剂，临睡服，药后继以热粥。

四诊：药后汗仍多，疖肿疼痛减，先前焮怒者已出脓收敛，项强、咽痛不再。今进餐亦汗出津津，此腠理通、营卫和之象也。因假期将满，嘱服防风通圣丸十日。

一年后，彼因房室传导阻滞来电咨询，知疖肿偶见一米粒大小而已，可不治自愈。

2. 肉疣案（唐医易医案）

黄某，男，1958 年生。2009 年 4 月 24 日就诊，其颈项左右两侧有整片疣状细碎粒，色不红，带些许痒感。舌胖，中有细裂，苔白轻腻。左脉浮弦细，右脉浮弦极细，至数平。

葛根 20g，麻黄 10g，炙甘草 6g，桂枝 10g，白芍 9g，苍术 10g，防风 9g，大枣 6 枚，生姜 3 片。4 剂。

两周后来复诊，肉疣已经清除。

15. 葛根加半夏汤

【组成】葛根四两　麻黄三两，去节　甘草二两，炙　芍药二两　桂枝二两，去皮　生姜二两，切　半夏半升，洗　大枣十二枚，擘

【方歌】葛根加夏病二阳，下利呕逆表邪强，疏表解肌利肠胃，合病治法好思量。

【功用】解表发汗，降逆止呕。

【主治】外感风寒，胃气上逆证。

【方解】伤寒之邪在上则为喘满，入里就会下利，如果不下利者，必上逆而呕，总之合病下利者，是里气得热而下行；不下利但呕者，是里气得热而上行。邪内外都盛者仍当先祛邪，葛根汤中合用麻黄、桂枝而加葛根所以能解经中二阳相合之邪。不下利而呕者则需加半夏以降逆气，而葛根是解外的，所以二法都不能少。

【方证要点】

1. 太阳伤寒胃气上逆呕吐证：以发热恶寒，项背强，不下利而呕吐为辨证要点。主要症状为头痛，项背强直拘急，呕吐，口不渴，无汗，恶风；舌暗红苔白，脉浮大而数。

2. 常用于酒客外感、痛风、痢疾、哮喘、脑膜炎初期、尿毒症、麻疹、丹毒、咽喉炎、耳下腺炎、荨麻疹、胃肠型感冒、眶上神经痛等属于外感风寒经输不利，胃气上逆呕吐者。

【类似方证鉴别】

1. 葛根加半夏汤与栀子生姜豉汤：都可以治呕。葛根加半夏汤证是外感风寒经输不利，胃气上逆所致的呕吐，故而呕吐多夹杂外感等

症；而栀子生姜豉汤证是热扰胸膈夹杂胃气上逆所致的呕吐，呕吐多夹杂心中懊侬、胸中窒等症。

2. 葛根加半夏汤与黄芩加半夏生姜汤：都可以治呕。葛根加半夏汤证是外感风寒经输不利，胃气上逆所致的呕吐，故而呕吐多夹杂外感等症；而黄芩加半夏生姜汤证是胆气上攻，胃为寒气所迫所致的呕吐，故而呕吐多夹杂下利腹痛，身热口苦等少阳证。

【原文】太阳与阳明合病，不下利，但呕者，葛根加半夏汤主之。(33)

【医案举例】

1. 感冒咳嗽案（唐医易医案）

霍某，女，1950 年生。2011 年 3 月 3 日就诊，主诉：年初二起凌晨开始浑身骨痛，发烧 39℃，白天基本不发烧，初四开始治疗，历经中西医诊治，吃药输液等，断断续续至今未愈。刻下：依旧凌晨发烧，39℃，有汗，咳嗽，痰稀色白，下午呕吐酸水。二便正常，胃纳差，口苦口干不欲饮水。前半头盖痛，前额尤甚。睡眠不佳，流清涕，舌色略暗，苔薄白腻。右脉浮弦紧，左脉浮紧略滑，至数平。《伤寒论》33 条谓："太阳与阳明合病，不下利，但呕者，葛根加半夏汤主之。"于是投与葛根加半夏汤。

葛根 15g，麻黄 10g，炙甘草 6g，白芍 9g，桂枝 10g，生姜 9g，姜半夏 12g，大枣 5 枚，4 剂。

药后烧退而愈。

2. 胃痛案（刘景祺医案）

陈某，男，45 岁，1979 年 8 月 17 日初诊。项背强痛，胃痛呕吐已五年。五年以来时常胃痛，每年春秋发病，去年经 X 线钡剂造影诊断：十二指肠球部溃疡。近来胃脘偏右部疼痛较剧，反酸纳呆，饭后一小时许出现呕吐，并有项强，恶风无汗。脉浮紧，苔白腻。

中医诊断：胃脘疼痛。

辨证：表邪不解，内迫阳明。

治法：散寒解表，降逆和胃。

处以葛根加半夏汤原方。服 6 剂，痛呕皆止，饮食如常。

16. 葛根黄芩黄连汤

【组成】葛根半斤　甘草二两，炙　黄芩三两　黄连三两

【方歌】葛根芩连加甘草，协热下利喘汗宝，清热生津解表里，葛根用至八钱好。

【功用】表里两解，清热止利。

【主治】表证未解，邪热入里证。

【方解】此方即泻心汤之变，其义重在芩、连肃清里热；虽以葛根为君，再为先煎，无非取其通阳明之津；佐以甘草缓阳明之气，使之鼓舞胃气而为承宣苦寒之使。清上则喘定，清下则利止，里热解而邪亦不能留恋于表矣。

【方证要点】

1. 表证不解，热陷阳明证：以项背尚强急，心下痞，下利，胸有热感为辨证要点。主要症状为发热，口干而渴，恶寒或不恶寒；舌苔黄厚，寸脉多浮滑。

2. 常用于温热病、口疮、口舌肿痛糜烂、唇裂、赤眼鼻痛、肩凝、急性肠炎、细菌性痢疾、流感肠伤寒、胃肠型感冒、胃肠炎、小儿夏季腹泻、脱肛等属于表证不解，热陷阳明者。

3. 体质要求：患者大多体格比较壮实，肌肉相对发达厚实，有肥胖倾向，唇舌暗红，满面油腻，大便不成形或腹泻，全身困重，尤其以项背强痛不舒为特征。体检多见血糖高、血压高。应酬多、工作压力大的中年男性多见。

【类似方证鉴别】

1. 葛根黄芩黄连汤与白头翁汤：都可以治疗湿热下利。葛根黄芩黄连汤证是表里俱热，喘而汗出；而白头翁汤证则纯属里热，无表证。

2. 葛根黄芩黄连汤与葛根汤：都可以治疗下利不止。葛根黄芩黄连汤证是表病入里，故而利不止但喘而汗出；而葛根汤证是表未解，利虽不止，但必不汗出，脉促。

3. 葛根黄芩黄连汤与麻杏石甘汤：都可以治疗汗出而喘。葛根芩连汤证之汗出而喘，为表证不解，热陷阳明所致，有暴注下迫，肛热气秽等肠胃症状；而麻杏石甘汤证之汗出而喘，为热邪郁肺，清肃失调所致，有痰浊黄稠，口渴，舌燥等肺热症状。

4. 葛根黄芩黄连汤与白虎汤：都可以治疗发热汗出。葛根芩连汤证之热伴有湿，以暴注下迫，肛热气秽，舌苔黄腻为主；白虎汤证之热伴有燥，以口干渴为主。

【原文】太阳病桂枝证，医反下之，利遂不止，脉促者，表未解也，喘而汗出者，葛根黄连黄芩汤主之。（34）

【医案举例】

1. 咳嗽下利案（唐医易医案）

李某，男，2010 年 3 月生。2011 年 1 月 23 日就诊，家长代诉：咳嗽有痰，流清鼻涕，胃纳差，大便稀、烂，色黄，一天 7 次，矢气多。指纹色紫，脉浮弦滑，一息 6 ~ 7 至，舌色正常，苔薄白腻。

葛根 24g，炙甘草 9g，黄芩 6g，黄连 6g，干姜 9g，3 剂。

每剂分 2 ~ 3 次服，药后大便正常，感冒咳嗽愈。

2. 颈椎病案（孔祥辉医案）

解某，男性，26 岁，家住定陶县马集镇，2012 年 7 月 11 日初诊。3 个月前被钢管砸伤颈部，西医诊断为颈椎病。症见：颈部疼痛，头昏沉，口干不苦，心烦失眠，身有乏力感，寸脉浮滑，舌有齿痕，苔微黄，二便正常。用葛根黄芩黄连汤合苓桂术甘汤三天（用量按照《伤

寒论》原方比例，把一两换算成 3g），诸症减。复诊时原方再给予 3
剂。后来因患者需要外出打工，则将葛根黄芩黄连汤打粉后开水冲服，
每次 6g，一日 2 次，两个月后回访得知颈部没再疼过。孔祥辉的经验
总结："运用葛根黄芩黄连汤治疗颈椎病多见寸脉浮滑，舌苔黄厚，口
干，头胀感。必须是有里热的阳明病方可使用。"

17. 麻黄汤

【组成】 麻黄三两，去节　桂枝二两，去皮　甘草一两，炙　杏仁七十个，去皮尖

【方歌】 麻黄汤治太阳寒，麻桂杏草四药联，表实无汗头身痛，脉紧气喘更恶寒。

【功用】 解表发汗，平喘利水。

【主治】 风寒表实证。

【方解】 麻黄味苦辛性温，有发汗解表、宣肺平喘的作用，所以是方中的君药，并用来作为方名。由于营涩卫郁，单用麻黄发汗，但解卫气之郁，所以又用温经散寒、透营达卫的桂枝为臣，加强发汗解表而散风寒，除身疼。再配降肺气、散风寒的杏仁为佐药，同麻黄一宣一降，增强解郁平喘之功。炙甘草既能调和宣降之麻、杏，又能缓和麻、桂相合的峻烈之性。

【方证要点】

1. 风寒表实证：以发热无汗，头疼恶寒，身痛而喘为辨证要点。主要症状为恶寒，发热，头疼，身痛，骨节疼痛，肌肤起粟，无汗而喘，鼻鸣，鼻塞流清涕，小便清，口淡不渴；口唇淡白，脉浮紧。

2. 常用于感冒、流感、肠伤寒、肺炎、麻疹、小儿鼻塞症、乳汁分泌不足、关节风湿病、急性支气管炎、支气管哮喘、急性假死、肾炎、冷风哮、百日咳、水肿、失音、遗尿、呃逆、难产、痛经等属于风寒表实证者。

3. 本方为辛温发汗之峻剂，阴虚，血虚，津液不足，有咽干舌燥、

口渴思冷等内热证者，以及淋家、疮家、衄家、亡血家、汗家均不可服。外感表虚自汗、血虚而脉兼"尺中迟"、误下而见"身重心悸"等，虽有表寒证，亦皆禁用。血压高者慎之。

4. 体质要求：体格健壮，面色黄暗，皮肤干燥且较粗糙。恶寒喜热，易着凉，着凉后多肌肉酸痛，无汗发热。易鼻塞、气喘。身体沉重，反应不灵敏。

【类似方证鉴别】

1. 麻黄汤与大青龙汤：都可以治疗发热恶寒，无汗身痛。麻黄汤证纯属风寒外束，故而无内热之症状；而大青龙汤证是内热外寒，故而有内热烦躁。

2. 麻黄汤与麻杏甘石汤：都可以治咳嗽喘息。麻黄汤证是由于风寒外束，肺气不宣所致的咳嗽喘息，故而无烦渴、思冷等内热症状；而麻杏甘石汤证是由肺热引起的咳嗽喘息，故而有口渴、痰稠、脉数等肺热症状。

3. 麻黄汤与桂枝汤：都可以治疗发热恶寒。麻黄汤证是风寒表实证，故而无汗，脉浮紧；而桂枝汤证是风寒表虚证，故而自汗出，脉浮缓。

【原文】

1. 太阳病，或已发热，或未发热，必恶寒，体痛，呕逆，脉阴阳俱紧者，名为伤寒。(3)

2. 太阳病，头痛发热，身疼腰痛，骨节疼痛，恶风，无汗而喘者，麻黄汤主之。(35)

3. 太阳与阳明合病，喘而胸满者，不可下，宜麻黄汤。(36)

4. 太阳病，十日以去，脉浮细而嗜卧者，外已解也。设胸满胁痛者，与小柴胡汤；脉但浮者，与麻黄汤。(37)

5. 太阳病，脉浮紧，无汗发热，身疼痛，八九日不解，表证仍在，此当发其汗。服药已微除，其人发烦目瞑，剧者必衄，衄乃解。所以然

者，阳气重故也。麻黄汤主之。（46）

6. 脉浮者，病在表，可发汗，宜麻黄汤。（51）

7. 脉浮而数者，可发汗，宜麻黄汤。（52）

8. 伤寒，脉浮紧，不发汗，因致衄者，麻黄汤主之。（55）

9. 脉但浮，无余证者，与麻黄汤；若不尿，腹满加哕者，不治。（232）

10. 阳明病，脉浮，无汗而喘者，发汗则愈，宜麻黄汤。（235）

【医案举例】

1. 伤寒案（唐医易医案）

余某，女，47 岁，2002 年 2 月 2 日初诊。时值腊月岁末，因数日公事繁忙催收货款，驾驶摩托车劳碌于寒风之中。是夜甚觉劳累，次日凌晨起浑身寒战，头疼身痛，身盖三床棉被尚觉寒冷，其夫急邀我前往诊视。榻前见其三床丝棉被紧盖覆面，呻吟之声不绝，舌色淡、苔薄白，面色苍白，唇青暗。伸手切脉，手不烫，一息四五至，六脉浮紧。问其何时起病，有何所苦？答：昨夜回家 11 时许，洗澡后疲惫身重，即睡觉。可凌晨 1 时过后越来越冷，叫其夫加被加至三床仍不觉暖，继而浑身骨头疼痛。问：曾发烧喘咳出汗否？答：没有，现在只是冷得难受，浑身骨头痛得厉害，头痛到眼睛都难睁开。于是立方：

麻黄 12g，桂枝 9g，杏仁 9g，炙甘草 3g，1 剂。

药后未得汗，寒战稍减。再方：

麻黄 15g，桂枝 12g，杏仁 9g，炙甘草 3g，2 剂。

药后仍未出汗，症状如前，遂当机立断煎第二剂，服药后 20 分钟仍未有汗。细思其脉症相合，何以麻黄汤不汗呢？这大半天已服了 3 剂麻黄汤，大概是寒邪太重药力仍在搏斗，于是给患者一杯热水以助药力。20 分钟后患者即遍身汗出，全身舒泰而愈。

2. 荨麻疹案（闫云科医案）

张某，男，25 岁，高城农民。素体健身强，任保田护秋职间，披星戴月，餐风沐露，甚为辛苦。秋分之际，早晚寒气袭人。一朝归来，自觉全身不适，少顷便恶寒，头痛。肢体外露之处出疹起块，与肤一色，淡而不红，汇集成片，唇肿睑臃，眼睛仅露一缝。痒甚，抓之呈痕。口服苯海拉明，注射氯化钙，疹块不退，身痒不止。舌淡红、苔薄白，脉象浮紧。

观其脉症，知为风寒外袭，邪郁肌肤。荨麻疹者，古之瘾疹也。《诸病源候论·风瘙身体瘾疹候》篇云："邪气客于皮肤，复逢风寒相折，则起风瘙瘾疹。"本案形似风水，实非风水，然治疗与风水同，当须从汗而解。忆赵守真治风水一案用麻黄 45g，今患者体壮禀盛，故亦大剂投之。拟：

麻黄 15g，桂枝 9g，杏仁 9g，炙甘草 4.5g，1 剂。

1 剂服后时许，汗出如洗，肿痒俱消，霍然病已。

18. 小柴胡汤

【组成】 柴胡半斤　黄芩　人参　甘草炙　生姜各三两，切　大枣十二枚，擘　半夏半升，洗

【方歌】 小柴胡汤解少阳，胸满胁痛呕吐详，口苦咽干目眩是，柴芩参草枣半姜。

【功用】 和解少阳，扶正祛邪。

【主治】 邪入半表半里之少阳证。

【方解】 少阳主半表半里，凡病邪从外来的就要从外出，柴胡能从少阳而达太阳，半夏能提阴气上升，则阴阳相济，故有除病祛邪之功。少阳病属火病，又有黄芩以解气分之火热。参、枣、草能强壮脾胃，脾胃壮则可使病邪由内而达外。再有生姜能发散宣通，诸药合用使病邪由内达外。

【方证要点】

1. 肝胆寒热错杂证：以寒热往来，胸胁苦满，心烦喜呕为辨证要点。主要症状为寒热往来，胸胁满闷，默默不欲饮食，喜呕，烦躁易怒，口苦，咽干，目眩，口渴，咳，心下悸，腹中满，小便不利；舌苔薄白，脉弦细或数，或脉沉紧。

2. 常用于体虚劳热、热病后期、渗出性胸膜炎、肋间神经痛、传染性肝炎、急慢性胆囊炎、肠伤寒、急性肾盂肾炎、中耳炎、疟疾、急性附件炎、产后发热、睾丸炎、附睾炎等属于邪犯少阳，半表半里者。

3. 小柴胡汤因仲景一句"有柴胡证，但见一证便是，不必悉具"而成为临床广泛运用之方，中医界时有某位医家因为善用柴胡而被称为

"某柴胡",李赛美老师曾经在讲课的时候说:"清清楚楚小柴胡,不清不楚小柴胡。当你辨证无处下手之时,即是不清不楚之时,投与小柴胡汤常可见意想不到之疗效。"

4. 体质要求:患者体型中等或偏瘦,面色微暗黄,或青黄色,或青白色,缺乏光泽。肌肉比较坚紧。主诉以自觉症状为多。对气温等外界环境的变化敏感,四肢多冷,情绪波动较大,食欲易受情绪的影响。女性月经周期不准,经前多见胸满、乳房胀痛、结块等。胸胁部苦满感或有压痛,易于恶心呕吐,易患发热性疾病、过敏性疾病、免疫性胶原性疾病、结核性疾病、内分泌疾病、肝胆系统疾病,以及精神神经系统疾病,疾病多反复往来,容易慢性化。

5. 唐医易先生临床运用扩展经验

(1)半身麻木:本方加川芎、当归、桂枝。

(2)半身疼痛:本方加川芎、当归。

(3)半身出汗,半身无汗:本方加川芎、当归等。

(4)斜视(视物倾斜)、复视:本方加菊花。

(5)头部两侧并波及前额及颠顶痛:本方加川芎、白芷、当归。

(6)腰腿痛(属少阳经循行部位者):本方加桂枝和活血化瘀之品。

(7)呕逆:本方加陈皮、竹茹等。

(8)真心痛(心绞痛):本方加附子、当归、川芎。

(9)胁痛:本方加当归、川芎、郁金、香附。

(10)胸胁痛(肋软骨肿痛):本方加川芎、当归、丹皮、青皮、陈皮、金银花、蒲公英。

(11)月经不调:本方加川芎、当归。

(12)髋骨痛牵引大腿、小腿外侧至足踝:本方加红花、桃仁、川芎、当归、桂枝。

(13)脑积水:本方去黄芩,加茯苓。

（14）眩晕（高血压）：本方加茯苓。

（15）偏头痛：本方去人参，加桂枝。

（16）早期面瘫（面神经麻痹）：本方去人参，加桂枝、葛根。

（17）面侧部肌肉抽搐：本方去人参，加桂枝、葛根。

（18）急性中耳炎：本方加栀子。

（19）牙痛：本方去人参，加桂枝、葛根。

（20）齿龈肿痛：本方去人参，加桂枝、葛根。

（21）经期抽风：本方去半夏、黄芩，加花粉、芍药、葛根，倍人参。

（22）痰火核：本方去人参、大枣，加桂枝、玄参、浙贝、牡蛎。

（23）腮腺炎：本方去人参、大枣，加桂枝、玄参、浙贝、牡蛎。

（24）乳腺炎：本方去人参，加桂枝、全瓜蒌、黄连。

（25）肝脾肿大：本方去大枣，加牡蛎。

（26）奔豚气：本方去人参、黄芩，加桂枝、茯苓。

（27）赤白痢疾：本方去人参、黄芩，加桂枝、白芍、茯苓、木香。

（28）黄疸：腹痛者本方去黄芩加白芍，若发热重者去人参加桂枝。

（29）百日咳：本方去人参、生姜、大枣，加干姜、五味子。

【类似方证鉴别】

1. 小柴胡汤与大柴胡汤：都可以治疗寒热往来，胸胁苦满，口苦目眩。小柴胡汤证是少阳证，无阳明证，故而无腹痛拒按等阳明内热症；而大柴胡汤证属少阳阳明合病证，必有腹痛拒压、大便燥结等腑实症状。

2. 小柴胡汤与柴胡加芒硝汤：小柴胡汤证属于少阳证；而柴胡加芒硝汤证是少阳证即将进入阳明证，故而病情较小柴胡汤证重，但比大柴胡汤证轻，介于二者之间，为中气虚弱，已经成实而尚未全实者。

【原文】

1. 太阳病，十日以去，脉浮细而嗜卧者，外已解也，设胸满胁痛者，与小柴胡汤。(37)

2. 伤寒五六日中风，往来寒热，胸胁苦满，默默不欲饮食，心烦喜呕，或胸中烦而不呕，或渴，或腹中痛，或胁下痞鞕，或心下悸，小便不利，或不渴，身有微热，或咳者，小柴胡汤主之。(96)

3. 血弱气尽，腠理开，邪气因入，与正气相抟，结于胁下。正邪纷争，往来寒热，休作有时，嘿嘿不欲饮食，藏府相连，其痛必下，邪高痛下，故使呕也。小柴胡汤主之。服柴胡汤已，渴者，属阳明，以法治之。(97)

4. 得病六七日，脉迟浮弱，恶风寒，手足温，医二三下之，不能食，而胁下满痛，面目及身黄，颈项强，小便难者，与柴胡汤，后必下重；本渴饮水而呕者，柴胡汤不中与也，食谷者哕。(98)

5. 伤寒四五日，身热恶风，颈项强，胁下满，手足温而渴者，小柴胡汤主之。(99)

6. 伤寒，阳脉涩，阴脉弦，法当腹中急痛，先与小建中汤。不差者，小柴胡汤主之。(100)

7. 伤寒中风，有柴胡证，但见一证便是，不必悉具。凡柴胡汤病症而下之，若柴胡证不罢者，复与柴胡汤，必蒸蒸而振，却复发热汗出而解。(101)

8. 太阳病，过经十余日，反二三下之，后四五日，柴胡证仍在者，先与小柴胡汤。呕不止，心下急，郁郁微烦者，为未解也，与大柴胡汤下之则愈。(103)

9. 伤寒十三日不解，胸胁满而呕，日晡所发潮热，已而微利。此本柴胡证，下之以不得利，今反利者，知医以丸药下之，此非其治也。潮热者，实也。先宜服小柴胡汤以解外，后以柴胡加芒硝汤主之。(104)

10. 妇人中风，七八日，续得寒热，发作有时，经水适断者，此为热入血室，其血必结，故使如疟状，发作有时，小柴胡汤主之。（144）

11. 伤寒五六日，头汗出，微恶寒，手足冷，心下满，口不欲食，大便鞕，脉细者，此为阳微结，必有表，复有里也。脉沉亦在里也。汗出为阳微，假令纯阴结，不得复有外证，悉入在里，此为半在里半在外也。脉虽沉紧，不得为少阴病，所以然者，阴不得有汗，今头汗出，故知非少阴也，可与小柴胡汤。（148）

12. 伤寒五六日，呕而发热者，柴胡汤证具，而以他药下之，柴胡证仍在者，复与柴胡汤。此虽已下之，不为逆，必蒸蒸而振，却发热汗出而解。（149）

13. 阳明病，发潮热，大便溏，小便自可，胸胁满不去者，与小柴胡汤。（229）

14. 阳明病，胁下硬满，不大便而呕，舌上白苔者，可与小柴胡汤。上焦得通，津液得下，胃气因和，身濈然汗出而解。（230）

15. 阳明中风，脉弦浮大，而短气，腹都满，胁下及心痛，久按之气不通，鼻干，不得汗，嗜卧，一身及目悉黄，小便难，有潮热，时时哕，耳前后肿，刺之小差，外不解。病过十日，脉续浮者，与小柴胡汤。（231）

16. 本太阳病不解，转入少阳者，胁下鞕满，干呕不能食，往来寒热，尚未吐下，脉沉紧者，与小柴胡汤。（226）

17. 呕而发热者，小柴胡汤主之。（379）

18. 伤寒差以后，更发热，小柴胡汤主之。（394）

19. 诸黄，腹痛而呕者，宜柴胡汤。（《金匮要略》第十五篇）

20. 产妇郁冒，其脉微弱，不能食，大便反坚，但头汗出。所以然者，血虚而厥，厥而必冒，冒家欲解，必大汗出。以血虚下厥，孤阳上出，故头汗出。所以产妇喜汗出者，亡阴血虚，阳气独盛，故当汗出，阴阳乃复，大便坚，呕不能食，小柴胡汤主之。（《金匮要略》第二十

一篇）

21. 妇人中风，七八日续来寒热，发作有时，经水适断，此为热入血室，其血必结，故使如疟状，发作有时，小柴胡汤主之。（《金匮要略》第二十二篇）

【医案举例】

1. 顽固性头痛案（刘志龙医案）

沙某，女，32 岁，2011 年 8 月初首诊。

患者罹患头痛 15 年。患者自诉月经来潮较晚，17 岁初潮，每次月经来潮前即开始出现左侧头痛，一般持续 3 至 4 天。初起头痛较轻微，以后随着年龄增长，头痛程度越来越严重，头痛剧烈时，甚至想用头撞墙或自杀，以结束痛苦。之前曾在珠海市各大医院看过，吃了一年多的药，头痛未见好转，现慕名而来求助，希望能减轻头痛之苦。

患者形体消瘦，面色萎黄，舌淡红苔薄黄腻，脉细。方用柴胡桂枝汤合止痉散加减：

柴胡 10g，桂枝 10g，白芍 20g，生姜（颗粒）1 包，大枣 15g，炙甘草 10g，全蝎 5g，蜈蚣 2 条，僵蚕 15g，白附子 10g，葛根 30g，香附 20g，川芎 10g，防风 15g，4 剂。嘱咐月经来潮前 1 周左右服药。

二诊：月经来时第一天头痛甚，较之前持续的时间短，舌淡红苔薄黄腻，脉细。方用小柴胡汤合止痉散加减：

柴胡 10g，黄芩 10g，党参 15g，大枣 10g，炙甘草 10g，全蝎 5g，蜈蚣 2 条，僵蚕 15g，葛根 30g，香附 20g，川芎 10g，白芍 15g，5 剂。嘱咐月经来潮前 1 周左右服药。

三诊：头痛较之前明显好转，患者感激之情溢于言表，诉从未像现在这么轻松过，还以为一辈子都会在痛苦当中度过。舌淡红苔薄白黄，脉细滑。方用小柴胡汤合止痉散加减：

柴胡 10g，黄芩 15g，党参 15g，大枣 15g，白芍 15g，炙甘草 10g，全蝎 5g，蜈蚣 2 条，僵蚕 15g，葛根 30g，香附 20g，川芎 10g，郁金

15g，当归 15g，5 剂。嘱咐月经来潮前 1 周左右服药。

四诊：头痛之症已基本消失。

患者 10 余年的顽固性头痛，经过四次的中药调理后，已基本消失，可见经方效果之神奇。

患者具有柴胡体质：体型偏瘦，面色萎黄，舌体不淡胖，而主诉头痛为左侧头痛，为少阳经循行之地，并且头痛发作均在月经来潮前，在时间上有一定的规律，属于"休作有时"的特点，《伤寒论》中第 97 条："……正邪分争，往来寒热，休作有时……小柴胡汤主之。"此处的休作有时，在临床上不仅仅指的是寒热的休作有时，还可拓展到更多病证的休作有时，该病例中患者头痛发作的特点即符合休作有时的表现。因此，此病例以小柴胡汤为主方。

另外，女子以肝为先天，肝藏血，临经之期阴血下注，肝血偏虚，且患者脉细更提示为血虚之证，而头痛剧烈，可见不是单纯的血虚的隐隐作痛，而必兼有他邪，血虚而往往肝有风邪袭之，便出现了头痛。止痉散为治疗顽固性头痛的良方，临床适用于患有风邪的头痛。方中全蝎独入肝经，为搜风之主药，蜈蚣性善走窜，为祛风止痉之要药，加僵蚕、防风等祛风，再加上香附、川芎、当归等活血止痛，符合"治风先治血，血行风自灭"的治疗原则。即在治病之时，先把气血养足，一则正气充足，邪不能侵，二则可以驱邪外出。另外，风邪之性善行而数变，易与他邪相合，使病胶着，活血则风与所夹杂之邪不复留滞。风之所生，是由营血本身出问题所致，或补血，或活血，或凉血，皆使血之生化、运化合于常度，而风无所生或无所侵。因此，此处祛风活血同用，方能达到治疗的最佳效果。

2. 低热案（李克绍医案）

张某，男，50 岁。1973 年初夏，发低烧。在楼德治疗无效，返回济南。西医检查，找不出病因、病灶，每日只注射盐水、激素等药物，治疗两个月，仍毫无效果。该院西医某医师邀余会诊。患者饮食二便均较正常，只是脉象稍显弦细，兼微觉头痛。《伤寒论》云："伤寒，脉弦细，头痛发热者，属少阳。"因与小柴胡汤原方，其中柴胡每剂用24g，共服 2 剂，药后低烧全退，患者自觉全身舒适。该院有的医师还不相信。结果过了三天，患者病愈，已能上班工作。

19. 大青龙汤

【组成】麻黄六两，去节　桂枝二两，去皮　甘草二两，炙　杏仁四十枚，去皮尖　生姜三两，切　大枣十枚，擘　石膏如鸡子大，碎

【方歌】大青麻杏石膏枣，桂姜相加七味好，不汗烦躁身疼痛，饮流四肢肿胀讨。

【功用】解表清里，退热除烦。

【主治】风寒束表，兼胸中郁热证。

【方解】方中用麻黄、桂枝、生姜辛温发汗以散风寒，能使内热随汗而泄。甘草、生姜、大枣甘温补脾胃、益阴血，以补热伤之津；无津不能作汗，又可以充汗源。石膏甘寒清解里热，与麻黄配伍能透达郁热。杏仁配麻黄，一收一散，宣降肺气，利于达邪外出。

【方证要点】

1. 外寒内热证：以发热无汗，不拘急而烦躁为辨证要点。主要症状为发热恶寒，身痛，无汗，烦躁兼咳，肌肤粟起，脉浮紧。

2. 常用于流感、流脑、肺炎、急性肾炎、眼目疼痛、烂睑风、急性眼结膜炎、急性关节炎、丹毒、进行性皮肤病性浮肿、崩漏、卒中闭症、汗腺闭塞症等属于风寒外束，表实无汗，里有郁热者。

3. 处方禁忌：脉微弱，汗出，恶风寒者，或虽无汗，而皮肤潮润者，皆忌之。有严重器质性心脏病或接受洋地黄治疗的患者，可引起心律紊乱。

4. 体质要求：大多是体格强健的中青年，肌肉发达，面部有轻度浮肿貌。发热恶寒，身疼痛，皮肤发热发烫，而按之往往干燥而无汗；

烦躁；脉轻按即得，按之有力，心肺功能较好。

【类似方证鉴别】

1. 大青龙汤与麻黄杏仁甘草石膏汤：都可以治疗外寒内热证。大青龙汤证是表寒重而里热轻，以无汗烦躁为主症，故重用麻黄以解表，为仲景发汗之最重剂；而麻杏甘石汤证是表寒轻而里热重，以汗出而喘为主症，故重用石膏以清热。

2. 大青龙汤与桂枝二越婢一汤：都可以治疗外寒内热证。大青龙汤用于体格壮实，正气充足者；而桂枝二越婢一汤用于体格虚弱，不耐发汗，正气虚弱者。

3. 大青龙汤与小青龙汤：都可以治疗发热恶寒，身疼痛。大青龙汤证表寒重，故以恶寒，发热，不汗出而烦躁为主症；而小青龙汤证表证轻，故而以咳喘、干呕等水饮症状为主。

【原文】

1. 太阳中风，脉浮紧，发热，恶寒，身疼痛，不汗出而烦躁者，大青龙汤主之。若脉微弱，汗出恶风者，不可服之，服之则厥逆，筋惕肉𥄥，此为逆也。（38）

2. 伤寒脉浮缓，身不疼但重，乍有轻时，无少阴证者，大青龙汤发之。（39）

3. 病溢饮者，当发其汗，大青龙汤主之，小青龙汤亦主之。（《金匮要略》第十二篇）

【医案举例】

1. 咽痛高烧案（黎崇裕医案）

一女，5 岁，2013 年 7 月 13 日初诊。其母代诉：昨天吃油炸食品之后咽痛，欲大便不能，口干，精神不佳，恶寒无汗，鼻塞流清涕，高烧，体温 39℃。

辨证：外寒内热。

处方：大青龙汤。

生麻黄 12g，桂枝 6g，甘草 6g，杏仁 6g，生姜 3 片，红枣 6 枚，生石膏 30g。1 剂。医嘱：水煎温服，3 碗水煲成 2 碗水，先给一碗喝下去之后盖被子发一下汗，微微汗出就可以了，不要大汗淋漓，出了汗烧退了，剩下的药就不要喝了，如果是两个小时后还是没有出汗，再喝剩下的一碗。

2013 年 7 月 14 日其母亲来电话述：昨天喝一碗药半个小时后就开始出汗烧退，夜间发烧无反复，不过肚子有点痛，依旧未解大便，昨晚痰声辘辘，现在有点咳嗽，有点鼻塞流涕，今早大便未解，其他无不适，易方调理而安。

2. 外感风寒案（唐医易医案）

祝某，男，52 岁，2005 年 4 月 17 日因外感全身不适，邀我前往诊治。主诉：前天晚上夜宵时，忽感头痛。继而昨日去乡下办事，往返途中全身不适，腰背肩胛拘痛，心烦口渴，畏寒发热无汗，不欲饮食。昨日回来后曾煲石岐凉茶喝，今晨又服了"日夜百服宁"，仍不见好转，反而增加咳嗽，觉得病情加重。诊其六脉浮紧略数，舌胖苔白罩微黄。我说："你这是外感风寒，还喝凉茶！所以不好，还加了个咳嗽。"他说："我确实是感到热气（上火），才喝的凉茶呀，我心烦口渴有眼屎，大便干硬，以前遇到这种情况喝凉茶就好了，这回怎么不行呢？"我说："你这是热在里而感了风寒，再喝凉茶外感的风寒就更甚，所以就咳嗽。"于是拟方：

麻黄 12g，杏仁 9g，桂枝 10g，炙甘草 6g，石膏 40g，大枣 12g，射干 9g，生姜 3 片。1 剂。

上药服后 20 分钟，头痛止，继而浑身拘痛解，烧退，唯腰仍觉重坠感，略还有点心烦，未汗，我叫他家人照原方再抓 1 剂回来，煎了饭后服。晚饭后我告辞时问他："现在感觉怎样了？"他说："刚才喝完那碗药，出了身汗，去洗了个澡。现在我感觉挺健康的！"

20. 小青龙汤

【组成】麻黄去节　芍药　细辛　干姜　甘草炙　桂枝各三两，去皮
五味子半升　半夏半升，洗

【方歌】小青龙汤用麻黄，桂芍辛味与干姜，半夏炙草同剂量，表寒里饮病为殃。

【功用】解表散寒，温肺化饮。

【主治】太阳伤寒，兼水饮内停证。

【方解】方中麻黄、桂枝相须为君，发汗散寒以解表邪，且麻黄又能宣发肺气而平喘咳，桂枝化气行水以利里饮之化。干姜、细辛为臣，温肺化饮，兼助麻、桂解表祛邪。然而素有痰饮，脾肺本虚，若纯用辛温发散，恐耗伤肺气，故佐以五味子敛肺止咳，白芍和养营血，二药与辛散之品相配，一散一收，既可增强止咳平喘之功，又可制约诸药辛散温燥太过之弊；半夏燥湿化痰，和胃降逆，亦为佐药。炙甘草兼为佐使之药，既可益气和中，又能调和辛散酸收之品。药虽八味，配伍严谨，散中有收，开中有合，使风寒解，水饮去，宣降复，则诸症自平。

【方证要点】

1. 外寒内饮证：以咳喘，呕哕，气上冲，挛急，痰多稀白为辨证要点。主要症状为恶寒，发热，无汗，头项痛，身痛，干呕，咳喘，或渴，或利，或噎，或小便不利，少腹满，舌苔水滑，脉弦。

2. 常用于闭经、霍乱呕吐、遗尿、心肌劳损、湿性肋膜炎、流感、浮肿、急性肾炎、关节炎、结膜炎、吐唾不止、水肿、浮肿、抽搐、羊痫风、胬肉攀睛、百日咳、急慢性支气管炎、支气管哮喘、肺炎、肺心

病、眼科疾病、过敏性鼻炎、中耳炎等属于表有寒邪，里有水饮者。

3. 小青龙汤证的方证特点

（1）患者面部有水色、水斑、水气、水苔出现。水色：面部青色或黧黑，或下眼睑处青暗；水斑：患者面部出现对称性的色素沉着；水气：面部虚浮，眼睑微肿；水苔：舌苔水滑。

（2）咳嗽，喘息，痰多呈白色泡沫样（落地成水），或是咳吐冷痰，自觉痰凉如粉，痰色似蛋清样半透明，且连续不断。

（3）冬季寒冷时则发作加重，天气暖和时病情缓解。

（4）其他见症诸如气短、憋闷、窒息感；重者则咳逆倚息不得平卧，甚则咳喘时涕泪俱出；更甚者，可因水气上冲而突然昏厥。

（5）脉弦，舌苔水滑。

4. 小青龙汤证有五个或然见证，即或渴、或利、或噎、或小便不利，少腹满，或喘，相对应的小青龙汤有五个加减化裁方法。这里值得提出的是其中有四个加减法皆去麻黄，这是为什么呢？一般来说，麻黄本身主治咳喘，应是方中主药，岂可去而不用？其原因有二：小青龙汤证之喘的病因病机是外有表寒，内有里饮，水寒射肺而致咳喘。咳喘之证，皆因肺气不利所致。肺之气机主宣发与肃降，其中或宣发不利，或肃降不行，或宣发与肃降同时失职，皆可导致肺气不利而发咳喘。再观小青龙汤之咳喘，水寒射肺，源在"心下"（心下有水气）其水寒之邪，循经向上，逆阻于肺而致。治疗此种咳喘，当避免应用辛散向上、宣发之品，故去麻黄以避其宣散，加杏仁以利肺气肃降，止咳平喘，此乃原因之一。再者，寒饮内停之人，阳气多虚，而麻黄能发越阳气，故去麻黄，以免阳气更伤，此为原因之二。

5. 注意干姜、五味子的用量比例。若治新喘，宜注意温散，干姜必重用；若治久喘，宜注意收敛肺气，五味子须重用。邹润安说：仲景之方，用五味即用干姜，诚以外感之证皆忌五味，而兼痰嗽者尤忌之，以其酸敛之力甚大，能将外感之邪锢闭肺中永成劳嗽，惟济之以干姜至辛之味，则无碍。诚以五行之理，辛能胜酸，《内经》有明文也。徐氏《本草百种注》中论之甚详。而愚近时临证品验，则另有心得，盖五味之皮虽酸，其仁则含有辛味，以仁之辛济皮之酸，自不致因过酸生弊，是以愚治劳嗽，恒将五味捣碎入煎，少佐以射干、牛蒡诸药即能奏效，不必定佐以干姜也。

6. 方中麻黄配桂枝，升散之峻也。若喘甚，去麻黄易杏仁，谨防与细辛协合而辛散太过，且加杏仁降逆气而平喘，故后世叶天士治喘麻黄、细辛很少同用。

7. 小青龙汤不可长期连用。久服伤阴动阳则生他变，故治咳喘时，当以小青龙汤救其急，苓桂之剂善其后（如酌选苓桂术甘汤、苓桂味甘汤、苓桂杏甘汤等）。小青龙汤有发越下焦阳气，拔肾气之虑，凡脉沉、微喘、气短不足以息的虚喘，皆不宜服。发越阳气的具体征象：面色如有热状，心慌心跳，喘促憋气，有时动血而鼻衄，甚者虚脱。老弱及婴幼之体，尤其是患有心肾疾病者，也应慎用本方，以防伤阴动阳之弊。

【类似方证鉴别】

1. 小青龙汤与小青龙加石膏汤：小青龙汤证是外寒内饮证，而小青龙加石膏汤证是外寒内饮化热证，故而是在小青龙汤证的基础上伴有心烦、口渴等热证。

2. 小青龙汤与大青龙汤：都可以治疗恶寒发热、身疼痛。小青龙汤证是外寒内饮证，而大青龙汤证是外寒内热证，故而大青龙汤证可见烦躁，所以它们是表药同而里药异。

【原文】

1. 伤寒表不解，心下有水气，干呕，发热而咳。或渴，或利，或噎，或小便不利，少腹满，或喘者，小青龙汤主之。（40）

2. 伤寒，心下有水气，咳而微喘，发热不渴，服汤已，渴者，此寒去欲解也。小青龙汤主之。（41）

3. 病溢饮者，当发其汗，大青龙汤主之；小青龙汤亦主之。(《金匮要略》第十二篇)

4. 咳逆倚息不得卧，小青龙汤主之。(《金匮要略》第十二篇)

5. 妇人吐涎沫，医反下之，心下即痞，当先治其吐涎沫，小青龙汤主之；涎沫止，乃治痞，泻心汤主之。(《金匮要略》第二十二篇)

【医案举例】

1. 腰痛案（李阳波医案）

曾记余姐患腰痛多年，已经多方治疗不效，先师李阳波诊脉后，云为太阳标本同病，处小青龙汤加熟地、肉苁蓉、淫羊藿，开药 6 剂，并嘱云：头 5 剂水煎服，末一剂酒浸，待服完水煎之 5 剂后，即服药酒，6 剂必愈。结果真如其言，多年腰痛从此而瘥。

2. 肺胀案（熊曼琪医案）

张某，女，26 岁，1986 年 9 月 22 日初诊。患者 8 天前郊游归来，当晚即发热、头痛，服感冒灵后症减。次日发热 38.5℃，伴咳嗽、气促、头痛，即到当地医院诊治。血常规：白细胞 12，600/mm³，中性 82%，淋巴 16%；胸透现右下肺炎。肌注青、链霉素，口服四环素等药一周未效。来诊时发热 38.8℃，头痛，神疲乏力，咳嗽转频，气促，胸部憋闷、胀痛，痰多质稀，舌淡、苔心微黄，脉浮滑略数。予小青龙加石膏汤：

炙麻黄、甘草、干姜、桂枝各 6g，细辛 5g，石膏（打碎先煎半小时）45g，五味子 10g，法半夏、杏仁、芍药各 12g，苡仁 15g。

服 1 剂，热减，咳喘皆减，胸部仍觉闷痛，连服 3 剂，热退神爽，咳喘已平，胸病亦消，唯口淡，偶有稀白痰。前方去石膏，续进 3 剂，诸症若失，唯纳食欠佳。胸透双肺野清，右下肺炎病灶影完全消散；白细胞 6800/mm³，中性 68%，淋巴 26%。予陈夏六君丸调理善后，恙去人安。

21. 桂枝加厚朴杏子汤

【组成】桂枝三两，去皮　甘草二两，炙　生姜三两，切　芍药三两　大
枣十二枚，擘　厚朴二两，炙，去皮　杏仁五十枚，去皮尖

【方歌】桂加厚朴杏子仁，喘家中风妙如神，如今肺炎求治法，媲
美麻杏说与君。

【功用】疏风祛邪，降气平喘。

【主治】宿有喘病，又感风寒而见桂枝汤证者；或风寒表证误用下
剂后，表证未解而微喘者。

【方解】太阳病未解，风寒入肺引起微喘，或素有痰饮内停，又感
风寒，外内相引而发病，故而用桂枝汤解肌发表，再加厚朴杏子降气
平喘。

【方证要点】

1. 桂枝汤证兼见咳喘轻证：以自汗，咳嗽，胸满微喘为辨证要点。
主要症状为发热恶寒，身有汗而微喘，鼻鸣，鼻塞流清涕，咳嗽痰多而
稀，气逆上喘，胸腹胀满，口淡不渴，小便清，无烦躁口渴；苔白滑
腻，脉浮滑。

2. 常用于感冒、支气管炎、喘息、哮喘、肺炎、奔豚等属于桂枝
汤证兼见咳喘者。

【类似方证鉴别】

1. 桂枝加厚朴杏子汤与麻黄汤：都可以治喘。桂枝加厚朴杏子汤
证之喘，为风寒袭肺，肺气上逆，症见汗出恶风、脉象浮缓且喘息程度
较之为轻；而麻黄汤证之喘，为外寒束表，肺气郁闭不宣，症见无汗，

恶寒，脉象浮紧。

2. 桂枝加厚朴杏子汤与麻杏石甘汤：都可以治疗汗出而喘。桂枝加厚朴杏子汤证之汗出而喘，为风寒袭肺、肺气上逆，症见汗出恶风、口淡不渴，小便清，且喘息程度较轻；而麻杏石甘汤证之汗出而喘，系热邪郁肺，清肃失调，可见痰浊黄稠，口渴，舌燥。

【原文】

1. 喘家作，桂枝汤加厚朴、杏子佳。（18）

2. 太阳病，下之微喘者，表未解故也，桂枝加厚朴杏子汤主之。（43）

【医案举例】

1. 夜间咳嗽案（黎崇裕医案）

梁某，女，4 岁，2014 年 3 月 15 日就诊。其母代述：咳嗽一周左右。夜间咳嗽甚，夜间 1 点左右经常被咳醒，痰声重，大便干硬，一粒粒如羊屎状，平时易出汗，鼻塞流清涕，胃口一般。舌淡红苔薄白，脉缓。

桂枝 10g，白芍 10g，生姜 10g，蜜枣 30g，炙甘草 6g，杏仁 6g，厚朴 6g，柴胡 10g，黄芩 3g，党参 10g，姜半夏 10g，枳壳 6g，川贝 10g，5 剂。

2014 年 3 月 19 日复诊，咳嗽已经痊愈，依旧有点儿清鼻涕，咽部淡红，舌脉如前。

桂枝 10g，白芍 15g，生甘草 10g，生姜 3 片，红枣 3 枚，杏仁 10g，厚朴 6g，枳壳 6g，3 剂。

药后病愈。

2. 奔豚案（孙志远医案）

项某，女，36 岁，1987 年 2 月 4 日初诊。主诉少腹胀痛，气上冲胸，胸闷窒塞，气息短促，一日发作数次，伴失眠、烦躁。素有此疾，常因情绪刺激而诱发。舌偏暗，苔白腻，脉弦滑。证属肝郁心虚，冲气上逆。治宜养心柔肝降逆：

桂枝、白芍、酸枣仁（研吞）各 15g，制厚朴 12g，大枣 6 枚，檀香（后下）6g，杏仁 9g，炙甘草 4.5g，生姜 3 片。

3 剂后，奔豚即止，夜寐转安，唯少腹胀满不好，原方去檀香加乌药 4.5g，又 3 剂后告愈。

22. 干姜附子汤

【组成】干姜—两　附子—枚，生用，去皮，切八片

【方歌】干姜附子治少阴，阳虚烦躁夜则宁，不呕不渴无表证，身无大热脉微沉。

【功用】急救回阳。

【主治】病入三阴，阳虚阴盛，表里俱虚证。

【方解】干姜辛以润燥散烦，和表里之误伤；附子热以温中固表，调阴阳于既济，阳回即可用平补之药。盖阳既安堵，即宜休养其阴，切勿误用辛热太过之药，转化他患也，审之慎之。

【方证要点】

1. 阳气大虚，表里俱虚证：以昼日烦躁不得眠，四逆身冷，下利为辨证要点。主要症状为昼日烦躁不得眠，夜而安静，身冷，吐逆涎沫，昏倒，口噤，脉沉微。

2. 常用于阴证伤寒、完谷下利、中寒厥逆、身冷出黏汗、痰癖、呕沫头痛、心腹冷痛、霍乱转筋、头痛、饮食不消化、心衰水肿、肝硬化腹水、胃脘痛、腰痛、小儿冻足烂疮、肾炎浮肿、感染性休克、眩晕、咽痛等属于阳气大虚，阴寒内盛者。

3. 体质要求：是寒性体质中体能更低下的体质类型。其特征是精神萎靡，声低息短，易于呕吐，少气懒言，身重恶寒，脉无力、沉微弱。患者大多有重病大病，脏器功能低下，易于腹胀腹泻，吃生冷易发病。

【类似方证鉴别】干姜附子汤与四逆汤：两方均有干姜、附子，均

为回阳之剂，但主治之证有轻重缓急之不同。干姜附子汤方中无甘草之缓，只有干姜、附子之峻猛，用于急救"阳气大虚，阴寒气胜"（成无己）之证，作用峻猛，但作用时间短；四逆汤既有干姜、附子之峻，又用甘草缓和药性，用于回阳救逆，作用缓和而持久。

【原文】下之后，复发汗，昼日烦躁不得眠，夜而安静，不呕，不渴，无表证，脉沉微，身无大热者，干姜附子汤主之。（61）

【医案举例】

1. 脐中出血案（许叔微医案）

一妇人，得伤寒数日，咽干，烦渴，脉弦细。医者汗之，其始衄血，继而脐中出血，医者惊骇而遁。予曰：少阴强汗之所致也。盖少阴不当发汗，仲景云："少阴强发汗，必动其血，未知从何道而出，或从口鼻，或从耳目，是为下厥上竭，此为难治。"仲景云无治法，无药方，予投以姜附汤数服，血止。后得微汗愈。

2. 咽痛案（李肇恽医案）

李某，男，40 岁，1986 年 4 月 16 日就诊。6 天前患风寒感冒，经治诸症悉减，但遗留咽痛，曾口服红霉素及肌注青霉素，咽痛不但不减，反而加重，甚至不能进食及讲话。刻诊见面色㿠白，身冷恶寒，口淡不渴，不思饮食，微有咳嗽，咳吐少许白色痰液。查咽峡部不红不肿，扁桃腺不大，咽后壁无滤泡增生。舌淡苔白，脉沉紧。证属阳虚外感寒邪，滞结于咽部所致。法当温阳散寒，投干姜附子汤为治。处方：

熟附子 15g，干姜 10g，2 剂，久煎频服。

药后咽痛大减，已能进食、言谈。嘱其将原药服完，遂告痊愈，随访至今未复发。

23. 桂枝加芍药生姜各一两人参三两新加汤

【组成】桂枝三两,去皮　芍药四两　甘草二两,炙　人参三两　大枣十二枚,擘　生姜四两,切

【方歌】桂枝加参新加汤,增姜加芍效力彰,身痛脉沉非表证,血虚营弱汗多伤。

【功用】补气生津,扶正祛邪。

【主治】发汗后,津血两虚证。

【方解】发汗后,邪已尽而营虚,身疼痛,症虽似外邪,但脉沉迟,沉为病不在表,迟为血虚无以荣脉,故知血虚不能养荣而作痛。方中桂枝汤专行营分,加人参以滋补血液生始之源,加生姜以通血脉循行之滞,加芍药之苦平,欲领姜桂之辛不走肌表作汗,而潜行于静脉以定痛(方名新加,是说邪盛忌用人参,而今因邪净又新加之)。

【方证要点】

1. 津血两虚证:以身体疼痛,心下痞硬,或关节拘挛及喘为辨证要点。主要症状为汗出恶风,身体疼痛,心下胀满,按之有凝结物状而无痛感,食欲不振,恶心呕吐,小便清;舌苔薄白,脉沉迟。

2. 常用于虚人感冒、反复感冒、胃弛缓、胃痉挛、腰肌劳损、风湿骨痛、心脏衰弱、产后拘挛、大便不通、阴阳易等属于太阳病未解而津液先损者。

3. 桂枝汤证更见身痛明显、纳差、脉沉迟者可选用本方。

【类似方证鉴别】

1. 桂枝加芍药生姜各一两人参三两新加汤与附子汤:都可以治疗

身痛,脉沉迟。桂枝加芍药生姜各一两人参三两新加汤证为汗后表邪未解而气阴两虚,筋骨失养,必有发热、汗出等营卫不和等症状;而附子汤证素体阳气不足,或误汗、误下,或过用寒凉致阳气虚弱,不能温煦背腹,充达四末,故而如手足寒、背恶寒、腹痛恶寒等寒证明显。

2. 桂枝加芍药生姜各一两人参三两新加汤与麻黄汤:都可以治疗身疼痛。桂枝加芍药生姜各一两人参三两新加汤证为汗后表邪未解而气阴两虚,筋骨失养,必有发热、汗出等营卫不和等症状;而麻黄汤证之身疼痛系风寒外袭,营阴郁滞,经气不能荣于脉,筋骨失养所致,必有恶寒无汗、脉象浮紧等症状。

【原文】发汗后,身疼痛,脉沉迟者,桂枝加芍药生姜各一两人参三两新加汤主之。(62)

【医案举例】

1. 全身关节拘紧疼痛案(唐医易医案)

谭某,女,1951 年 1 月生。2010 年 11 月 11 日就诊,主诉:全身关节拘紧,有轻微痛,天气变化时明显加重,四肢尤其严重,特别是双手手指。最近两三个月右边身遇冷或热水就觉得痛,天气变化时觉得双腿有虫蚁游走感觉,很不舒服。饮水后尿频,大便 2 天一次。舌色暗瘀,舌底静脉怒张,苔薄白。左脉浮虚细,右脉浮紧细,至数平。

桂枝 12g,白芍 9g,甘草 6g,麻黄 6g,熟附子 6g,白术 12g,知母 12g,防风 12g,生姜 15g,4 剂。

2010 年 11 月 15 日复诊:前药后各关节走路轻松些,但四肢依然有麻木感,起夜也没有出现。过去尿急是很难控制的,上药服后已能控制。舌色正常,苔薄白略腻。六脉沉紧略细,至数平。

处以桂枝芍药知母汤 12 剂,诸症稍减,未能获得满意疗效,由 2010 年 11 月 25 日三诊开始,改用桂枝新加汤。

桂枝 15g,白芍 15g,赤芍 10g,炙甘草 6g,人参 10g,生姜 15g,大枣 10 枚。

前后共服 34 剂，至 2011 年 1 月上旬彻底痊愈。

2. 阳虚感冒案（赵守真医案）

朱某，男。体羸瘦，素有遗精病，又不自爱惜，喜酒多嗜好，复多斫丧。平日恶寒特甚，少劳则喘促气上，其阳气虚微肾元亏损也明甚。某冬日赴席邻村，醉酒饱食，深夜始归，不免风寒侵袭。次日感觉不适，不恶寒，微热汗出，身胀，头隐痛。自煎服葱豉生姜汤，病未除，精神不振，口淡不思食，兴而来诊。切脉微细乏力，参之前证，则属阳虚感冒，极似太少两感证，其与麻黄细辛附子汤、麻黄附子甘草汤两方，殊不宜阳虚有汗之本证。……遂改用桂枝加芍药生姜人参新加汤，又增附子，并损益分量，斯与治合证情：

党参 15g，桂枝、芍药、甘草各 9g，生姜 4.5g，大枣 5 枚，附子 9g。嘱服 3 帖再论。

复诊：诸症悉已，食亦略思，精神尚委顿，脉仍微弱。阳气未复，犹宜温补，处以附子汤加巴戟、枸杞、鹿胶、芦巴补肾诸品，调理善后。

24. 麻黄杏仁甘草石膏汤

【组成】麻黄四两，去节　杏仁五十个，去皮尖　甘草二两，炙　石膏半斤，碎，绵裹

【方歌】麻杏石甘四味施，汗出而喘肺热居，身热脉数证方是，不恶寒分别桂枝。

【功用】辛凉宣泄，清肺平喘。

【主治】外感风邪，邪热壅肺证。

【方解】石膏为清火之重剂，青龙、白虎皆赖以建功，然用之不当，足以招祸。故青龙以无汗烦躁，得姜桂以宣卫外之阳也；白虎以有汗烦渴，需粳米以存胃中津液也。此但热无寒，故不用姜桂，喘不在胃而在肺，故于麻黄汤去桂枝之监制，取麻黄之开，杏仁之降，甘草之和，倍石膏之大寒，除内外之实热，斯溱溱汗出，而内外之烦热与喘悉除矣。

【方证要点】

1. 邪热壅肺证：以汗出而喘，有大热为辨证要点。主要症状为身热咳喘，咳逆气急，有汗，鼻煽，咽喉肿痛，鼻渊头痛，口渴；舌苔薄白或黄，脉滑而数。

2. 常用于流感、急性咽喉炎、支气管炎、支气管哮喘、百日咳、白喉、猩红热、麻疹、肺炎、鼻渊、荨麻疹、急性虹膜睫状体炎、眼球突出、麦粒肿、痔疮、遗尿、尿路感染等属于邪热壅肺，外邪未解者。

3. 体质要求：大多身体状况较好，皮肤比较粗糙，面部或眼睑可见轻度浮肿貌。口渴，不恶寒，或恶热喜冷饮。其人多痰液，鼻涕黏稠，口干口苦等。

【类似方证鉴别】

1. 麻黄杏仁甘草石膏汤与麻黄汤：都可以治咳嗽喘息。麻杏甘石汤证是由肺热引起的咳嗽喘息，故而有口渴、痰稠、脉数等肺热症状；而麻黄汤证是由于风寒外束，肺气不宣所致的咳嗽喘息，故而无烦渴、思冷等内热症状。

2. 麻黄杏仁甘草石膏汤与大青龙汤：都可以治疗外寒内热证。麻杏甘石汤证是表寒轻而里热重，以汗出而喘为主症，故重用石膏以清热；而大青龙汤证是表寒重而里热轻，以无汗烦躁为主症，故重用麻黄以解表，为仲景发汗之最重剂。

【原文】

1. 发汗后，不可更行桂枝汤，汗出而喘，无大热者，可与麻黄杏仁甘草石膏汤。（63）

2. 下后，不可更行桂枝汤，若汗出而喘，无大热者，属麻黄杏仁甘草石膏汤。（162）

【医案举例】

1. 哮喘案（黎崇裕医案）

侄子，5 岁，感冒后老是有哮喘的情况出现，孩子小的时候经常是一感冒就转为肺炎，经常要去输液，曾经找过家乡比较有名气的中医看，说是先天不足，可以不用治疗，随着孩子慢慢成长，免疫力提高，自己会慢慢好起来的，现在治疗的话也是不好治疗。

问诊：大小便都正常，近来喘得比较厉害，特别是晚上睡觉一躺下就看见他很痛苦的样子，好像是喉咙里面有痰，老是在那里做咳的动作，但是平时白天咳痰并不是很多，睡眠和饮食皆可。

处方：麻黄 1g，杏仁 2g，甘草 1g，豆腐 5 块，1 剂。

用法：麻黄、杏仁、甘草及豆腐共煮 1 小时，去药食豆腐饮汤，分早晚两次服。

后来哥打电话过来说，当初给他儿子吃豆腐的时候不愿意吃，只是把汤喝了，但是只用了一次就完全好了，现在孩子上学去了，一点问题都没有。

本方系朱世增先生考察长白山脉时，一老妇所赠，自云为家传秘方，试之临证，对于小儿哮喘却也每有良效。朱世增先生云：细嚼方之组成，乃麻杏石甘汤去石膏，加豆腐而成，是去石膏，还是漏写石膏，实无可考。笔者按：非漏石膏也，乃因小儿脾胃娇弱，恐石膏寒凉伤胃，豆腐乃由豆浆因石膏而成，客家人谓豆浆性热，豆腐脑（豆腐之原型）性凉，乃因石膏故，用其豆腐缓石膏之性，实乃麻杏石甘汤之变方。豆腐里面用的是煅石膏，蒲辅周先生云：石膏，其性辛甘寒，煅之清胃热之力大于生用，其性凉甚，每服 6~9 g 即可，因其煅去辛味，只剩甘寒，乃成守而不走之药性，而解肌退热则宜用生石膏，熟石膏不行。此处用石膏非为解肌而设，由药测证，此方适用于痰热哮喘，脾（胃）乃生痰之源，肺乃贮痰之器，借煅石膏之清胃热之力断其根源。

2. 肺炎案（俞长荣医案）

邱某，患肺炎，高热不退，咳嗽频剧，呼吸喘促，胸膈疼痛，痰中夹有浅褐色血液，间有谵妄如见鬼状，请我及某医师会诊。患者体温 40℃，脉象洪大。我拟给予麻杏甘石汤，某医师不大同意。他认为痰中夹血，难胜麻黄辛散，主张注射青霉素兼进白虎汤。我说，此证注射青霉素固未尝不可，但用之少量无效，大量则病家负担不起。至于用白虎汤似嫌太早，因白虎汤清热见长，而平喘止咳之功则不若麻杏甘石汤。此证高热喘促，是热邪迫肺；痰中夹血，血色带褐，胸膈疼痛，均系内热壅肺气闭塞之故。正宜麻黄、杏仁宣肺气，疏肺邪，石膏清里热，甘草和中缓急。经过商讨，遂决定用本方：

石膏 72g，麻黄 9g，杏仁 9g，甘草 6g，水煎，分三次服，每隔 1 小时服一次。

服 1 剂后，症状减约十之七八。后分别用蒌贝温胆汤、生脉散合泻白散 2 剂，药后恢复健康。

25. 桂枝甘草汤

【组成】桂枝四两，去皮　甘草二两，炙

【方歌】桂枝甘草补心虚，两手叉冒已浇漓，汗多亡液心阳弱，药少力专不须疑。

【功用】温补心阳，生阳化气。

【主治】治发汗过多，心阳虚损证。

【方解】方中用桂枝入心，辛温助阳，甘草甘温益气，再助心中阳气复生。二药合用，辛甘化阳，阳复而阴济，使心得以安宁。

【方证要点】

1. 心阳虚损证：以心下悸，喜按，或者其人叉手自冒心，腹无痉挛而兼有胸满为辨证要点。主要症状为汗出或者有大发其汗的病史，气短或憋闷感，面色苍白，耳聋或者耳鸣，胃中悸动，按之则舒，呕吐或者恶心不欲饮食。无口干口渴，小便清；舌质淡或嫩红、湿润，舌苔薄白或苔少，脉缓弱或沉细，或结代。

2. 常用于心脏瓣膜病、神经衰弱、贫血、眩晕、癫痫、耳聋、心悸、失眠等属于心阳虚损之轻者。

3. 体质要求：虚性体质中一种有循环系统疾病的类型。体型消瘦，肌肉不发达；皮肤湿润，比较细腻，少光泽；腹壁薄而无力，但按之表皮较硬，腹直肌紧张；舌质淡红或暗淡，舌体较柔软，舌面湿润，舌苔薄白，黄煌教授称之为"桂枝舌"；脉象以虚缓为多见。虚，指脉无力；缓，指脉不数，有时相反较慢。容易出冷汗，汗后不舒服；容易有悸动感；容易头昏晕厥；体力低下，容易疲劳，持久力差；容易腹痛（痉挛），腹痛呈阵发性；容易失眠、多梦；对寒冷、疼痛敏感。易患心功能不全、低血压、血管病、消化系统疾病、营养不良等疾病。

【类似方证鉴别】

1. 桂枝甘草汤与真武汤：都可以治疗心悸。桂枝甘草汤证之心悸是因为汗出过多，心阳受损，阳虚程度较轻；而真武汤证之心悸为阳虚阴盛，水气凌心，阳虚比较严重。

2. 桂枝甘草汤与炙甘草汤：都可以治疗心悸。桂枝甘草汤证是心阳虚损之轻证，可由太阳病发汗太过而致；而炙甘草汤证之心悸为气血两虚，必有神疲少气、脉细结代等虚劳见症。

3. 桂枝甘草汤与小建中汤：都可以治疗心悸。桂枝甘草汤证之心悸系新病，欲得按，按之可减轻，可由太阳病发汗太过而致；而小建中汤证属于虚劳，心悸而烦，其悸已久，必有腹痛，脉弦。

【原文】发汗过多，其人叉手自冒心，心下悸，欲得按者，桂枝甘草汤主之。(64)

【医案举例】

1. 低血压案（刘永会医案）

秦某，男，46岁。因头晕乏力4年，近20余日加重，于1978年7月30日住院。4年来血压一直偏低，伴有头晕，眼花，失眠多梦，健忘，浑身乏力，心悸，心前区压迫感，用西药治疗无效。体检：血压85/58mmHg，余无异常。诊断：体质性低血压。处方：

甘草15g，肉桂15g，桂枝15g，五味子25g，水煎，早晚服2次。

4日后血压有所上升，症状减轻。一周后血压升为110/85 mmHg，症状消失，睡眠明显好转，自觉周身有力气，精神愉快。巩固治疗1个月出院，后未复发。

2. 心悸案（闫云科医案）

李某，女，54岁。本有肝咳夙疾，近复事不遂心，肝气郁结，肝木犯胃，呕吐四日不止，且频繁而剧烈。每呕吐发作，汗水淋漓，头发尽湿，胃液、胆汁尽皆吐净，仍干呕不已。肢体倦软如泥，精神疲惫不支。某医院谓神经性呕吐、中度脱水。补液、镇吐三日，呕吐始止。自知神疲少气非一日可复，惟心之动悸难以得忍，下床稍动即筑筑不宁，故双手捂按心下以求轻快，不敢稍懈也。观其舌象，淡白润滑。诊得脉来弦细无力，皆一派阳气不足之症。

汗为心液，由阳气蒸化津液而成。呕吐剧烈，汗出过多，心阳受损，故悸动不宁，喜手捂按。桂枝甘草汤为振奋离宫、汗多心阳虚损之治方，遂拟：

桂枝 10g，炙甘草 5g，1 剂。

患者疑方药轻简，不能中病。余谓方证相吻，定有奇效，力催速服，已而果然。善后方拟炙甘草汤。

26. 茯苓桂枝甘草大枣汤

【组成】茯苓半斤　桂枝四两, 去皮　甘草二两, 炙　大枣十五枚, 擘

【方歌】苓桂枣甘伏水邪, 脐下悸动用则确, 或者上冲发奔豚, 甘澜水煮效方捷。

【功用】平冲降逆, 通阳制水。

【主治】伤寒发汗后, 其人脐下悸, 欲作奔豚者。

【方解】此方即苓桂术甘汤去白术加大枣倍茯苓也。彼治心下逆满, 气上冲胸, 此治脐下悸, 欲作奔豚。盖以水停中焦, 故用白术, 水停下焦, 故倍茯苓。脐下悸, 是邪上干心也, 其病由汗后而起, 自不外乎桂枝之法。仍以桂枝、甘草补阳气, 生心液; 倍加茯苓以君之, 专伐肾邪; 用大枣以佐之, 益培中土; 以甘澜水煎, 取其不助水邪也。土强自可制水, 阳建则能御阴, 欲作奔豚之病, 自潜消而默化矣。

【方证要点】

1. 心阳不足证: 以脐下悸动、感觉气从少腹上冲, 呈发作性, 腹中无形质可查为辨证要点。主要症状为脐下悸动, 腹中痛或者少腹拘急, 小便不利, 眩晕, 呕吐, 心悸, 短气, 口干不欲多饮水; 舌质淡, 舌苔白滑。

2. 常用于神经衰弱、心悸、慢性胃炎等属于心阳不足, 镇摄无权, 欲作奔豚者。

【类似方证鉴别】茯苓桂枝甘草大枣汤与茯苓桂枝白术甘草汤: 茯苓桂枝甘草大枣汤为下焦宿水、上凌于心之治方。症见脐下动悸, 欲作奔豚。方中茯苓、桂枝用量分别比苓桂术甘汤多四两、一两, 可见水饮

与冲逆程度均较之为甚。

【原文】发汗后，其人脐下悸者，欲作奔豚，茯苓桂枝甘草大枣汤主之。（65）

【医案举例】

1. 失眠案（胡希恕医案）

张某，女，65 岁，1965 年 12 月 13 日初诊。多年失眠，久治不效。近头晕心悸，脐左跳动，有时感气往上冲，冲则心烦，汗出，口干不思饮，苔白，脉缓。此属寒饮上扰心神，治以温化降逆，佐以安神，予苓桂枣甘汤加味：

茯苓 24g，桂枝 12g，大枣 5 枚，炙甘草 6g，酸枣仁 15g，远志 6g。

服 3 剂睡眠稍安，头晕心烦、气上冲感亦减，前方加生龙牡各 15g，续服 6 剂，诸症若失。

2. 奔豚案（刘渡舟医案）

张某，男，54 岁。主诉脐下跳动不安，小便困难，有气从小腹上冲，至胸则心慌气闷，呼吸不利而精神恐怖。每日发作四五次，上午轻而下午重。切其脉沉弦略滑，舌质淡，苔白而水滑。此乃水停下焦之苓桂枣甘汤证。疏方：

茯苓 30g，桂枝 10g，上肉桂 6g，炙甘草 6g，大枣 15 枚，用甘澜水煮药。

仅服 3 剂，则小便畅通而病愈。

27. 厚朴生姜半夏甘草人参汤

【组成】厚朴半斤，炙，去皮　生姜半斤，切　半夏半升，洗　甘草二两
人参一两

【方歌】厚朴夏姜参草寻，善治腹胀妙通神，脾气不运痰气结，三补七消法超群。

【功用】温运健脾，宽中除满。

【主治】发汗后，腹胀满者。

【方解】厚朴味苦性温，善于下气行散，除胃中滞气而健脾燥湿为君；臣以辛温之生姜、半夏，开结豁痰，降胃中逆气，两者与厚朴为伍，苦降辛开；甘草为佐，补气益脾。此方之用，贵在药味用量上的比例。

【方证要点】

1. 胃气虚证：以腹胀满为辨证要点。主要症状为腹部胀满，腹痛，或者兼有恶心呕吐，或者兼有大便秘结，纳差，口内清涎沫多，心下痞，乏力，少气懒言，口淡不渴，口唇淡白；舌质淡，舌苔薄白，脉沉弱。

2. 常用于慢性胃炎、胃扩张、噫气吞酸、腹胀、鼓胀、痞满、泄泻、咳嗽、瘙痒等属于脾虚不运之腹胀满者。

【类似方证鉴别】

1. 厚朴生姜半夏甘草人参汤与调胃承气汤：都可以治疗腹胀。调胃承气汤证之腹胀属胃家实，以胀满不甚、燥结为主；而厚朴生姜半夏甘草人参汤证之腹胀属虚中夹实，可见消化不良，心下痞满，呕吐。

2. 厚朴生姜半夏甘草人参汤与理中汤：都可以治疗腹胀。厚朴生

姜半夏甘草人参汤证之腹胀属虚中夹实，可见消化不良，心下痞满，呕吐；而理中汤证之腹胀为脾胃虚寒，必兼呕吐、肠鸣、下利等中寒之状。

3. 厚朴生姜半夏甘草人参汤与四逆汤：都可以治疗腹胀。厚朴生姜半夏甘草人参汤证之腹胀属虚中夹实，可见消化不良，心下痞满，呕吐；而四逆汤证之腹胀属少阴虚寒，可见身体疼痛，脉微欲绝，恶寒汗出，唇指发绀，口鼻气冷。

【原文】发汗后，腹胀满者，厚朴生姜半夏甘草人参汤主之。（66）

【医案举例】

1. 腹胀案（陈慎吾医案）

一人患腹胀，一医处以厚朴生姜半夏甘草人参汤，服后腹胀依然，乃请陈慎吾老大夫高诊。陈老认为处方恰当，但剂量不适。原方不变，只将厚朴由 9g 增至 18g，党参、炙甘草由 9g 减至 3g，服后其胀立消。盖陈老增厚朴之量是在于消除胀满，减参草之量，是恐其助满碍中，颇洞仲景之旨，故服后霍然而愈。

2. 痞满案（陈瑞春医案）

叶某，男，39 岁，1973 年 8 月 10 日就诊。患者行胃次全切除术后，恢复良好。惟出院后逐渐感觉胃腹痞满，嗳气频作，大便不畅，虽少食多餐，以流质软食为主，亦感痞满不饥，病情日见明显。脉象细弱，舌白润。以厚朴生姜半夏甘草人参汤加味论治：

党参 12g，法半夏 9g，枳壳 6g，厚朴 9g，炙甘草 6g，佛手片 9g，广木香 6g，生姜 3 片。

5 剂药后自觉气往下行，腹胀嗳气大减。继则服至 20 余剂，每隔 1~2 日 1 剂，治疗两个多月，一切恢复正常。一年后回访腹胀未发作，消化良好，体略发胖。

28. 茯苓桂枝白术甘草汤

【组成】茯苓四两　桂枝三两，去皮　白术　甘草各二两，炙

【方歌】苓桂术甘温药方，气上冲胸水为殃，头眩心悸阴邪重，咳嗽短气功效彰。

【功用】温中降逆，化饮利水。

【主治】脾阳虚水停心下，胸胁支满，目眩者。

【方解】心下属脾之部位，饮凌于脾，致脾弱不能制水，则生痰。胸为阳气往来之路，饮邪弥漫于胸、盈满于胁，蔽心阳，溢支络，故胸胁支满。动则水气荡漾，变态无常，或头旋转，或目眩，或心动悸等，皆随其发作。方中茯苓利水，桂枝振奋心阳，白术健脾，脾健则能运化水液，又有甘草利脾气而交上下。心阳振，脾气旺，转输速，则使水有下行之势，而无上凌之患。

【方证要点】

1. 脾阳虚水停心下证：以心下悸，头眩，小便不利，气上冲为辨证要点。主要症状为起则眩晕，平卧则已；头晕眼花，不耐久视，久视则昏暗不清晰，或生云翳，或赤痛多泪；气上冲胸，短气胸闷；身为振振摇，平素无畏寒；舌质淡，或舌体胖大，舌苔白滑，脉沉紧或沉滑，或脉弦，或兼浮。

2. 常用于睑浮肿、神经性心脏病、慢性胸膜炎之积水、气逆、小便不利、神经性高血压、头晕目眩、眼结膜炎、轻微脚气、冠心病、眩晕、神经官能症、肺痿、感寒咳嗽、咳喘、呕吐、便秘、泄泻、消渴、惊悸、银屑病、慢性胃炎、胃大部切除术后等属于饮停中焦者。

3. 体质要求：这是湿性体质中水湿内停的一种类型，偏于消化代谢系统功能紊乱。其人不论体形胖瘦，大都呈黄肿貌，肌肉松软，容易浮肿，特别是早晨尤为明显，如眼睑浮肿。喝水后上腹部易有振水音，进食后易腹泻，进脂肪餐后症状更明显。容易患脂肪肝，容易眩晕，舌体胖大而淡，或有齿痕。

【类似方证鉴别】

1. 茯苓桂枝白术甘草汤与真武汤：都可以治疗水肿、小便不利。苓桂术甘汤证为脾阳虚水停心下，可见心下逆满，恶心呕吐，起则头眩，胸胁支满等症；而真武汤证属肾阳虚水邪泛滥，可见肢冷畏寒，心下悸，身𥆧动等症。

2. 茯苓桂枝白术甘草汤与苓桂味甘汤：都可以治疗水饮上冲。苓桂术甘汤证为脾阳虚水停心下，可见心下逆满，恶心呕吐，起则头眩，胸胁支满等症；而苓桂味甘汤证为中焦虚寒，胃气上冲，可见冲逆较急，气从少腹上冲胸咽，面热如醉等症。

3. 茯苓桂枝白术甘草汤与甘草干姜茯苓白术汤：都可以温阳化饮。二方三药相同，仅桂枝、干姜之异。桂枝可去冲气，故可降心下逆满，止恶心呕吐，起则头眩等冲气之症；干姜旨在燠土胜湿，故可治肾着，症见身重、腰及腰以下冷痛等。

【原文】

1. 伤寒，若吐若下后，心下逆满，气上冲胸，起则头眩，脉沉紧，发汗则动经，身为振振摇者，茯苓桂枝白术甘草汤主之。（67）

2. 心下有痰饮，胸胁支满，目眩，苓桂术甘汤主之。（《金匮要略》第十二篇）

3. 夫短气有微饮，当从小便去之，苓桂术甘汤主之。肾气丸亦主之。（《金匮要略》第十二篇）

【医案举例】

1. 晨泻腹痛案（黎崇裕医案）

男性，24 岁，晨起腹痛即泻，平时腹痛或左或右，以右为盛，干呕，吐涎沫，头紧怕冷，失眠，大便稀溏，小便白，舌苔水滑、白腻。

辨证：水饮夹杂虚寒。

处方：茯苓桂枝白术甘草汤加味。

茯苓 15g，桂枝 10g，肉桂 5g，苍术 10g，炙甘草 6g，当归 10g，赤芍 3g，白芍 3g，川芎 10g，泽泻 3g，防风 6g，姜半夏 12g，吴茱萸 3g，生姜 30g，2 剂。

用药后腹痛腹泻愈，睡眠佳，干呕少发，大便仍溏。效果尚属满意，易方调理而安。

2. 冠心病案（刘渡舟医案）

陆某，男，42 岁。形体肥胖，患有冠心病心肌梗死而住院，治疗两月有余，未见功效。现症：心胸疼痛，心悸气短，多在夜晚发作。每当发作之时，自觉有气上冲咽喉，顿感气息窒塞，有时憋气而周身出冷汗，有死亡来临之感。颈旁之血脉又随气上冲，心悸而胀痛不休。视其舌水滑欲滴，切其脉沉弦，偶见结象。辨为水气凌心，心阳受阻，血脉不利之"水心病"。处方：

茯苓 30g，桂枝 12g，白术 10g，炙甘草 10g。

此方服 3 剂，气冲得平，心神得安，诸症明显减轻。但脉仍带结，犹显露出畏寒肢冷等阳虚见证。乃于上方加附子 9g，肉桂 6g，以复心肾阳气。服 3 剂手足转温，而不恶寒，然心悸气短犹未痊愈，再于上方中加党参、五味子各 10g，以补心肺脉络之气。连服 6 剂，诸症皆瘥。

29. 芍药甘草附子汤

【组成】芍药　甘草各三两，炙　附子一枚，炮，去皮，破八片

【方歌】芍药甘草附子汤，汗后阴阳两俱伤，恶寒不热应温补，芍甘和阴附助阳。

【功用】温阳止痛，益阴敛汗。

【主治】发汗后，表证已解，汗出不止反恶寒者。

【方解】芍药、甘草具有酸甘化阴之妙，有柔肝和脾、滋阴养血、缓急止痛的功能，再加附子以温阳，加强止痛之效果，成阴阳双补之方。

【方证要点】

1. 阴阳两虚证：以腹痛，拘急，难行，恶寒足冷为辨证要点。主要症状为：汗多，脚挛急，四肢厥逆，恶寒蜷卧，神疲乏力；舌红苔薄白，脉沉细或微。

2. 常用于腿抽筋、不安腿、呃逆、强中、肛裂、睡中龂齿、便秘、足部疡毒、三叉神经痛、腰部神经痛、坐骨神经痛、关节强直、脘腹痛、头痛、关节痛、足跟痛等属于阴阳两虚者。

【类似方证鉴别】

1. 芍药甘草附子汤与桂枝加附子汤：都可以治疗恶寒汗出。芍药甘草附子汤证是表证已解，汗后阴阳两虚之证，故而恶寒，脉微细，脚挛急；而桂枝加附子汤证是表证未解，阳气已虚之证，故而过汗后，汗漏不止，表证仍在。

2. 芍药甘草附子汤与桂枝汤：都可以治疗恶寒汗出。芍药甘草附

子汤证是表证已解，汗后阴阳两虚之证，故而恶寒，脉微细，脚挛急；而桂枝汤证为太阳病中风，营卫不和，故而发热，汗出，恶风，脉象浮缓。

3. 芍药甘草附子汤与麻黄细辛附子汤：都可以治疗恶寒。芍药甘草附子汤证是表证已解，汗后阴阳两虚之证，故而恶寒，脉微细，脚挛急；而麻黄细辛附子汤证是太阳少阴两感证，以脉微细，但欲寐，无汗恶寒为主症，绝无汗出不止，口渴思饮。

【原文】发汗病不解，反恶寒者，虚故也，芍药甘草附子汤主之。(68)

【医案举例】

1. 自汗案（闫云科医案）

许某，女，65 岁，住城内周家巷。暑天大热，饮冷过多，病头痛发热（体温 39℃）。自服 A.P.C 4 片，致大汗淋漓，热虽解，而汗出不止，神疲乏力。因循 20 余日始就诊。

患者面色萎黄，倦怠头晕，汗出如泉，拭之复涌。身不热，体不痛，畏寒唇冷，手足不温。胃纳呆钝，口渴欲饮，二便如常。舌淡红润，脉沉细略数。

综观全症，既非太阳中风证，亦非太阳少阴两感证，有似太阳病遂漏不止之桂枝加附子汤证，其实亦非。乃汗多伤阴，阴损及阳之芍药甘草附子汤证也。拟：

白芍 10g，附子 10g，炙甘草 10g。

1 剂症减，2 剂病愈。

2. 风湿性关节炎案（刘定西医案）

张某，男，56 岁，1978 年 1 月 27 日初诊。一年前因防震露宿，右腿关节疼痛，遇冷加剧，得热可减，诊为"风湿性关节炎"，转诊四川、甘肃等地，中西医多方治疗效果不佳，病情逐渐加重。现有腿强直、冷痛，运动障碍，弯腰跛行，形寒肢冷，疲乏无力，面色㿠白，口淡无味，食欲不佳等症，舌苔白腻，六脉濡弱。证属寒痹。

处方：赤白芍、甘草各 30g，附子 15g。3 剂，水煎服。服后诸症逐渐减轻，服药期间曾自觉右腿肌肉跳动掣痛，后自行缓解，原方附子量增至 30g，又服药 10 余剂，病愈八九，经善后调理痊愈。追访数年，未再复发。

30. 茯苓四逆汤

【组成】 茯苓四两　人参一两　附子一枚，生用，去皮，破八片　甘草二两，炙　干姜一两半

【方歌】 茯苓四逆少阴虚，心肾阴阳已不支，补阳生附姜甘草，扶阳参苓两药施。

【功用】 回阳救逆，兼顾利水。

【主治】 伤寒，发汗或下后，病仍不解，烦躁者。

【方解】 汗、下后，心肾之津液两虚，以致病仍不解，阴阳水火离隔而烦躁。烦是阳不得遇阴，躁是阴不得遇阳。茯苓、人参助心以止阳烦，四逆补肾脏以定阴躁。

【方证要点】

1. 阳虚水泛证：以身热恶寒，手足冷，体痛，下利，腹部拘急，心悸烦躁，小便不利为辨证要点。主要症状为口渴，烦躁，纳差，乏力，少气懒言，素来怕冷，以胸背部尤甚，常常自觉困倦感，小便不利；舌质淡，或舌体胖大，舌苔白滑，脉沉或者微细无力。

2. 常用于尿频、无脉症、失眠、心力衰竭、冠心病、心肌梗死、急性胃炎、慢性肠胃炎、结肠炎、肠结核、风湿性心脏病、肺源性心脏病、震颤麻痹、急性心功能不全等属于阴阳两伤，邪独不解，或夹水饮，神志被扰者。

【类似方证鉴别】

1. 茯苓四逆汤与四逆汤：都可以治疗四肢厥冷。茯苓四逆汤证为阳气虚弱，水饮内停，故水肿、小便不利为其主症，比四逆汤病情更进

一步，临床可见烦躁。

2. 茯苓四逆汤与真武汤：都可以治疗阳虚水肿。茯苓四逆汤是少阴阴阳俱虚，致阴阳不交，水火不济而见烦躁，故回阳益阴，宁心安神，阴阳同治；而真武汤是阳虚水泛，阳虚不能温养肢体，水气浸渍四肢经脉则身瞤动、振振欲擗地，表里同病，里证较急，故温肾阳利水气。

【原文】 发汗，若下之，病仍不解，烦躁者，茯苓四逆汤主之。（69）

【医案举例】

1. 无脉症（唐医易医案）

简某，女，49 岁。2010 年 10 月 25 日就诊，主诉：咽中有痰，腹中不适，胀闷隐痛。舌色淡，有齿痕，苔白厚腻。六脉未触及。

处以茯苓四逆汤。

茯苓 18g，人参 3g，附子 3g，炙甘草 6g，干姜 5g，3 剂。

2010 年 10 月 28 日复诊，主诉：前药后腹中不适、胀闷隐痛解除，精神为之一振。左脉已复沉紧缓，右脉仍未触及。

茯苓 18g，人参 3g，附子 3g，炙甘草 6g，干姜 5g，6 剂。

2010 年 11 月 7 日三诊，主诉：颈腰背痛，腹满，大便不畅。舌色暗瘀，苔白腻。右脉未触及，左脉沉弦滑细，至数缓。

茯苓 18g，人参 3g，附子 3g，炙甘草 6g，干姜 5g，6 剂。

药后诸症愈。

2. 烦躁案（周连三医案）

段某，素体衰弱，形体消瘦，患病年余，久治不愈。症见两目欲脱，烦躁欲死，以头冲墙，高声呼烦。家属诉：起初微烦头痛，屡经诊治，因其烦躁，均用寒凉清热之剂，无效且病反增剧。面色青黑，精神极惫，气喘不足以息，急汗如油而凉，四肢厥逆，脉沉细欲绝。拟方如下：

茯苓 30g，高丽参 30g，炮附子 30g，炮干姜 30g，甘草 30g，急煎服之。

服后烦躁自止，后减其量，继服 10 余剂而愈。

31. 五苓散

【组成】猪苓十八株，去皮　　泽泻一两六株　　白术十八株　　茯苓十八株

　　　　桂枝半两，去皮

【方歌】五苓苓桂泽猪术，水停膀胱津不输，口渴心烦尿不利，饮入则吐脉来浮。

【功用】利水渗湿，温阳化气。

【主治】蓄水证。

【方解】五味药均有利水作用，均与水液代谢有直接关系。其中泽泻性寒泄热、甘淡渗湿，茯苓、猪苓渗湿利水，白术健脾利水，桂枝通阳利水。五药中泽泻、猪苓通利下焦，茯苓属中焦而向下行；白术、茯苓益气健脾；桂枝通阳化气，白术健脾益气，桂枝与白术相配则阳气升腾，属向上向外之运动。五药相配，下焦通利，郁滞尽除，中焦健运，得以正常转枢，上焦得阳气蒸腾而通畅，可荡涤上下各部位的水道郁滞，此谓通调上下。从另一角度看，泽泻、猪苓、茯苓淡渗利水以通里，白术、桂枝益气通阳，由内而走表，桂枝可解肌疏表、振奋中焦，借温热水汽助其外达，使汗出则阳气宣通，内外调畅，此谓和解表里。

【方证要点】

1. 蓄水证：以消渴，小便不利，吐水，身有微热为辨证要点。主要症状为悸、眩、渴、烦、吐涎沫、口渴、小便不利；舌淡苔白滑，脉浮弦。

2. 常用于腹泻脱水、脂肪肝、水饮头痛、美尼尔病、特发性水肿、心源性水肿、阴囊水肿、肾盂肾炎、体腔内积液（如肝硬化腹水、心

包积液、脑积水、关节腔积液、胸腔积液、胃潴留、睾丸鞘膜积液、肾积水、结核性渗出性胸膜炎、羊水过多等）、尿崩症、小儿多饮症、眼科疾病（如急性青光眼、视神经乳头水肿、假性近视、夜盲症等）、皮肤病（如扁平疣、黄色瘤、荨麻疹、脂溢性皮炎脱发、多形性红斑、脓疱疮、水痘、带状疱疹、顽固性湿疹、手足的水疱性湿疹等）、内分泌疾病（如肥胖、脑垂体瘤）等属于水饮停蓄，膀胱气化不行者。

3. 体质要求：面色多黄白，或黄暗，一般无油光。体型特征不定，虚胖者或肌肉松软而易浮肿，或实胖者肌肉充实而易腹泻；瘦者易头晕头痛、心动悸，身体多困重疲乏。患者容易出现浮肿，以面目虚浮为多见，或晨起肿，或下肢易浮肿，甚者可有器质性疾病发生而出现腹水、胸水。常有渴感而饮水不多，大便不成形。舌质多淡或胖有齿痕。

4. 黄煌教授认为：五苓散是一首调节人体水液异常分布的方剂。水液的异常分布，《伤寒论》的注家们称之为"蓄水"证。但"蓄水"时水液并非仅仅停留在下焦的膀胱，可以停留在人体的任何部位。蓄于下则小便不利；蓄于中则见"心下痞"和水入则吐的"水逆"；蓄于上则见"吐涎沫而癫眩"；蓄于表则有汗出；蓄于肠则有下利；蓄于肌肤则有水肿。至于现代医学中青光眼的眼压增高，美尼尔综合征的内耳迷路的积水，以及脑积水、肝腹水、胸水、心包积液等，都可以认为是"蓄水"的表现形式。只要出现口渴、小便不利、舌体胖大边见齿痕者，都可以考虑使用本方。

【类似方证鉴别】

1. 五苓散与真武汤：五苓散主治的是太阳水腑气化失常而水液停蓄，主症是口渴、小便不利、心烦等。真武汤主治的是少阴水脏阳衰，气化无力，而水邪泛滥，主症是眩晕甚至身体站立不稳，心悸，气短，身体困重，四肢沉重疼痛，膝盖以下清冷等。五苓散主要解决水液代谢的通路问题，如堵塞、分配不均等（水路）；真武汤主要解决水代谢的原动力（肾阳温化）的问题（水泵作用）。

2. 五苓散与猪苓汤：都可以治疗口渴心烦、小便不利。五苓散证病兼表里，水湿较盛，以上冲、汗出、眩晕为特点，与猪苓汤证阴虚水饮不化迥然有别。

【原文】

1. 太阳病，发汗后，大汗出，胃中干，烦躁不得眠，欲得饮水者，少少与饮之，令胃气和则愈。若脉浮，小便不利，微热消渴者，五苓散主之。(71)

2. 发汗已，脉浮数，烦渴者，五苓散主之。(72)

3. 伤寒汗出而渴者，五苓散主之；不渴者，茯苓甘草汤主之。(73)

4. 中风发热，六七日不解而烦，有表里证，渴欲饮水，水入则吐者，名曰水逆，五苓散主之。(74)

5. 病在阳，应以汗解之，反以冷水潠之，若灌之，其热被劫不得去，弥更益烦，肉上粟起，意欲饮水，反不渴者，服文蛤散；若不差者，与五苓散。(141)

6. 本以下之，故心下痞。与泻心汤，痞不解，其人渴而口燥烦，小便不利者，五苓散主之。(156)

7. 太阳病，寸缓关浮尺弱，其人发热汗出，复恶寒，不呕，但心下痞者，此以医下之也。如其不下者，病人不恶寒而渴者，此转属阳明也。小便数者，大便必鞕，不更衣十日，无所苦也。渴欲饮水，少少与之，但以法救之。渴者，宜五苓散。(244)

8. 霍乱，头痛发热，身疼痛，热多欲饮水者，五苓散主之；寒多不用水者，理中丸主之。(386)

9. 假令瘦人脐下有悸，吐涎沫而癫眩，此水也。五苓散主之。(《金匮要略》第十二篇)

10. 脉浮，小便不利，微热消渴者，宜利小便、发汗，五苓散主之。(《金匮要略》第十三篇)

【医案举例】

1. 腹痛下利案（刘志龙医案）

患者，男，40 岁，因下班回家途中遭雨淋受凉，当晚腹痛腹泻，大便呈稀黄水样，一夜 10 余次，不发烧，不呕吐。舌苔白腻，脉紧。辨证为寒湿困脾，分清泌浊失职，水流大肠。治当温脾胃，利水湿。以五苓散加减：桂枝 10g，白术 10g，茯苓 10g，泽泻 15g，炒车前子 10g。服上药 1 剂后大便次数明显减少，再服 2 剂，腹泻痊愈。

治泻之法甚多，温阳、健脾、燥湿、涩肠均可依证而施。本案则是以淡渗利湿、分利小便为治的一成功案例。患者因湿起病，因此治不能离"湿"。湿在人体，有生理之湿和病理之湿之分，"饮入于胃，游溢精气，上输于脾。脾气散精，上归于肺，通调水道，下输膀胱。水精四布，五经并行"。这是讲生理之湿，如果感受外界水湿，寒湿之邪，或脏腑本身功能失调，水湿的正常代谢障碍，就会产生病理的湿而致病。患者感受外界湿邪后，水湿内困脾胃，影响脾胃"分清泌浊"功能，大量水液混入肠道，便成腹泻。治疗上，从病理机制着眼，应该加强脾胃功能，增加小便量，使水湿从小便排出，腹泻也就治愈了。中医称之为"利小便实大便"，还强调"治湿不利小便，非其治也"。此法的代表方剂是《伤寒论》的五苓散。临证运用时可加炒车前子、生姜等，无非是加强健脾利湿功效，有某医院用单味车前子炒焦研粉，每日 3 次，每次 6g，治疗湿性腹泻，有效率达 91.3%。

2. 左耳瘙痒案（黎崇裕医案）

严某，女，29 岁，2014 年 1 月 13 日来诊。主诉：左耳瘙痒 3 个月。3 个月前左耳不明原因性瘙痒，去医院输液治疗，只能暂缓一时，不久又发，曾经用过中药效果不佳，近来加重，故而来诊，现左耳经常感觉瘙痒，无听力障碍，无耳鸣，耳内无流脓，只见左耳耳甲腔处有小凹陷多处，凹陷处有白色清液，耳垂处肿胀有硬块。正值月经期，月经有血块，颜色稍暗。无口渴，大小便正常，夜寐可，胃纳正常。舌淡苔白厚腻，脉弦。

处方：桂枝 12g，茯苓 18g，猪苓 18g，泽泻 30g，白术 18g，荆芥 10g，防风 10g，柴胡 15g，黄芩 6g，党参 15g，姜半夏 15g，炙甘草 10g，大枣 15g，生姜 3 片，7 剂。

2014 年 1 月 19 日回访，药还剩 1 剂，已基本痊愈。《内经》云："诸湿肿满，皆属于脾；诸痛痒疮，皆属于心；诸病水液，澄彻清冷，皆属于寒。"患者左耳耳甲腔凹陷处的白色清液当属寒，瘙痒而无口干口渴则非实热，乃肝胆相火所致，故而治当健脾温阳，疏风利湿，清心舒肝。药选荆防柴苓汤。用经方治疗皮肤方面的疾病，得益于欧阳卫权老师甚多。

32. 茯苓甘草汤

【组成】茯苓二两　桂枝二两，去皮　甘草一两，炙　生姜三两，切

【方歌】茯苓甘草与桂姜，胃中停水悸为殃，气趋小腹或成泄，健胃泻水厥亦良。

【功用】温中化饮，通阳利水。

【主治】胃虚水停证。

【方解】此为厥阴伤寒发散内邪之汗剂。凡伤寒厥而心下悸者，宜先治水，后治其厥，不尔，水渍入胃，必作利也。此方本欲利水，反取表药为里证用，故虽重用姜、桂，而以里药名方耳。厥阴伤寒，先热者后必厥，先热时必消渴。今厥而心下悸，是下利之源，斯时不热不渴可知矣。因消渴时饮水多，心下之水气不能入心为汗，蓄而不消，故四肢逆冷而心下悸也。肺为水母，肺气不化，则水气不行。茯苓为化气之品，故能清水之源；桂枝、生姜则从辛入肺，使水气通于肺，以行营卫阴阳，则外走肌表而为汗矣；佐甘草以缓之，汗出周身，而厥自止，水精四布，而悸自安。以之治水者，即所以治厥也。伤寒心悸无汗而不渴者，津液未亏，故也用此方大发其汗。用姜、桂与茯苓等分，而不用芍药、大枣，是大发其汗。佐甘草者，一以协辛发汗，且恐水渍入胃也。

【方证要点】

1. 胃虚水停证：以胃脘部悸动不安或者振水音，恶心嗳气为辨证要点。主要症状为腹部柔软而胸胁胀满，或胃肠间水声辘辘，呕吐痰涎，量多色白清稀而不渴，小便不利，或浮肿倾向，或心悸；舌质淡或

99

舌体胖大，舌苔白滑，脉沉紧或沉滑，或脉弦，或兼浮。

2. 常用于痫症、神经性心脏病、浅表性胃炎、糜烂性胃炎、幽门螺旋杆菌感染、消化道溃疡、冠心病、胸闷、心痛等属于心阳不足，胃虚水停者。

【类似方证鉴别】

1. 茯苓甘草汤与苓桂术甘汤：茯苓甘草汤和苓桂术甘汤主要是生姜和白术的不同。茯苓甘草汤中用生姜，生姜性温热，主入胃经，有和胃、暖胃、开胃、解表的效果，古人把它称为"止呕之圣药"，通过自身的温热发散效应，可以很好地温化、发散胃中的水饮，而且方中用量最大的就是生姜，以治胃虚水停。苓桂术甘汤中的白术入脾，白术有健脾燥湿的功能，以治脾虚水停。

2. 茯苓甘草汤与五苓散：茯苓甘草汤证是汗后胃阳被伤，致水停中焦，口不渴而小便自利，其中茯苓淡渗，桂枝温阳，生姜温胃，甘草和中，四药配伍，温胃散水之功最佳；五苓散证是汗出后太阳之气被伤，膀胱气化不行，水蓄下焦，津液不能输布上承，故必见口渴、小便不利。伤寒条文"伤寒汗出而渴者，五苓散主之。不渴者，茯苓甘草汤主之"。所以口渴与否是五苓散证和茯苓甘草汤证的鉴别要点之一。此外，茯苓甘草汤证尚兼见小便自利、心悸、厥逆、推按上腹部可听到振水音等。

【原文】

1. 伤寒汗出而渴者，五苓散主之。不渴者，茯苓甘草汤主之。(73)

2. 伤寒厥而心下悸者，宜先治水，当服茯苓甘草汤，却治其厥；不尔，水渍入胃，必作利也。(356)

【医案举例】

1. 心下悸案（刘渡舟医案）

阎某，男，26 岁。患心下筑筑然动悸不安，腹诊有振水音与上腹悸动。三五日必发作一次腹泻，泻下如水，清冷无臭味，泻后心下之悸动减轻。问其饮食、小便尚可。舌苔白滑少津，脉象弦。辨为胃中停饮不化，与气相搏的水悸病证。若胃中水饮顺流而下趋于肠道，则作腹泻，泻后胃饮稍减，故心下悸动随之减轻。然去而旋生，转日又见悸动。当温中化饮为治，疏方：

茯苓 24g，生姜 24g，桂枝 10g，炙甘草 6g。

药服 3 剂，小便增多，而心下之悸明显减少。再进 3 剂，诸症得安，自此之后，未再复发。

2. 浅表性胃炎案（陈明医案）

我看过一个 50 多岁的女性患者，有浅表性胃炎几年了，还伴有幽门螺旋杆菌感染，她一喝水或稀粥就胃胀，而且胀得非常严重，叩一叩肚皮就像敲鼓一样，晚上影响睡眠，所以她再渴也尽量忍住不喝水，喜欢吃一些干燥的食物，如烧饼、油条等。

她来就诊时开始不说话，只是摇晃身子，让我听她胃里的水声，果然有"咣当咣当"的声音。伸出舌头一看，舌面上尽是水，她告诉我有时不自觉地流出口水。

我就开了茯苓甘草汤，重用生姜到 24g，并加藿香、佩兰等芳香化湿的药物。服用一周，她胃中的振水音就基本消失，也敢喝上一碗粥了，一个月后，症状全部消除，饮水、吃饭均正常，检查幽门螺旋杆菌也为阴性。

33. 栀子豉汤

【组成】栀子+四个，擘　香豉四合，绵裹

【方歌】栀子豉汤治虚烦，懊憹颠倒不得眠；呕吐少气加姜草，胸窒结痛药不添。

【功用】清热除烦，宣降和胃。

【主治】热郁胸膈证。

【方解】栀子味苦性寒，导火热下行；淡豆豉轻凉，引水液上升。阴阳和、水火济，烦热懊憹等症自解。

【方证要点】

1. 热郁胸膈证：以身烦不安，懊憹不寐，胸中窒塞而烦闷为辨证要点。主要症状为虚烦不得眠，心中懊憹，胸脘痞闷，按之软而不痛，身热，心中结痛，嘈杂似饥，但不欲食；舌苔黄，脉数无力。

2. 常用于黄疸、下血、鼻衄、吐血、倒经、胃痛、食管狭窄、急性胆囊炎、心胸痛、酒毒症、小儿夜啼、失眠等属于余热未清，郁结胸膈者。

3. 虚烦懊憹是病人的一种自觉症状。有阵发性的发作，也有持续性的发作，症见胸中躁扰不宁，烦冤不安，窒塞不舒，有的伴有头晕、耳鸣、食欲不振、口渴欲饮，脉数无力，舌红苔黄。

4. 体质要求：热性体质中以黏膜充血为特征的一种类型。其特征是烦热而胸中窒，多易患咽痛、目赤、鼻衄、小便短赤涩痛、舌红等症，其舌苔黏腻较厚。

【类似方证鉴别】

1. 栀子豉汤与栀子甘草豉汤：都可以治疗心中懊恼，虚烦不眠。栀子豉汤证是虚热内扰，正气不虚；而栀子甘草豉汤证是栀子豉汤证兼神疲、短气之症，加甘草以补益中气。

2. 栀子豉汤与栀子生姜豉汤：都可以治疗心中懊恼，虚烦不眠。栀子豉汤证无呕吐，如果兼有恶心呕吐则用栀子生姜豉汤。

3. 栀子豉汤与枳实栀子豉汤：都可以治疗身热，心烦不寐。栀子豉汤证是发汗吐下后余热未清，郁结胸膈，故有胸脘痞闷，但按之软而不痛；而枳实栀子豉汤证为大病瘥后伤食而起，故有心下胀满而痛、拒按之症状。

4. 栀子豉汤与大陷胸汤：都可以治疗心中懊恼，心下疼痛。栀子豉汤证是虚热郁结胸膈，故有胸脘痞闷，心下结痛，但按之软而不痛；而大陷胸汤证水热互结，症状较重，腹硬满而疼。

5. 栀子豉汤与白虎汤：都可以治疗烦热。栀子豉汤证是热在上焦，口苦不思饮；而白虎汤证是热在中焦，口渴大饮。

【原文】

1. 发汗吐下后，虚烦不得眠，若剧者，必反覆颠倒，心中懊恼，栀子豉汤主之；若少气者，栀子甘草豉汤主之；若呕者，栀子生姜豉汤主之。（76）

2. 发汗，若下之，而烦热，胸中窒者，栀子豉汤主之。（77）

3. 伤寒五六日，大下之后，身热不去，心中结痛者，未欲解也，栀子豉汤主之。（78）

4. 阳明病，脉浮而紧，咽燥，口苦，腹满而喘，发热汗出，不恶寒反恶热，身重……若下之，则胃中空虚，客气动膈，心中懊恼，舌上苔者，栀子豉汤主之。（221）

5. 阳明病，下之，其外有热，手足温，不结胸，心中懊恼，饥不能食，但头汗出者，栀子豉汤主之。（228）

6. 下利后更烦，按之心下濡者，为虚烦也，宜栀子豉汤。（375）

【医案举例】

1. 胸口窒塞不通案（唐医易医案）

周某，女，1952 年生。2009 年 2 月 6 日就诊，主诉：视力模糊，头晕似飘飘然，二便正常，胸口窒塞不通，失眠。右脉寸紧，关涩，尺未触及，左脉寸紧，关尺虚微。

栀子 10g，淡豆豉 15g，4 剂。

2009 年 2 月 10 日复诊，前药后精神大有恢复，胸闷窒塞解大半，睡眠 4 小时。舌色淡，苔白腻，右脉沉弦细弱，寸略紧，左三部沉细涩，至数迟缓。

栀子 10g，淡豆豉 15g，2 剂。

前药后能睡眠 6 小时，后与黄芪建中汤调理而愈。

2. 小儿夜啼案（魏蓬春医案）

龙某，男，11 个月，1983 年 10 月 4 日就诊。患儿入夜则躁动不安、啼哭一周余。曾经他医用导赤散等治疗无效，因而来诊。小儿除上述症状外，伴有纳减，大便正常，小便赤而异臊，舌质红、苔薄黄，指纹紫红。此属热扰胸膈证，治宜清热除烦。处方：

山栀子 4g，淡豆豉 8 枚。

2 剂，诸症消失。

34. 栀子厚朴汤

【组成】栀子十四个，擘　厚朴四两，炙，去皮　枳实四枚，水浸，炙令黄

【方歌】栀子厚朴药有三，栀子厚朴枳实煎，心烦腹满分上下，清烦泄满两证兼。

【功用】清热除烦，宽中消满。

【主治】伤寒下后，热郁气滞，心烦腹满，卧起不安。

【方解】本方是栀子豉汤与小承气汤化裁的合方。因其腹满仅是气滞而无腑实，故取小承气汤而不用大黄泻下；又因其表邪化热入里，迫及脘腹，故取栀子豉汤而不用豆豉之宣透。方中栀子清热除烦，枳实、厚朴利气以消满。三药配伍，共奏清热除烦、宣中消满之效。

【方证要点】

1. 热郁气滞证：以心中烦热，卧起不安，腹满为辨证要点。主要症状为心中烦热，卧起不安，脘腹胀满，食欲不振，呕吐，消化不良，心烦；舌红苔腻，脉浮数。

2. 常用于心肌炎、心律不齐、心肌缺血、肋间神经炎、神经性头痛、神经衰弱、急性胃扩张、急慢性胃炎、食道炎、急慢性胆囊炎、慢性胰腺炎等属于热扰胸膈，腑气不通者。

3. "心烦""卧起不安"与 76 条的"虚烦""反复颠倒"词异而义相同。此证出现于伤寒下之后，可知为表邪内陷，热郁胸膈。"腹满"即腹胀。本证没有大便秘结、腹痛拒按等腑实证，说明是热及脘腹，气机被郁。"卧起不安"形容虚烦、腹胀满之甚，已达卧起难安的程度。综上分析，此证为无形邪热郁结胸腹所致，火郁之邪已内涉阳

明，病机已向深发展，故治以栀子厚朴汤清热宣郁，利气消满。

4. 体质要求：实热体质中以黏膜充血为特征的一种类型。其特征是腹部充实，按压有明显抵抗感，容易便秘腹痛，容易腹胀嗳气反流，容易头痛，烦热，多易患咽痛、目赤、鼻衄、小便短赤涩痛、舌红等症，其舌苔黏腻较厚。

【类似方证鉴别】栀子厚朴汤与枳实栀子豉汤：都可以治疗心烦胀满，栀子厚朴汤与枳实栀子豉汤两方药物仅一味之差。栀子厚朴汤枳实、厚朴同用而不用淡豆豉，重在行气宽中，除满消胀，症见心中烦热，卧起不安，腹满；枳实栀子豉汤则加重淡豆豉的用量，重在清宣上焦之郁热，仅用枳实一味以破心下之结气，更以清浆水煎药，取其酸苦走泄之性，助胃调中消结，主治大病瘥后余热未清，因劳而发，症见低热，心中烦渴，胸腹胀满。

【原文】伤寒下后，心烦腹满，卧起不安者，栀子厚朴汤主之。(79)

【医案举例】

1. 神经官能症案（刘渡舟医案）

曹某，女，72 岁，1995 年 10 月 26 日初诊，心烦懊恼持续 2 年，近有逐渐加重之势。西医诊断为神经官能症，给服镇静安神药，未见好转，转请中医治疗。刻下心烦，苦不堪言，家人体恤其情，谨慎扶持，亦不能称其心，反遭呵斥。病人烦躁不宁，焦虑不安，烦急时欲用棍棒捶打胸腹方略觉舒畅。脐部筑动上冲于心，筑则心烦愈重，并有脘腹胀满如物阻塞之感。伴失眠，惊惕不安，呕恶纳呆，大便不调，溺黄。舌尖红，苔腻，脉弦滑。辨证：火郁胸膈，下迫胃肠。立法：宣郁清热，下气除满。处方：

栀子 14g，枳实 10g，厚朴 15g。

7 剂药后，心烦减半，心胸霍然畅通，性情渐趋平稳安静，夜能寐，食渐增，获此殊效，病家称奇，又自进 7 剂。复诊时仍有睡眠多梦，口舌干燥，口苦太息，小便黄赤等热未全解之症。转方用柴芩温胆汤合栀子厚朴汤，清化痰热，治疗月余而病除。

2. 精神分裂症案（萧美珍医案）

萧某，男，17 岁，1987 年 3 月 19 日初诊。患者于 1983 年因受刺激致精神失常，狂言奔走。1986 年病情加重，某精神病院诊为"精神分裂症"，经用镇静剂等治疗可暂时缓解，近一月又因情志不遂而复发。现脘腹痞满，卧起不安，甚则彻夜不眠，稍不遂愿即怒不可遏，詈骂不休，心烦口渴，溲黄便干，舌质红、苔黄，脉滑数。辨为热郁胸膈，痰蒙心窍，腑气不通，神明逆乱。治以清热除烦，镇心涤痰。

方药：

栀子 20g，枳实 12g，厚朴 15g，生铁落 30g（先煎）。日 1 剂，水煎早晚顿服。

3 剂后便泻如风泡，日 3 至 5 次，臭秽异常，狂躁遂减，诊其舌质红，苔薄黄，脉弦数。效不更方，仍宗上方加麦冬 15g 养心安神，继进 7 剂。药后精神状态明显好转，安然入睡，仍心烦、寐差、腹满，脉舌同前，以上方稍事出入，继进 20 剂，诸症若失，病告痊愈。十年后信访未复发，现在某院校读书，成绩优良。

35. 真武汤

【组成】茯苓 芍药 生姜各三两，切 白术二两 附子一枚，炮，去皮，破八片

【方歌】真武名汤镇水寒，扶阳法中有心传，附术苓芍生姜共，肉惕心悸小便难。

【功用】温阳利水，散寒止痛。

【主治】少阴病，阳虚水饮不化证。

【方解】方中附子大辛大热，温肾阳、祛寒邪，茯苓、白术健脾利水，导水下行，生姜温散水气，芍药和里，与附子同用，能入阴破结，敛阴和阳。合为温阳利水，散寒止痛之剂。

【方证要点】

1. 阳虚水泛证：以心下悸，头眩，身𥅆动，下肢浮肿或痛为辨证要点。主要症状为素来怕冷，以胸背部尤甚，常常自觉困倦感；小便不利，或者胸胁胀满、短气，或腹满，或胃肠间水声辘辘，或心下痞满，或头面、肢体浮肿；舌质淡，或舌体胖大，舌苔白滑，脉沉或微细无力。胡希恕先生曾对此有高度的概括，"头晕心悸，下肢浮肿或痛，脉沉"。

2. 常用于慢性肾小球肾炎、肺心病、甲状腺功能低下、慢性支气管炎、肝硬化腹水、慢性肠炎、肠结核、美尼尔综合征、心脏神经官能症、更年期综合征、慢性胃肠衰弱、慢性关节炎、强直性脊柱炎、骨质增生等属于脾肾阳虚，水湿内盛者。

3. 体质要求：精神萎靡，畏寒肢冷，或浮肿，或腹泻，或小便不

利，或心悸震颤，或头晕欲倒等。舌胖大苔滑有齿痕，脉沉无力。大多患有大病重症，重要脏器功能常有损害。

【类似方证鉴别】

1. 真武汤与附子汤：真武汤与附子汤相比，药物只差一味。真武汤以附子与茯苓配伍，附子温阳，茯苓利水，组成温阳利水之剂，主治脾肾阳虚，水湿内停诸症。附子汤倍附子、白术，加人参，去生姜，虽仍以附子为君，但以白术为臣，两者配伍，附子温经助阳，白术燥湿健脾，组成祛寒湿之剂，主治寒湿所致的痹证。

2. 真武汤与小青龙汤：真武汤治表已解有水气，中外皆寒虚之病也；而小青龙汤治表不解有水气，内外皆寒实之病也。

3. 真武汤与苓桂术甘汤：真武汤治疗的是附子证伴水饮者，故眩晕、心悸的同时有恶寒、精神萎靡、脉沉微弱、腹满腹痛、四肢沉重疼痛等；而苓桂术甘汤治桂枝证伴水饮者，故眩晕、心悸的同时有气上冲胸、心下逆满等，且常因精神刺激诱发。

4. 真武汤与五苓散：真武汤主治的是少阴水脏阳衰，气化无力而水邪泛滥，主症是眩晕甚至身体站立不稳，心悸，气短，身体困重，四肢沉重疼痛，膝盖以下清冷等；而五苓散主治的是太阳水腑气化失常而水液停蓄，主症是口渴、小便不利、心烦等。真武汤主要解决水代谢的原动力（肾阳温化）的问题（水泵）；而五苓散主要解决水液代谢的通路问题，如堵塞、分配不均等（水路）。

【原文】

1. 太阳病发汗，汗出不解，其人仍发热，心下悸，头眩，身瞤动，振振欲擗地者，真武汤主之。（82）

2. 少阴病，二三日不已，至四五日，腹痛，小便不利，四肢沉重疼痛，自下利者，此为有水气，其人或咳，或小便利，或下利，或呕者，真武汤主之。（316）

【医案举例】

1. 结石疼痛案（黎崇裕医案）

男，53 岁，腰痛数月，B 超视多发肾结石，大如花生米，小如红豆，疼痛时有所发，痛引小腹延及阴茎，痛甚时畏寒肢冷。小便短涩，纳差神乏，面白瘦，素体虚弱，无汗，苔白厚腻，脉沉迟。

熟地 24g，山茱萸 12g，山药 12g，茯苓 12g，泽泻 12g，丹皮 12g，桂枝 10g，肉桂 6g，附子（先煎）10g，细辛 6g，肉苁蓉 18g，怀牛膝 18g，车前子 18g，6 剂。

服药当天疼痛了两个多小时，下午排出了红豆大的结石 2 枚，二便通调，肿胀除，大便一日三行，再给 6 剂。

2012 年 4 月 4 号复诊，自诉前天排出细小结石 7 粒，今天 B 超复查左肾还有 2 粒花生米大的结石，药后小便特别多，大便日三次，上腹饱胀，食纳不太佳，但觉得精神比原来好，舌苔白微厚，脉沉。

建议：一体外碎石。二改用真武汤加味：制黑附子（先煎）15g，白术 10g，茯苓 15g，白芍 15g，生姜 3 片，细辛 6g，肉苁蓉 15g，7 剂。

后患者去碎石后出现尿血，遂改用猪苓汤合真武汤，滑石用至 50g，终于得以痊愈。

2. 浮肿半年案（赵锡武医案）

邓某，女，48 岁。因浮肿半年，加重一周于 1963 年 6 月 15 日入院。入院时见咳嗽吐白痰，气短心悸，下肢浮肿。查体：端坐呼吸，颜面浮肿，唇轻紫绀，颈静脉怒张，心界向左扩大。心率 100 次/分，律齐，心尖区可闻及 II 级吹风样收缩期杂音。两肺满布细湿啰音。

诊断：慢性气管炎，慢性肺心病，阻塞性肺气肿，心衰 III 度。

中医辨证：心肾阳虚，痰湿阻遏，肺气壅塞。宜温阳宣肺，豁痰利湿，真武汤加开鬼门法治之：附子 6g，杭芍 9g，白术 9g，云苓 12g，甘草 9g，麻黄 8g，生石膏 12g，生姜 9g，杏仁 9g，白茅根 30g，车前子（布包）15g，大枣（擘）5 枚。服 3 剂，尿量显著增加。5 剂后，肿退。后加入厚朴、陈皮宽肠理气之品。6 剂后，心率减慢。后又以厚朴麻黄汤清肺泻热，豁痰平喘，服药一周，诸症均除，出院返家。

36. 小建中汤

【组成】桂枝三两，去皮　甘草二两，炙　大枣十二枚，擘　芍药六两
生姜三两，切　胶饴一升

【方歌】桂加饴糖小建中，倍加芍药方奏功，虚劳里急心烦悸，伤寒尺迟梦失精。

【功用】温中补虚，和里缓急。

【主治】虚劳里急证。

【方解】悸则阳虚，烦则阴虚。故用芍药之苦以益阴，姜桂之辛以扶阳，甘草、大枣、胶饴之甘以建中气。中气建，则气之源不乏，而阴阳虚之证自愈。

【方证要点】

1. 虚劳证：以腹痛，喜温喜按为辨证要点。主要症状为心悸或者心下悸，出血，失精，心中烦躁，咽干口燥，失眠多梦，四肢酸疼，手足心热，小便清，口唇淡白，面部无华，舌质柔嫩，有光泽，脉细数而弱或弦数。

2. 常用于小儿夜尿症、夜啼症、动脉硬化症、眼底出血症、慢性肺结核、结核性关节炎、便秘、消渴、半身不遂、痢疾、慢性肝炎、神经衰弱、再生障碍性贫血、功能性发热、痛经、腹痛、慢性肝炎、眼睑下垂、消化不良、胃弛缓、胃黏膜脱垂、胃下垂、胃或十二指肠溃疡、慢性胃炎等属于中焦虚寒，肝脾不和者。

3. 体质要求：体型多消瘦。皮肤白润，纹理较细腻。或因先天不足，或后天因过度消耗精力、体力，而表现出精力不足，容易疲劳，易

出汗，烦热，肢体酸痛等。腹直肌痉挛，显现于浅表，腹壁扁平而薄，呈绷紧状态，但按之软而无抵抗感，内无硬物、包块等。在脐周围向腹底按压，可触及腹主动脉的搏动。舌质柔嫩。

4. 黄煌教授认为

（1）本方是古代有效的强壮剂或调养剂，适合使用此方者，体质呈现一种"虚弱"状态。此种状态一是指先天体形，多属桂枝体质；一是指因精力、体力过度消耗，而表现出精力不足，容易疲劳，易出汗，烦热，肢体酸痛等。

（2）小建中汤证有比较明显的腹症：腹直肌痉挛，显现于浅表，腹壁扁平，呈绷紧状态，但按之软而无抵抗感，内无硬块、包块等。

（3）本方所主之疼痛为阵发性的痉挛性绞痛，或绵绵作痛，或挛急作痛，经常发作，但程度不剧烈，疼痛部位不定。同时伴有心悸、烦热、多梦、鼻衄等兼症。当以这些兼症为主诉时，应见到本方特有的疼痛、急迫症状，才可使用小建中汤。

（4）方中芍药以白芍为宜，饴糖属麦芽糖类，为方中主药，不可缺少。临证使用时若无饴糖，可以蜂蜜代替，不可用白砂糖代。如纳差不喜甜食可用麦芽代替。本方加味药多为黄芪、党参、当归、五味子、酸枣仁等。

【类似方证鉴别】

1. 小建中汤与桂枝加芍药汤：都可以治疗虚寒腹痛。小建中汤证是以虚劳为主，无表证；而桂枝加芍药汤证表证未解，气血不和。

2. 小建中汤与温经汤：都可以治疗腹痛。小建中汤证之腹痛属于脾胃虚寒，肝脾不和，必有喜温、喜按等中虚症状；而温经汤证之腹痛是瘀血内热之扰，必有刺痛、口干等。

【原文】

1. 伤寒，阳脉涩，阴脉弦，法当腹中急痛。先与小建中汤，不差者，小柴胡汤主之。（100）

2. 伤寒二三日，心中悸而烦者，小建中汤主之。（102）

3. 虚劳里急，悸，衄，腹中痛，梦失精，四肢酸疼，手足烦热，咽干口燥，小建中汤主之。（《金匮要略》第六篇）

4. 男子黄，小便自利，当与虚劳小建中汤。（《金匮要略》第十五篇）

5. 妇人腹中痛，小建中汤主之。（《金匮要略》第二十二篇）

【医案举例】

1. 腹痛案（刘渡舟医案）

李妇，38 岁。产后失血过多，又加天气严寒，而腹中疼痛，痛时自觉肚皮向里抽动。此时，必须用热物温暖，方能缓解。切其脉弦细，视其舌淡嫩，苔薄。辨为血虚而不养肝，肝急而刑脾，脾主腹，是以拘急疼痛，而遇寒更甚。为疏：

桂枝 10g，白芍 30g，炙甘草 6g，生姜 9g，大枣 7 枚，当归 10g，饴糖 40g（烊化）。

此方服 3 剂，而腹痛不发。转方用双和饮气血两补收功。

2. 反复胃痛案（刘志龙医案）

钟某，女，40 岁，2012 年 4 月 24 日首诊。

首诊：反复胃痛 4 年余，加重 2 天，现症见胃隐痛，喜按，欲呕，嗳气，咽喉灼热感，便溏，日 1 次，舌质淡红，舌苔薄白，脉细。方用小建中汤合失笑散加减：

桂枝 5g，白芍 20g，生姜（颗粒）4 包，大枣 20g，炙甘草 5g，蒲黄 10g，五灵脂 10g，姜半夏 15g，枳壳 10g，海螵蛸 20g，饴糖（自备）30g，7 剂。

二诊：服药后症状好转，大便正常，饮食不注意则胃不适，舌淡红，苔薄黄，脉细弦。

桂枝 5g，白芍 10g，生姜（颗粒）2 包，大枣 20g，炙甘草 5g，蒲黄 5g，五灵脂 5g，姜半夏 10g，枳壳 10g，海螵蛸 20g，饴糖（自备）

30g，葛根 30g，7 剂。

三诊：已无胃痛，舌淡红，苔白，脉沉细。

本例患者胃痛因中焦虚寒，肝脾失和，化源不足所致。中焦虚寒，肝木乘土，故胃隐痛、喜按，便溏，肝气横逆犯胃，故欲呕，胃气上逆，则见嗳气。舌淡红苔薄白，脉细，均为中焦虚寒的表现。治当温中补虚，和里缓急。《伤寒论》中第 100 条"伤寒，阳脉涩，阴脉弦，法当腹中急痛，先与小建中汤"，方中重用甘温质润之饴糖为君，温补中焦，缓急止痛，臣以辛温之桂枝温阳气，祛寒邪，酸甘之白芍养营阴，缓肝急，止腹痛，佐以生姜温胃散寒，大枣补脾益气，炙甘草益气和中，调和诸药，是为佐使之用。其中饴糖配桂枝，辛甘化阳，温中焦而补脾虚；芍药配甘草，酸甘化阴，缓肝急而止腹痛。因咽喉烧灼感，加用海螵蛸制酸，久病必瘀，加失笑散祛瘀止痛。

患者 4 年来的反复胃痛，除了跟自身的体质虚寒有关，还跟饮食相关，建议患者不吃生、冷、过硬、难消化食物，《黄帝内经》中有"饮食自倍，脾胃乃伤"，提醒患者注意饮食节制，同时注意调畅情志，疾病方不易反复。

37. 大柴胡汤

【组成】柴胡半斤　黄芩三两　芍药三两　半夏半升，洗　生姜五两，切　枳实四枚，炙　大枣十二枚，擘　大黄二两

【方歌】大柴胡汤大黄枳，柴芩姜夏芍枣宜，少明合病气火郁，呕吐口苦心下急。

【功用】和解少阳，缓下热结。

【主治】少阳阳明合病。

【方解】方中芍药、黄芩、枳实、大黄清解热入里之烦急，柴胡、半夏启一阳一阴之气，生姜、大枣以发中焦之气。病虽入里，而病情仍欲外达，故制此汤还借少阳之枢而外出，不是如承气之上承热气。

【方证要点】

1. 阳明热结，中气未虚证：以心下急，呕吐，胸胁苦满，口苦咽干，里实为辨证要点。主要症状为心中烦躁，身热有汗，口干烦渴，平时畏热喜凉，面色潮红烘热，小便黄。往来寒热，胸胁满闷，默默不欲饮食，喜呕，烦躁易怒，口苦咽干目眩，或者耳聋、耳鸣；舌质红，舌苔黄干燥，脉弦滑数。

2. 本方具有解痉、止痛、通便、降脂、降压、消炎、利胆等多种功效。常用于急慢性肝炎、脂肪肝、急慢性胆囊炎、胆道蛔虫、胆汁反流性胃炎、食道炎、胆石症、急慢性胰腺炎、肠梗阻、肥胖、高脂血症、高血压、中风、乳腺炎、乳腺小叶增生、尿道结石、哮喘、心律不齐等属于胸肋苦满、口苦咽干、心下急里实者。

3. 心下，是大柴胡汤方证的主治部位，心下急，指剑突下三角部

位拘紧感或窒闷感；心下痞硬，指按压见腹肌紧张；心下按之满痛，是大柴胡汤证的重要客观指征。医生在按压上腹部及右肋下，常常有比较明显的抵抗感和压痛。胆胰疾病多见此腹症。严重者，可见腹痛拒按；病情轻者，则可出现嗳气、腹胀等。呕吐是本方证的又一重要指征。这是胆道胰腺疾病的主要症状。大柴胡汤方证的或然症较多，大多表现为发热、便秘或腹泻，或呕吐，或黄疸，或头痛等。这可能与所病变的系统不同有关。如呼吸道感染、胆道感染可见发热，消化不良可见便秘或腹泻，胰胆疾病可见呕吐、黄疸，高血压等可见头痛等。

4. 体质要求：体格壮实，以中老年较多。上腹部充实饱满，胀痛，进食后更甚，按压轻则为抵抗感或不适感，重则上腹部有明显压痛，腹肌紧张；多伴有嗳气、恶心或呕吐、反流、便秘等。易患高血压、高脂血症、肥胖、胆囊炎、胆石症、胰腺炎、支气管哮喘等。

【类似方证鉴别】

1. 大柴胡汤与大黄附子汤：都可以治疗胁下疼痛。大柴胡汤证属少阳阳明合病，必有胸胀、心下满痛、口苦、呕恶、舌红、脉数等症状；而大黄附子汤证属寒结胁下，必有腹部拒按，历时较久，遇冷而发，得温痛减，四末不温，大便不调，脉象紧弦。

2. 大柴胡汤与大承气汤：都可以治疗腹胀疼痛。大柴胡汤证病位在上腹部，兼胸胁苦满、脉弦之症状；而大承气汤证胀痛部位在脐周，有潮热、汗出、谵语之症状。

3. 大柴胡汤与小柴胡汤：都可以治疗寒热往来、胸胁苦满、口苦目眩。小柴胡汤为少阳虚证之和解方，胸胁苦满较轻，绝无腹痛拒压、大便燥结等阳明之症。

4. 大柴胡汤与柴胡加芒硝汤：柴胡加芒硝汤证病情较大柴胡汤证轻，用于少阳虚证已经成实、尚未全实者。

5. 大柴胡汤与大承气汤：都可以治疗发热、腹痛。大承气汤证腹痛以绕脐痛为主；大柴胡汤证腹痛以心下、上腹部为主。

【原文】

1. 太阳病，过经十余日，反二三下之，后四五日，柴胡证仍在者，先与小柴胡汤。呕不止，心下急，郁郁微烦者，为未解也，与大柴胡汤，下之则愈。（103）

2. 伤寒十余日，热结在里，复往来寒热者，与大柴胡汤。（136）

3. 伤寒发热、汗出不解，心中痞鞕、呕吐而下利者，大柴胡汤主之。（165）

4. 按之心下满痛者，此为实也，当下之，宜大柴胡汤。（《金匮要略》第十篇）

【医案举例】

1. 输尿管结石案（黎崇裕医案）

男，39 岁，2012 年 6 月 4 日初诊。国字脸，啤酒肚，体型中等偏胖，有痛风史。一月前腹痛及尿路刺激征，做 B 超示右输尿管上段结石，经碎石处理后服中成药症减，现 B 超又查到左肾 0.3cm、右肾 0.6cm、0.8cm 大小不同结石。病人面白有光，腰酸。大小便可，腹诊有抵抗，舌润苔白，脉弦。

柴胡 10g，黄芩 3g，姜半夏 10g，生姜 5 片，红枣 3 枚，制大黄 3g，枳实 10g，白芍 10g，炙甘草 10g，茯苓 15g，泽泻 15g，熟地 10g，山茱萸 15g，山药 20g，丹皮 10g，制黑附子（先煎）10g，肉桂 6g，土茯苓 30g，细辛 3g。

用药 10 剂之后，结石已消，无不适，遂停药。

2. 胃溃疡案（刘渡舟医案）

贾某，男，60 岁。患胃溃疡已多年不愈，近因气恼，又复发作。胃脘痛剧，呕吐酸苦，夹有咖啡色物，不能进食，大便已五天未解。西医诊为胃溃疡有穿孔可能，劝动手术治疗，其子不肯。脉弦滑有力，舌苔黄腻。

辨证：肝火郁于胃，灼伤阴络，则吐血如咖啡色物，火自肝灼胃，则呕吐酸苦；火结气郁，则腑气不通而大便不下。

疏方：柴胡 12g，黄芩 9g，半夏 9g，大黄 6g，白芍 9g，枳实 6g，生姜 12g，大枣 4 枚。

服 1 剂，大便畅行三次，排出黑色物与黏液甚多，而胃脘之痛为之大减，其呕吐停止，但觉体力疲倦。后以调养胃气之剂收功。

38. 柴胡加芒硝汤

【组成】柴胡二两十六铢　黄芩一两　人参一两　甘草一两，炙　生姜一两，切　半夏二十铢，本云五枚，洗　大枣四枚，擘　芒硝二两

【方歌】小柴加硝两解方，芒硝后煎入药良，日晡潮热胸胁满，调和胃胆利少阳。

【功用】和解少阳，轻下里实。

【主治】伤寒病少阳未解，阳明燥结。症见胸胁满而呕，便秘或者干结潮热，或者微利潮热。

【方解】本证为少阳枢机不利，阳明燥实微结。故以小柴胡汤和解少阳，芒硝泻热去实，软坚润燥。因正气较虚，里实不甚，故不用大黄、枳实之荡涤破滞，而留人参、甘草以扶正。

【方证要点】

1. 少阳未解，兼阳明实热证：以便秘高热，腹满，腹痛不明显为辨证要点。主要症状为心中烦躁，身热有汗，口干烦渴，平时畏热喜凉，面色潮红烘热，小便黄。往来寒热，胸胁满闷，默默不欲饮食，喜呕，烦躁易怒，口苦咽干目眩，或者耳聋、耳鸣；舌质红，舌苔黄干燥，脉弦滑数。

2. 常用于急性胆囊炎、急性胰腺炎、胃溃疡穿孔、急慢性胃炎、流行性腮腺炎、扁桃体炎、入暮发热、腹中有硬块、呕吐、下利、便秘等属于小柴胡汤证兼有大便燥结，腹中坚，潮热者。

【类似方证鉴别】柴胡加芒硝汤与小柴胡汤：柴胡加芒硝汤证病情较小柴胡汤证重，为中气虚弱，已经成实而尚未全实者。

【原文】伤寒十三日不解，胸胁满而呕，日晡所发潮热，已而微利。此本柴胡证，下之以不得利，今反利者，知医以丸药下之，此非其治也。潮热者，实也。先宜服小柴胡汤以解外，后以柴胡加芒硝汤主之。（104）

【医案举例】

1. 呕吐重症案（闫云科医案）

刘某，女，77岁，解村人。今冬某日，候诊者正以序就诊，突有两彪形汉负一老妪于诊断床，乞余为之先诊。谓半月前脘腹胀痛，恶心呕吐，乡医点滴先锋霉素七天，毫无起色，遂进城住某医院。诊断为：1. 急性胆囊炎；2. 双侧附件区液性病变，性质待查；3 水电解质失调。经抗炎、支持、纠正电解质等治疗七天，每况愈下，已发病危通知书，建议转上级医院诊治。家属认为年事已高，大限将至，已备后事矣，然又不忍视而待毙，遂来求诊也。

观其皓首苍颜，发稀齿缺，病骨支离，色夭少泽，瞑目不语，呼之，目睁有神，舌淡红，苔黄腻。答问之声虽微，然语有伦次，询知身无寒热，嗌不容谷，强食之，必吐出，吐出物为黑红色黏液，嗳逆频频。十余日未得更衣，小便不利，口干不苦。脉沉弦细弱；腹诊，腹皮薄软，心下痞满，右胁下硬满，左少腹直肠、乙状结肠燥屎坚硬拒触。

脉症相参，断为肝胃不和，谷道闭塞，阳明已实，中气大虚之证。窃思，人之将死，必有阳气亡脱之象，或气促大汗，或下利不休，或神昏郑声。本案患者虽如经秋之叶，黄昏之阳，然尚未至油尽灯枯，病邪亦未步肓之上，膏之下，汤液应可及也，故勉力一试。其法当匡扶正气，攻下通幽。腑气通，升降行，生化始能复常，二法不可或缺。若以病重体弱，视硝黄如虎狼，不敢越雷池一步，必致真阳沉沦，难以回春。虽仲圣有伤寒呕多，虽有阳明病不可攻下之训，然不予攻下，何以止吐？呕吐不止，水电解质又何以纠正？且仲圣谓不可攻下，余以为系指单纯用承气汤而言，若和解少阳，兼治阳明，当不在禁忌之属。拟小柴胡加芒硝汤加减：

柴胡 12g，黄芩 10g，半夏 15g，党参 10g，甘草 6g，生姜 10g，芒硝 10g，枳实 10g，白芍 15g，1 剂。

未时进药，服后时许，肠鸣腹痛甚剧，阖家惶恐，子夜吐泻俱作，先下黑色硬粪，后泻脓状黏便。次日，精神大好，饥而索食。老死楚囚之说，已是昨日。此三日后电话询知也，因未能亲睹色脉，嘱以就地寻医调理云。

2. 热入血室案（除全忠医案）

郑某，女，29 岁。患者因月经来潮忽然中止，初起发热恶寒，继即寒热往来，傍晚发热更甚，并自言乱语，天亮时出汗，汗后热退，又复恶寒。口苦、咽干、目眩、目赤，胸胁苦满，心烦喜呕，不欲饮食，神倦，9 天不大便。经某医疗室血液检查：疟原虫阳性。诊为疟疾。按疟疾治疗无效。追询病史，据云：结婚多年，未曾生育。月经不正常，一般都是推迟，3～4 个月来潮一次，经期甚短、量少，继即恶寒发热，虽经服药治疗，但未能根治……舌苔白，脉象弦数。处方：

黄芩、柴胡、半夏、党参、生姜各 9g，炙甘草 6g，大枣 6 枚，芒硝 9g（另冲），加清水 2 杯，煎取半杯，一次服。当日上午 10 时服药，下午 4 时许通下燥屎，所有症状解除。嘱常服当归流浸膏，月经恢复正常。至今 4 年未见复发，并生育 2 个女孩。

39. 桃核承气汤

【组成】桃仁五十个，去皮尖　大黄四两　桂枝二两，去皮　甘草二两，炙　芒硝二两

【方歌】桃核承气硝黄草，桃仁桂枝五药讨，太阳蓄血腹痛急，其人如狂功效好。

【功用】破血逐瘀，清热润燥。

【主治】下焦蓄血证。

【方解】桃核承气，治太阳热结解而血复结于少阳枢纽间者，必攻血通阴，乃得阴气上承，大黄、芒硝、甘草本皆入血之品，必主之以桃仁，直达血所，攻其急结，仍佐桂枝泄太阳随经之余热，内外分解，庶血结无留恋之处矣。

【方证要点】

1. 蓄血证：以二便闭涩，小腹急结，上冲，有坚痛为辨证要点。主要症状为：

（1）腹痛胁痛，或者拘急，绵绵作痛，痛有定处，或者癥病。

（2）月经病：妇女经闭，或者痛经，带有血块。

（3）精神亢奋烦躁或者惊狂不安，胡言乱语，或哭或笑，程度上"其人如狂"。

（4）舌苔脉象：舌质暗淡或紫，舌苔薄白或者黄而干燥少津液，脉沉涩而数，或者滑数。

2. 常用于头痛、脑涨、目赤、齿龈肿痛、鼻衄、倒经、跌打损伤、瘀肿疼痛、肩周炎、更年期综合征、不孕症、前列腺炎、前列腺肥大等

123

属于太阳表邪入腑，热与血相搏而成蓄血证者。

3. 体质要求：面色有光泽，面颊偏红。腹部充实，下腹部紧张，两少腹压痛，特别是左下腹部可触及索状物，并有抵抗与压痛。精神不安定、烦躁者，常伴有便秘、小便频数、脉实有力等症。

【类似方证鉴别】

1. 桃核承气汤与抵当汤：都是逐瘀之剂，抵当汤与桃核承气汤相比为逐瘀重剂。山田正珍氏认为，此证比桃核承气汤证倍重，彼小腹急结，此则小腹硬满，彼如狂，此则发狂。

2. 桃核承气汤与桂枝茯苓丸：都可以治疗少腹急结。桂枝茯苓丸证病势较缓，绝无烦躁、如狂等精神症状。

【原文】太阳病不解，热结膀胱，其人如狂，血自下，下者愈。其外不解者，尚未可攻，当先解其外。外解已，但少腹急结者，乃可攻之，宜桃核承气汤。（106）

【医案举例】

1. 痤疮案（唐医易先生）

潘某，女，1985 年生，2009 年 9 月 14 日就诊，经来有血块色黑，量少，时间尚准，有严重酒渣鼻和痤疮（每于经前发于唇周及下巴），发作时形容惨不忍睹。大便长期秘结，数天一行，干硬有时如羊粪状，口渴引饮。舌色暗瘀，舌皱，苔白腻。初诊予以十多剂桂枝茯苓丸合当归芍药散，经来好转，然而酒渣鼻和唇周、下巴的痤疮旋好旋坏。于2009 年 9 月 30 日至 2009 年 10 月 22 日，共投桃仁承气汤（桃仁 10g，大黄 15g，芒硝 9g，炙甘草 6g，桂枝 6g）10 剂，外用颠倒散涂敷，获得基本痊愈，大便之后也恢复正常。

2. 尿血案（闫云科医案）

宋某，女，13 岁，2 个月前感冒，恶寒发热，随之尿血，夹有血丝、血块。经治，寒热解，尿血不止。后在忻州某医院、太原某儿童医院做肾造影、膀胱镜检查均未发现异常。住院月余，亦曾服过凉血止血中药，血仍不止，镜检尿中红细胞＋＋＋＋，遂于 1991 年 3 月 16 日来诊。

尿色呈洗肉水样，不急不频，不痛不灼，非湿热下注也。知饥欲食，大便正常，口渴思冷，舌苔薄白，脉沉滑略数，亦非脾不统血之候也。腹诊：脐右、左少腹急结拒压。

少腹急结者，瘀血证也。初患太阳病，未及时宣散，致瘀结膀胱，瘀血不去，新血难安，故尿血两月不止。凉血止血用于血热者宜，血瘀证则非所宜也，当桃仁承气汤逐瘀以治。然思冷脉数，热象较著，桂枝辛温显属不当，宜化裁用之。拟：

桃仁 10g，川军 10g，柴胡 10g，甘草 6g，芒硝 6g，三七 3g，2 剂。

二诊：药后泄泻四次，尿血止，脐右压痛及左少腹急结消失。仍口干，思饮思冷，系阴津亏损，虚火上炎。此时之治，宜养阴生津，清热凉血。拟：

生地 30g，丹皮 10g，白芍 15g，茅根 30g，石膏 30g，麦冬 10g，3 剂。

三诊：小便再未见红，镜检阴性，口干思饮亦轻，嘱上方续服 3 剂。

按：古有"蓄血膀胱"一词。余行医 20 余年，对此证一直存疑。由今观之，果有蓄膀胱者。特志之。

40. 柴胡加龙骨牡蛎汤

【组成】柴胡四两　龙骨　黄芩　生姜切　铅丹　人参　桂枝去皮

茯苓各一两半　半夏二合半，洗　大黄二两　牡蛎一两半，熬

大枣六枚，擘

【方歌】柴加龙牡桂丹铅，大黄茯苓记要谙，减去甘草铅要裹，胸满烦惊小便难。

【功用】和解清热，镇惊安神。

【主治】少阳病兼心胆不宁证。

【方解】本方由小柴胡汤去甘草，加桂枝、茯苓、大黄、龙骨、牡蛎、铅丹而成，治少阳不和，气火交郁，心胆不宁的胸满、烦惊、谵语、小便不利等症。《绛雪园古方选注》释："柴胡引升阳药以升阳；大黄引阴药以就阴；参草助阳明之神明，即所以益心虚也；茯苓、半夏、生姜启少阳三焦之枢机，即所以通心机也；龙骨、牡蛎入阴摄神，镇东方甲乙之魂，即所以镇心惊也；龙牡顽纯之质，佐桂枝即灵；邪入烦惊，痰气固结于阴分，用铅丹即坠。至于心经浮越之邪，借少阳枢转出于太阳，即从兹收安内攘外之功矣。"

【方证要点】

1. 少阳病兼心胆不宁证：以胸满烦惊，二便不利，一身尽重，不可转侧为辨证要点。主要症状为胸膈胁肋部位的胀满、憋闷，呼吸不畅，或常欲叹息，烦躁易怒，甚至躁动不宁，容易惊悸、做恶梦；舌质红，或湿润，舌苔薄黄少津或苔厚黄腻，脉弦数，或沉紧。

2. 常用于癫痫、精神分裂症、神经官能症、癔病、抑郁症、焦虑

症、躁狂症、高血压病、动脉硬化症、冠心病、脑震荡后遗症、脑出血后遗症、血管神经性头痛、失眠、膈肌痉挛、慢性疲劳综合征、更年期综合征等属于小柴胡汤见气冲心悸、二便不利、烦惊不安者。

3. 尾台榕堂在《类聚方广义》中注解本方时也提出，本方主治"小柴胡汤证而胸腹有动，烦躁惊狂，大便难，小便不利者"。矢数道明先生认为本方为治疗实证的处方，其方证主治介于大、小柴胡汤方证之间，常常表现为胸胁苦满，心下部有抵抗或自觉膨满，脐上动悸，因腹主动脉跳动亢进所致之腹部上冲感，心悸不眠，烦闷，易惊，焦躁易怒，易动感情，善太息，甚则出现狂乱、痉挛等，小便不利，大便偏秘。

4. 胸满是辨证的核心所在，也是用柴胡剂的重要指征。胸满闷憋胀是柴胡证之一，典型者还可见到口苦、咽干、目眩、往来寒热、默默不欲饮食、心烦喜呕等小柴胡汤证。除胸胁部位的不适外，还常见身体侧面、腹股沟等"柴胡带"的病变。黄煌教授总结提炼的"柴胡体质"亦有助于本方证的判断。

5. 少阳病常常兼夹太阳不和、阳明里实、太阴脾虚和心胆不宁等证候。少阳病兼太阳表证用柴胡桂枝汤；少阳病兼阳明里实用大柴胡汤；少阳病兼太阴脾虚用柴胡桂枝干姜汤；少阳病兼心胆不宁用柴胡加龙骨牡蛎汤。

6. 铅丹有毒，临床亦难得，笔者一般是用炙甘草代替之，这样柴胡加龙骨牡蛎汤就可以分割为小柴胡汤加桂甘龙牡汤加茯苓、大黄。小柴胡汤和解少阳，桂甘龙牡汤镇惊安神，茯苓祛湿，大黄清热，临床运用亦可依据分割处方方式来临证用方。

7. 体质要求：体格中等或偏瘦，营养状况中等。面色黄或白，抑郁神情，表情淡漠，疲倦貌。主诉以自觉症状为多，但体检无明显器质性改变。大多伴有睡眠障碍，多恶梦，易惊，有不安感，食欲不振，意欲低下，乏力，畏冷，大便或秘或泻，或有关节疼痛。脉多弦，胸胁苦满，两胁下按之有抵抗感。

【类似方证鉴别】柴胡加龙骨牡蛎汤与黄连阿胶汤：都可以治疗心烦不眠。柴胡加龙骨牡蛎汤证为肝郁化火生痰，上扰心神，多兼胸满惊悸，脉象沉弦，或脉上鱼际；而黄连阿胶汤证是阴虚内热，多兼五心烦热，舌红少苔或无苔，脉细。

【原文】伤寒八九日，下之，胸满烦惊，小便不利，谵语，一身尽重，不可转侧者，柴胡加龙骨牡蛎汤主之。（107）

【医案举例】

1. 癫痫案（刘渡舟医案）

尹某，男，34 岁。因惊恐而患癫痫病。发作时惊叫，四肢抽搐，口吐白沫，汗出。胸胁发满，夜睡呓语不休，且乱梦纷纭，精神不安，大便不爽。视其人神情呆滞，面色发青，舌质红，舌苔黄白相间。脉象沉弦。辨为肝胆气郁，兼有阳明腑热，痰火内发而上扰心神，心肝神魂不得潜敛之故。治宜疏肝泻胃，涤痰清火，镇惊安神。处方：

柴胡 12g，黄芩 9g，半夏 9g，党参 10g，生姜 9g，龙骨 15g，牡蛎 15g，大黄 6g（后下），铅丹 3g（布包），茯神 9g，桂枝 5g，大枣 6枚。

服 1 剂则大便通畅，胸胁之满与呓语皆除，精神安定，惟见欲吐不吐，胃中嘈杂为甚，上方加竹茹 16g，陈皮 10g，服之而愈。

2. 小儿舞蹈病案（朱进忠医案）

张某，女，12 岁。手足乱动，行走不稳，挤眉弄眼等 5 个多月。某院诊为"舞蹈病"。烦躁易怒，时时叹气，脉弦而细。综合脉证，诊为邪入少阳，痰湿内郁，风邪外客。故拟柴胡加龙骨牡蛎汤加减，解少阳，化痰湿，疏风定痉。

柴胡 3g，桂枝 6g，白芍 6g，黄芩 6g，半夏 6g，党参 6g，茯苓 6g，生龙骨 6g，生牡蛎 6g，甘草 6g，生姜 2 片，大枣 2 枚。

服药 3 剂诸症好转，继服 30 剂而愈。

41. 桂枝去芍药加蜀漆牡蛎龙骨救逆汤

【组成】桂枝三两，去皮　甘草二两，炙　生姜三两，切　大枣十二枚，

擘　牡蛎五两，熬　蜀漆三两，洗去腥　龙骨四两

【方歌】桂枝去芍恐助阴，痰水犯心狂躁纷，龙牡安神桂枝助，蜀漆涤饮有奇勋。

【功用】健脾化痰，镇惊安神。

【主治】心阳不足，痰迷心窍证。

【方解】桂枝汤，阳药也。然必去芍药之阴重，始得疾趋以达以阳位；既达阳位矣，其神之惊狂者，漫难安定，更加蜀漆为之主统，则神可赖之以攸宁矣。缘蜀漆之性最急，丹溪谓其能飞补是也，更加龙骨、牡蛎有形之骨属，为之舟楫，以载神而返其宅，亦于重以镇祛、涩以固脱之外，行其妙用。

【方证要点】

1. 心阳不足，痰迷心窍证：以腹无痉挛而兼有胸满，惊狂，卧起不安，胸腹动剧为辨证要点。主要症状为心下悸，喜按；或者其人叉手自冒心，心中空悬感，或自觉惕怵感，如有人捕之；兼有神志病，烦躁不宁，或者失眠多梦，更有甚者癫狂或者惊狂；舌质淡或嫩红、湿润，舌苔白厚或者腻，脉浮滑。

2. 常用于神经衰弱、精神分裂症、惊狂、神经性痛、疟疾、动悸、多汗、多痰、惊惕等属于神不内守，阳气浮越者。

【类似方证鉴别】桂枝去芍药加蜀漆牡蛎龙骨救逆汤与桂甘龙牡汤：两者都是因为烧针引起神经兴奋，内脏被其感动而致烦躁，但是桂

枝去芍药加蜀漆牡蛎龙骨救逆汤证比桂甘龙牡汤证更严重，伴随有惊狂、卧起不安等现象

【原文】伤寒脉浮，医以火迫劫之，亡阳，必惊狂，卧起不安者，桂枝去芍药加蜀漆牡蛎龙骨救逆汤主之。（112）

【医案举例】

1. 神乱案（刘渡舟医案）

董某，男，28 岁。因精神受到刺激而犯病，心中烦躁不安，或胆怯惊怕，或悲伤欲哭，睡眠不佳，伴有幻听、幻视、幻觉"三幻症"，胸中烦闷难忍。舌苔白厚而腻，脉弦滑。辨为肝气郁滞，痰浊内阻而上扰心宫。处方：

桂枝 6g，生姜 9g，蜀漆 4g（以常山代替），龙骨 12g，牡蛎 12g，黄连 9g，竹茹 10g，郁金 9g，菖蒲 9g，胆星 10g，大黄 9g。

服药 2 剂，大便作泻，心胸顿觉舒畅，上方减去大黄。又服 3 剂后，突然呕吐痰涎盈碗，从此病证大为减轻，最后用涤痰汤与温胆汤交替治疗而获痊愈。

2. 惊狂案（胡希恕医案）

王某，女，26 岁。旁观修理电线而受惊吓，出现惊悸，心慌，失眠，头痛，纳差，恶心，时有喉中痰鸣，每有声响则心惊变色，烦躁而骂人不能自控，逐渐消瘦，由两人扶持来诊。苔白腻，脉弦滑寸浮。此寒饮郁久上犯，治以温化降逆。

桂枝 10g，生姜 10g，炙甘草 6g，大枣 4 枚，半夏 12g，茯苓 12g，生牡蛎 15g，生龙骨 15g。

服 3 剂，心慌、喉中痰鸣减轻。服 6 剂，纳增，睡眠好转。再服 10 剂，诸症皆消。

42. 桂枝加桂汤

【组成】桂枝五两，去皮　芍药三两　生姜三两，切　甘草二两，炙　大枣十二枚，擘

【方歌】桂枝加桂剂量增，奔豚冲心来势凶，平冲降逆解外寒，补心代肾立奇功。

【功用】温阳祛寒，平冲降逆。

【主治】下焦寒气上冲之奔豚证。

【方解】奔豚乃少阴肾水凌心之证，何以主用桂枝太阳之方？盖太阳为诸阳主气，而行太阳之令者，心主是也。太阳伤寒，理应发汗，汗为心之液，全赖心主之一点真阳，以化气而逐邪。误用温针，则寒邪不外出而内入，内入则扰动心营，心阳受寒邪所迫，君主孤危，肾水得而乘之矣。核起而赤，心阳不能内固，色已外见，气从少腹上冲心，水邪上逆，真火将受其扑灭。故亟灸核上，先使温经而复阳，而方中重用桂枝者，以桂枝能直入营分，扶阳化气，得此重兵以建赤帜，则君主得自振拔，而肾水自降，泄北补南，一举两得，此为制胜之师。

【方证要点】

1. 寒气上冲之奔豚证：以气从少腹上冲胸咽为辨证要点。主要症状为：气从少腹上冲心胸，刺痛欲死，起卧不安，有发作性；心下悸，短气急迫不能忍耐，汗出恶风，头痛或者头晕，鼻鸣，鼻塞流清涕，小便清；舌质淡，舌苔薄白滑，脉沉迟。

2. 常用于神经官能症、神经衰弱、歇斯底里性冲逆、感冒、妇人更年期之"逆上感"、呃逆、食后嗜睡、癔病、膈肌痉挛、结肠过敏症

131

及心脏病等属于桂枝汤证而气上冲剧甚者。

【类似方证鉴别】

1. 桂枝加桂汤与桂枝汤：都可以治疗气上冲逆。桂枝加桂汤证较桂枝汤证，寒邪较盛，冲逆较急，且已成奔豚。

2. 桂枝加桂汤与奔豚汤：都是治疗奔豚方。桂枝加桂汤证已成奔豚，属寒邪为患，故加桂以温之降之；而奔豚汤证为肝气郁结，化火上逆，故有口苦烦渴，往来寒热之症状。

3. 桂枝加桂汤与苓桂草枣汤：都是治疗奔豚。桂枝加桂汤证已成奔豚，属寒邪为患，故加桂以温之降之；而苓桂草枣汤证为阳虚水饮上逆，欲作奔豚而未成奔豚，故有脐下悸动，小便不利。

【原文】烧针令其汗，针处被寒，核起而赤者，必发奔豚。气从少腹上冲心者，灸其核上各一壮，与桂枝加桂汤，更加桂二两也。(117)

【医案举例】

1. 奔豚案（岳美中医案）

老友娄某的爱人，年七十，患呕吐、腹痛一年余，于 1973 年 4 月 16 日远道来京就诊。询其病状，云腹痛有发作性，先呕吐，即于小腹虬结成瘕块而作痛，块渐大，痛亦渐剧，同时气从小腹上冲至心下，苦闷欲死。既而冲气渐降，痛渐减，块亦渐小，终至痛止块消如常人。此中医之奔豚气。患者因其女暴亡，悲哀过甚，情志经久不舒而得此证，予仲景桂枝加桂汤：

桂枝 15g，白芍 9g，炙甘草 6g，生姜 9g，大枣 4 枚，水煎温服，每日 1 剂。

共服上方 14 剂，奔豚气大为减轻，腹中作响，仍有一次呕吐。依原方加半夏 9g，茯苓 9g，以和胃蠲饮，嘱服 10 剂。药后，时有心下微作冲痛，头亦痛，大便涩，左关脉弦，与理中汤加肉桂、吴茱萸，数剂而愈。

2. 眩晕案（闫云科医案）

王某，女，58 岁。眩晕 20 余日，时作时止，晕时腹中气上冲逆，甚则呕吐、耳鸣，感觉周围旋转，如步云里。望其面微暗红，形容憔悴，舌淡红，苔白腻。询知患糖尿病 6 年，去岁眩晕亦如是发作，经住院诊断为脑供血不足，至今仍服西比林、舒血宁等。时发热，汗自出，纳呆，便溏，日二三行，腹不痛，腰不酸。诊得脉象沉弦。触其腹，心下悸甚，腹肌挛结。测得血压 124/82mmHg，血糖 5.6mmol/L，甘油三酯、总胆固醇皆在正常范围。

脉症分析：眩晕时发时止，缘于腹中气冲与伏，冲甚则晕甚，冲伏则晕停，此冲脉之病也。观便溏下利，知其下焦伏寒，寒邪犯冲，故气逆而晕也。桂枝加桂汤温阳散寒、平冲降逆，正用武之时也。

桂枝 15g，白芍 10g，炙甘草 10g，生姜 10 片，红枣 12 枚，3 剂。

二诊：眩晕、冲逆大减，时发热、汗自出亦轻。仍纳呆，便溏。近口干思饮，此寒邪祛散，阳气萌升之象也，法不可更。

原方 3 剂，药后病愈。

43. 桂枝甘草龙骨牡蛎汤

【组成】桂枝一两，去皮　甘草二两，炙　牡蛎二两，熬　龙骨二两

【方歌】桂枝甘草组成方，龙牡加入安神良，心悸同时兼烦躁，补阳宁心效果彰。

【功用】扶阳安神，补心镇惊。

【主治】心阳虚烦躁证。

【方解】桂枝、甘草、龙骨、牡蛎，其义取重于龙、牡之固涩。仍标之曰桂、甘者，盖阴钝之药，不佐阳药不灵。故龙骨、牡蛎之纯阴，必须借桂枝、甘草之清阳，然后能飞引入经，收敛浮越之火、镇固亡阳之机。

【方证要点】

1. 心阳虚烦躁证：以心悸烦躁，胸腹动悸为辨证要点。主要症状为：有服药发汗后，大汗出或者自汗出的病史，心下悸动，喜按；气短接不上气或憋闷感，心中空悬感，或自觉惕怵不安感；兼有烦躁不宁；舌质淡或嫩红、湿润，舌苔薄白，脉虚弱。

2. 常用于心悸、心神经官能症、室性心动过速、心动过缓、心律不齐、心肌缺血、室性早搏、精神分裂症、精神抑郁症、神经性头痛、失眠等属于桂枝甘草汤证又见烦躁惊悸者。

【类似方证鉴别】

1. 桂枝甘草龙骨牡蛎汤与干姜附子汤：都可以治疗烦躁。桂枝甘草龙骨牡蛎汤证是心阳虚烦躁，由于阳虚不得守护心神，故而烦躁伴有心悸；而干姜附子汤证是肾阳虚烦躁，由于邪气内扰而动神明，故而日

间烦躁，夜而安静，脉沉微。

2. 桂枝甘草龙骨牡蛎汤与茯苓四逆汤：都可以治疗烦躁。桂枝甘草龙骨牡蛎汤证是心阳虚烦躁，由于阳虚不得守护心神，故而烦躁伴有心悸；而茯苓四逆汤证是肾阴阳两虚证，由于阴阳不调无法济心神，故而烦躁不分昼夜。

3. 桂枝甘草龙骨牡蛎汤与竹叶石膏汤：都可以治疗烦躁。桂枝甘草龙骨牡蛎汤证是心阳虚烦躁，由于阳虚不得守护心神，故而烦躁伴有心悸；而竹叶石膏汤证是胃热津伤证，由于胃热上扰躁动心神，故而烦躁欲饮水。

4. 桂枝甘草龙骨牡蛎汤与大青龙汤：都可以治疗烦躁。桂枝甘草龙骨牡蛎汤证是心阳虚烦躁，由于阳虚不得守护心神，故而烦躁伴有心悸；而大青龙汤证是外寒内热，由于邪热扰动神明，故而烦躁无汗，舌红苔黄。

【原文】火逆下之，因烧针烦躁者，桂枝甘草龙骨牡蛎汤主之。（118）

【医案举例】

1. 自汗案（岳美中医案）

李某，男，40岁，1972年6月11日就诊。患项部自汗，竟日淋漓不止，频频作拭，颇感苦恼，要求中药治疗。诊其脉浮缓无力，汗自出。分析病情：项部是太阳经脉所过，长期汗出，系经气向上冲逆，持久不愈，必致虚弱。因投以仲景之桂枝甘草龙骨牡蛎汤，和阳降逆，协调营卫，收敛浮越之气。先服4剂，自汗止。再服4剂，以巩固疗效。

2. 失眠案（唐医易医案）

黄某，女，1920年5月生。2010年12月2日就诊，主诉：半月来不能入睡，烦躁不能入寐，尿频尿短少，大便干硬不是每天有，没有胃口，手颤抖，睡不着时就偶尔会又哭又笑，状若疯癫。舌色略淡，苔白厚腻（有 60 年烟龄），左脉浮弦软略大，右脉浮弦细，至数平。

　　桂枝 6g，甘草 12g，龙骨 15g，牡蛎 15g，1 剂。

　　2010 年 12 月 3 日早起其儿子来电：昨夜能入眠矣。要再追几帖巩固疗效。

　　桂枝 6g，甘草 12g，龙骨 15g，牡蛎 15g，3 剂。

　　药后失眠症状痊愈。

44. 抵当汤

【组成】 水蛭熬　虻虫各三十个，去翅足，熬　桃仁二十个，去皮尖　大黄三两，酒洗

【方歌】 抵当汤中用大黄，虻虫桃蛭力最强，少腹硬满小便利，攻瘀逐热治发狂。

【功用】 攻逐蓄血，清热化瘀。

【主治】 下焦蓄血证。

【方解】 甘缓结，苦泄热，桃仁、大黄之甘苦，以下结热。苦走血，咸渗血，虻虫、水蛭之苦咸，以除蓄血。

【方证要点】

1. 血蓄下焦证：以下腹膨硬有坚痛，大便色黑，小便利为辨证要点。主要症状为：

（1）癫狂证：程度上"其人发狂"，或者身黄，小便自利。

（2）月经病：妇女经闭，或者痛经，带有血块。

（3）瘀血证。

（4）善忘。

（5）阳明实热证轻证：大便溏而色黑，腹满腹痛，拒按或者腹壁有抵触感，烦躁身热有汗，谵语烦渴，平时畏热喜凉，口干口苦，面色潮红烘热，小便黄。以上症状，见到一两个便可。

（6）舌质暗淡或紫，舌苔薄白或者黄而干燥少津液，脉沉涩结。

2. 常用于子宫肌瘤、子宫癌、闭经、脱疽、狂犬病、卵巢囊肿、精神分裂症、癫痫等属于太阳之邪随经入腑，热与血互结于下焦者。

【类似方证鉴别】抵当汤与桃核承气汤：都是逐瘀之剂，抵当汤与桃核承气汤相比为逐瘀重剂。山田正珍氏认为，此证比桃核承气汤证倍重，彼小腹急结，此则小腹硬满，彼如狂，此则发狂。

【原文】

1. 太阳病，六七日表证仍在，脉微而沉，反不结胸，其人发狂者，以热在下焦，少腹当鞭满，而小便自利者，下血乃愈。所以然者，以太阳随经，瘀热在里故也，抵当汤主之。（124）

2. 太阳病身黄，脉沉结，少腹鞭，小便不利者，为无血也。小便自利，其人如狂者，血证谛也，抵当汤主之。（125）

3. 阳明证，其人喜忘者，必有蓄血。所以然者，本有久瘀血，故令喜忘。屎虽鞭，大便反易，其色必黑者，宜抵当汤下之。（237）

4. 病人无表里证，发热七八日，脉虽浮数者，可下之。假令已下，脉数不解，今热则消谷，喜饥，至六七日，不大便者，有瘀血，属抵当汤。（257）

【医案举例】

1. 中心性视网膜炎案（刘渡舟医案）

刘某，女，31 岁。产后受风引起目疼，以致视力逐渐下降已 2 年余。病变先从右眼开始，视力从 1.2 降至 0.1。经眼底检查发现眼底水肿，黄斑区呈棕黑色变化，被诊断为"中心性视网膜炎"。经过治疗，右眼视力恢复到 1.0，但左眼视力又从 1.5 下降至 0.1，用中成药石斛夜光丸后，视力有所上升，左眼达 0.8，右眼至 1.2。但患者常觉后背疼痛，右侧少腹亦疼，每临月经两腿发胀，腰腹剧痛。而且精神紧张，惊怖不安，少寐善忘，舌质暗绛，舌边有瘀斑，脉弦滑。根据上述脉症，辨为下焦蓄血，气滞血瘀，瘀浊上扰，乃用逐瘀活血之法治疗。

大黄 9g，桃仁 15g，虻虫 6g，水蛭 6g，丹皮 9g，白芍 9g。

服药后约六七个小时，出现后脑部跳动性疼痛，同时小腹疼痛难忍，随即大便泻下颇多，小便赤如血汁，而后诸痛迅速减轻，顿觉周身轻松，头目清晰。此后转用血府逐瘀汤加决明子、茺蔚子，又服 6 剂后，视力恢复如常人，经眼科检查，黄斑区棕黑色病变已基本消失。

2. 发黄案（唐祖宣医案）

丁某，男，49 岁，1977 年 6 月 13 日就诊。半年前患传染性黄疸型肝炎。黄疸消退后，形瘦面黄，身黄如熏，查黄疸指数在正常范围，服补益气血药多剂无效。症见两眼暗黑，肌肤微热，五心烦热，失眠多梦，腹满食少，大便不畅，小便自利，时黄时清，脉沉涩，舌瘦有瘀斑。此瘀热于内，治宜化瘀泻热。

方用：水蛭、桃仁、大黄各 90g，虻虫 30g，共为细末，炼蜜为丸。每服 3g，日 3 次。

初服泻下黑便，饮食增加，心烦止。续服夜能入眠，身黄渐去，药尽病愈。

45. 大陷胸汤

【组成】大黄六两，去皮　芒硝一升　甘遂一钱匕

【方歌】大陷胸汤遂硝黄，心下硬痛脉紧强，热气内陷水热结，小有潮热要参详。

【功用】泻热逐水，破结通关。

【主治】大结胸证。

【方解】方中甘遂善攻逐水饮，泻热破结，为君药。大黄、芒硝荡涤肠胃，泻结泄热，润燥软坚，为臣佐之用。综观全方，泻热与逐水并施，使水热之邪从大便而去，且药简量大，力专效宏，为泻热逐水之峻剂。

【方证要点】

1. 大结胸证：以心下结硬、满痛拒按而烦躁为辨证要点。主要症状为胸胁下迫，少腹满痛，手不可近，心下痛，按之石硬，大便秘结，舌苔黄腻，脉沉紧或沉滑者。

2. 常用于冲心型脚气、急性胃炎、十二指肠溃疡并发穿孔、弥漫性腹膜炎、肠梗阻、脑膜炎、水肿、痢疾、小儿龟背、胰腺炎、肝硬化腹水、肾炎水肿等属于水热互结，病位在膈下，体格壮实者。

【类似方证鉴别】

1. 大陷胸汤与小陷胸汤：都可以治疗结胸。大陷胸汤证水热结于胸腹，其势较盛，脘腹石硬拒按；而小陷胸汤证痰热结于心下，病邪较轻，心下按之始痛（不按则不痛）。

2. 大陷胸汤与大陷胸丸：都可以治疗结胸。大陷胸丸证程度较轻，

病势较缓，病位较高，症见胸膈胀痛拒压，喘息不得卧。

3. 大陷胸汤与大承气汤：都可以治疗腹痛拒压，潮热便秘。大陷胸汤证痰热互结，痛位在胸膈至少腹；而大承气汤证结滞在肠，痛位在脐周。

4. 大陷胸汤与白散：都可以治疗胸膈硬满拒按，呼吸困难，大便不通。大陷胸汤证为痰热互结，白散证为寒痰相凝，故白散证无发热、头汗出、舌燥口渴之症状。

【原文】

1. 太阳病，脉浮而动数，浮则为风，数则为热，动则为痛，数则为虚，头痛发热，微盗汗出，而反恶寒者，表未解也。医反下之，动数变迟，膈内拒痛，胃中空虚，客气动膈，短气躁烦，心中懊憹，阳气内陷，心下因鞕，则为结胸，大陷胸汤主之。若不结胸，但头汗出，余处无汗，剂颈而还，小便不利，身必发黄。（134）

2. 伤寒六七日，结胸热实，脉沉而紧，心下痛，按之石硬者，大陷胸汤主之。（135）

3. 伤寒十余日，热结在里，复往来寒热者，与大柴胡汤，但结胸无大热者，此为水结在胸胁也，但头微汗出者，大陷胸汤主之。（136）

4. 太阳病，重发汗而复下之，不大便五六日，舌上燥而渴，日晡所小有潮热，从心下至少腹硬满而痛不可近者，大陷胸汤主之。（137）

【医案举例】

1. 脑膜炎案（张挚甫医案）

何某，男，3岁，于1938年诊于重庆。病发热气急，呕吐频频，迷睡昏沉，咬牙面青，角弓反张，手足抽搐，胃脘坚硬如石，病情险恶。其父母惊惶万状，手足无措，曾抱孩至医院请求急诊。经化验检查，诊断为脑膜炎，必须住院医治。因所需费用太巨，一时无法筹措，故服中药。乃书一大陷胸汤：

制甘遂0.9g，大黄4.5g，芒硝4.5g（冲）。

前后连进 3 剂（制甘遂加至 1.5g，大黄、芒硝各加至 6g），服后下粪水及痰涎甚多，抽搐止，呼吸平，病有转机。续与甘寒生津之剂而告愈。

2. 阑尾炎案（闫云科医案）

闫某，男，32 岁。腹痛五日，市某医院诊断为急性阑尾炎，注射青霉素四天，发热虽退，疼痛未已。嘱令手术，彼惧开刀，求服中药。

右少腹硬满疼痛，手不可近，时剧时轻，痛甚时手足厥冷，面惨色变，腹中辘辘水声可闻。恶心欲吐，三日未得更衣。舌苔黄腻，脉象沉弦有力。

审证察脉，病属结胸，为水热互结而成，痞阻于中，致升降障碍，传导失司，上湿下燥，因之而成。曹颖甫先生善用仲圣陷胸汤，姑仿效之。

川军 10g，芒硝 6g，甘遂 3g（冲）。

大陷胸汤果然无敌天下，服后片刻，腹痛大作，暴泄数次，疼痛随之减轻。后投大黄牡丹汤 5 剂，疼痛尽失。三味廉药，得免金刃之苦，诚幸事也。

46. 小陷胸汤

【组成】 黄连一两　　半夏半升，洗　　栝楼实大者一枚

【方歌】 小陷胸汤大瓜蒌，半夏黄连三药投，痰热胶结心下痛，利痰清热服之瘳。

【功用】 清热化痰，宽胸散结。

【主治】 痰热凝结心下之小结胸证。

【方解】 黄连解心下之热，半夏以疏脉络之结，瓜蒌性寒凉，导心下脉络之结热以下降。合之以涤胸膈痰热，开胸膈气结，攻虽不峻，亦能突围而入，故名小陷胸汤。

【方证要点】

1. 痰热凝结心下证：以胸下满闷、按之痛，但痛而不硬为辨证要点。主要症状为胸脘痞闷，按之则痛，心下结痛，气喘闷，嘈杂吐酸，咳痰黄稠；舌苔黄腻，脉浮滑。

2. 常用于咳嗽面赤、胸腹胁常热、胃痛、胃酸过多、急性胃炎、十二指肠炎、支气管炎、肺炎、渗出性胸膜炎等属于痰热结于心下者。

3. 唐医易先生对此方的临床扩展运用

（1）乳腺炎：乳腺炎是急性化脓性炎症。多发生于初产妇哺乳期，因乳汁不通，瘀结化热，形成局部红肿热痛，甚至引起全身发热。若未成脓者，可用本方治疗，软坚散结，清泄热邪而愈。

（2）胃脘部疮疡：胃脘部疮疡是指疮疡长在剑突下、上脘部。中医学认为，诸痛疮痒皆属于心。心主血脉，热邪灼伤血脉，血与热结，则肌肤红肿疼痛。症见上脘部高起红肿疼痛，未成脓者，可用本汤清热

散结，"高者陷之"之义也。

（3）肝硬化：这里是指治疗无腹水的肝硬化，或是肝硬化腹水，腹水解除后。用本方加枳实、佛手、甘草治之，能获满意的疗效。

4. 体质要求：患者心烦，失眠，或咳嗽，痰黄黏腻不易咳出，或便秘；腹部、胸胁部痞胀，特别是心下按之疼痛；舌质红，舌苔黄腻，脉浮滑数。

【类似方证鉴别】

1. 小陷胸汤与大陷胸汤：都可以治疗结胸。小陷胸汤证痰热结于心下，病邪较轻，心下按之始痛（不按则不痛）；而大陷胸汤证水热结于胸腹，其势较盛，脘腹石硬拒按。

2. 小陷胸汤与半夏泻心汤：都可以治疗心下痞满。小陷胸汤证痰热结于心下，病邪较轻，心下按之始痛（不按则不痛）；而半夏泻心汤证为中虚而寒热错杂，临床以心下痞、吐、利为主要症状。

【原文】小结胸病，正在心下，按之则痛，脉浮滑者，小陷胸汤主之。（138）

【医案举例】

1. 胃脘痛案（刘渡舟医案）

孙某，女，58 岁。胃脘作痛，按之则痛甚，其疼痛之处向外鼓起一包，大如鸡子，濡软不硬。患者恐为癌变，急到医院作 X 光钡餐透视，因需排队等候，心急如火，乃请中医治疗。切其脉弦滑有力，舌苔白中带滑。问其饮食、二便，皆为正常。辨为痰热内凝，脉络瘀滞之证。为疏小陷胸汤：

糖瓜蒌30g，黄连9g，半夏10g。共服 3 剂，大便解下许多黄包黏液，胃脘之痛立消，病愈。

2. 呕吐案（何正海医案）

朱某，女，35 岁，1987 年 9 月 7 日初诊。因操劳过度，饮食失节以致脘腹胀痛，心下痞微痛，烦躁不安，呕吐不止。呕吐之物为痰涎和胆汁，病已 6 日。大便秘结，小便黄。舌质红，苔黄腻，脉滑数。证属痰热内阻型呕吐。方用小陷胸汤：

黄连 10g，半夏 10g，瓜蒌仁 15g。

服 2 剂，病愈。

47. 白散

【组成】桔梗三分　巴豆一分，去皮心，熬黑研如脂　贝母三分

【方歌】白散三物巴桔贝，寒实结胸此方贵，或吐或利分上下，中病即止莫伤胃。

【功用】攻寒逐水，涤痰破结。

【主治】寒实结胸证。

【方解】白散方，贝母主疗心胸郁结，桔梗能开提血气，利膈宽胸，然非巴豆之辛热斩关而入，何以胜桔梗、贝母之苦寒，使阴气流行而成阳也？白饮和服者，甘以缓之，取其留恋于胸，不使速下耳。散者，散其结塞，比汤以荡之更精。

【方证要点】

1. 寒实结胸证：以喉中塞感、咳而胸痛、胸高息迫为辨证要点。主要症状为胸中满而振寒，不发热，咳，咽干不渴，时出浊唾腥臭，久久吐脓如粳米粥，喉头白腐，呼吸困难，舌淡胖，苔白厚而腻。

2. 常用于肠胃痛、幽痛、胸背挛痛、疮毒内攻、肝硬化腹水、急性肾衰竭、肺脓肿、肺水肿、肺炎初期、咽痛、白喉等属于寒实结胸，无热证者。

3. 用方注意事项：仲景原文"病在膈上必吐，在膈下必利"，临床见服用白散方，又吐又泄，能使体内的寒痰留饮排出体外。仲景原文"不利进热粥一杯"，体质特殊，服药后不泻下者，加服热粥，增加辛热之性，促进吸收。仲景原文"利不止进冷粥一杯"，服药后，反应强烈，泄不止，服冷粥，可以减缓药物作用，并稀释胃中药物浓度。本方

服用期间忌猪肉、芦笋等。

【类似方证鉴别】白散与大陷胸汤：都可以治疗胸膈硬满拒按，呼吸困难，大便不通。白散证为寒痰相凝，故无发热、头汗出、舌燥口渴之症状；而大陷胸汤证为痰热互结，可见发热、汗出、口渴等内热之症状。

【原文】病在阳，应以汗解之，反以冷水潠之。若灌之，其热被劫不得去，弥更益烦，肉上粟起，意欲饮水，反不渴者，服文蛤散；若不差者，与五苓散。寒实结胸，无热证者，与三物小陷胸汤，白散亦可服。（141）

【医案举例】

1. 白喉案（王吉椿医案）

张某，女，6岁，1956年10月诊。微热声嘶，咳声如犬吠。西医诊断为白喉。至夜10时许，病情加剧，面色㿠白，口唇发绀，肢冷汗出，喘息欲脱。脉细数，苔白微黄。喉部双扁桃体及悬雍垂处皆有不规则之灰白色假膜覆盖。证属痰火缠喉之白喉重症，此时送医院抢救已不及，即用三物白散2g，加麝香少许，冷开水送服。逾15分钟，患儿咳嗽加剧，呕出痰水约半小碗，杂有假膜碎片，呼吸略平。后又呕吐3次，泻下2次，患儿竟能安然入睡。翌日，呼吸通畅，唇红而润，再服白散1.5g，加麝香少许，又呕吐痰水若干，诸症悉减，假膜消退。后用宣肺清热、利咽化痰之剂调理善后。

2. 痰喘案（王吉椿医案）

张某，女，5岁。1971年4月，患肺炎，西医输氧、输液数日，效不著。鼻翼扇动，口唇微绀，痰声如拽锯。听诊两肺满布湿啰音。脉细数，苔斑剥而干。投三物白散1.5g，加麝香少许，冷开水灌服。逾20分钟，呕吐痰水约100mL，呼吸立畅。翌日诸症大减，复用清肺益气化痰之剂，并青、链霉素注射，半月余，竟告康复。

48. 柴胡桂枝汤

【组成】桂枝去皮　黄芩各一两半　　人参一两半　甘草一两，炙　半夏二合半，洗　芍药一两半　大枣六枚，擘　生姜一两半，切　柴胡四两

【方歌】柴胡桂枝两方合，善治太少两经疴，心下支结关节痛，初期肝硬亦能和。

【功用】和解少阳，发散太阳。

【主治】太阳少阳合病。

【方解】本证为太阳表证未解，进而邪犯少阳，实为太阳少阳并病，治宜太少两解之法。故以桂枝汤调和营卫，解肌发表；小柴胡汤和解少阳，通达表里。因太、少之证俱微，故各取原量之半合剂。临床凡见太、少合病之证，皆可应用。伤寒六七日，一般为表证解除之期，如不解，则有传变之势。今发热，微恶寒，肢节烦疼，知太阳证未罢，风寒犹留连于表；微呕与心下支结并见，是邪犯少阳，胆热犯胃，经气不利。

【方证要点】

1. 太阳少阳合病证：以发热恶寒、汗出、腹痛、头疼身痛、恶心纳呆、心烦、胸胁苦满为辨证要点。主要症状为：腹痛，往来寒热，胸胁满闷，默默不欲饮食，喜呕，烦躁易怒，口苦，咽干，目眩，汗出恶风，头痛或者头晕，鼻鸣，鼻塞流清涕；舌质淡红，苔薄白或薄黄，脉浮弦。

2. 常用于肩背疼痛、耳后神经痛、肩周炎、肋间神经痛、神经官

能症、肝硬化、系统性红斑狼疮、慢性迁延性肝炎、胆囊炎、胰腺炎、胆道蛔虫、阑尾炎、胃或十二指肠溃疡、慢性胃炎、肠易激综合征、体虚感冒、冠心病、心绞痛、心律失常、更年期综合征、过敏性鼻炎、神经衰弱、脑缺血、癫痫等属于太阳未解，邪犯少阳者。

3. 体质要求：患者多数营养状况一般或偏于瘦弱，部分患者情志不畅或者烦躁、失眠，有些会有周期性发作的规律。

4. 江苏省儿科名医王益谦老先生认为：一切外感热病寒热稽留不退，或发热 4 至 5 天，先是日晡恶寒，渐渐发热，有时发热至 39℃ 左右，待天明方热退，有轻微口渴，舌苔白或薄黄，脉浮，或弦，有时胸闷者，皆可用本方进行治疗。尤其是开始发热即静点抗生素、激素，热退后再反复发热者，必用此方。

【类似方证鉴别】

1. 柴胡桂枝汤与小柴胡汤：都可以治疗寒热往来、胸胁苦满、恶心呕吐。柴胡桂枝汤证兼有发热恶寒、肢节疼痛等太阳病证；而小柴胡汤证只有少阳病证。

2. 柴胡桂枝汤与桂枝汤：都可以治疗发热恶寒、肢节疼痛。柴胡桂枝汤证兼有胸胁苦满、恶心呕吐等少阳病证；而桂枝汤证只有太阳表虚证。

【原文】

1. 伤寒六七日，发热，微恶寒，支节烦疼，微呕，心下支结，外证未去者，柴胡桂枝汤主之。（146）

2. 治心腹卒中痛者。（《金匮要略》第十篇附方）

【医案举例】

1. 小儿低烧咳嗽案（黎崇裕医案）

林某，女，11 个月大，2012 年 10 月 6 日就诊，其家长代述：低烧 3 天，偶尔有点儿咳嗽，昨晚开始胃纳不佳，不喜欢喝水，今晨体温 37.3℃，昨日有两次大便，大便正常。背部摸之潮润，精神不佳，脉浮数，指纹浮红限于风关。

柴胡 6g，黄芩 2g，太子参 3g，姜半夏 5g，红枣 3 枚，炙甘草 3g，桂枝 3g，白芍 3g，干姜 3g，五味子 3g，神曲 6g，3 剂。

2012 年 10 月 27 日回访，前药 2 剂后诸症愈。

2. 胸痛案（黎崇裕医案）

王某，男，36 岁，2014 年 4 月 15 日就诊，主诉：胸闷胸痛两周。刻下：形体中等，大肚腩，面色暗黄，前医用附子出现手足颤动等中毒症状，此后经常胸闷胸痛，近来加重，疼痛发作时按之舒适，痛甚则汗出乏力，无法工作，疼痛有时间规律性，以上午 11 点、下午 4~5 点钟为主，不耐劳累，胃纳不佳，经常熬夜，唇红，舌暗红，苔白底浮黄不润，脉浮弦。

桂枝 8g，白芍 8g，生姜 5g，红枣 5g，炙甘草 5g，柴胡 20g，黄芩 8g，红参 8g，5 剂。

2014 年 4 月 16 日患者短信来告，用药 1 剂之后胸闷胸痛不适感已经消失，从晚上 10 点半一直安睡到早上 6 点半。此患者考虑是附子中毒导致心阳受损，故而胸闷胸痛，按之舒，《伤寒论》64 条云："发汗过多，其人叉手自冒心，心下悸，欲得按者，桂枝甘草汤主之。"本应处此方，但是考虑到患者发作有时间规律性，且脉弦，胃纳不佳，故而采用柴胡桂枝汤治疗。因患者舌苔不润且白底浮黄，故而去半夏之辛燥，且柴胡桂枝汤治疗心下支结及心腹卒中痛有奇效，果不其然，1 剂后诸症若失。

49. 柴胡桂枝干姜汤

【组成】柴胡半斤　桂枝三两，去皮　干姜二两　栝楼根四两　黄芩三两　牡蛎二两，熬　甘草二两，炙

【方歌】柴胡桂姜痛胁背，大便不实尿欠利，阳邪向阴气化衰，柴芩姜桂草粉蛎。

【功用】和解少阳，散寒温脾。

【主治】胆热脾寒证。

【方解】少阳表里未解，故以柴胡、桂枝合剂而治之，即小柴胡之变法也。去人参者，因其气不虚，减半夏者，以其不呕恐助燥也，加栝楼根以其能止渴，兼生津液也，倍柴胡加桂枝，以主少阳之表，加牡蛎以软少阳之结，干姜佐桂枝，以散往来之寒，黄芩佐柴胡，以除往来之热，上可制干姜不益心烦也，诸药寒温不一，必需甘草以和之。

【方证要点】

1. 胆热脾寒证：以口苦、便溏、肝气不舒（肝区不适、胁痛、情绪不佳）为辨证要点。主要症状为往来寒热，腹满而吐，食不下，自利，时腹自痛，烦躁易怒，口苦，咽干，目眩，小便不利，胸胁满微结，或者四肢不温明显，口淡不渴，口唇淡白，面部无华；舌质淡红或者暗红，舌苔白厚腻，脉沉弦。

2. 常用于胃或十二指肠溃疡、慢性胃炎、胃下垂、急慢性胆囊炎、胆石症、胆道感染、急慢性肝炎、肝硬化、亚急性腹膜炎、肺炎、肺结核、肺门淋巴炎、胸膜炎、急慢性肾炎、肾病综合征、糖尿病、美尼尔综合征、附件炎、更年期综合征、白塞氏综合征、月经不调、乳腺增

151

生、痤疮等属于小柴胡汤证而见口干渴明显，但呕不明显，心下微结，气上冲或外不合者。

3. 柴胡桂枝干姜汤类用药指针：少阳证，病涉及肝胆，转枢机。病机要点：本方属于治疗柴胡体质的寒热错杂剂。这里的"热"是指肝胆郁热，"寒"是指脾脏虚寒。所以临床既可见口苦、口干、口臭等热象，又可见肠鸣、便溏或腹胀等太阴脾虚的寒象。柯韵伯认为："此方全是柴胡加减法，心烦不呕而渴，故去参夏加栝楼根；胸胁满而微结，故去枣加蛎；小便虽不利而心下悸，故不去黄芩不加茯苓；虽渴而表未解，故不用参而加桂，以干姜易生姜，散胸胁之满结也。"认为本方是由小柴胡汤变化而来，本方证的病位仍与小柴胡汤一样属半表半里。经方名家陈慎吾先生也指出：柴胡桂枝干姜汤治疗少阳病而又兼见阴证机转者，用之最恰。当时刘渡舟先生问何谓"阴证机转"，陈老左顾而言他，不予明言。我们思维逆转过来考虑，如果从厥阴病方来理解柴胡桂枝干姜汤则另有一番滋味，因柴胡桂枝干姜汤是有阴证转机，从阴（厥阴）出阴（太阴），而乌梅丸则是有阴枢转机，从阴（厥阴）出枢（枢指少阴，"少阴为枢"出自《素问·阴阳离合论》，原文曰："三阴之离合也，太阴为开，厥阴为阖，少阴为枢)。倪海厦先生在讲解五运六气中提到：治病从阴出阳为顺，少阴少阳同为枢纽，少阳为阳枢，少阴为阴枢，若能调动厥阴病情往枢纽上转，不管是阴枢还是阳枢，都有从阴出阳的机遇，故此二方在治疗疑难杂症方面当大有用武之地，当多多探索。

4. 张英栋先生在《经方攻邪法与银屑病》[《国际（中日韩）经方学术会议、第二届全国经方论坛暨经方应用高级研修班论文集》]的论文中提到：以柴胡桂枝干姜汤为例，看看当代各家使用本方的剂量比，以及各家认为的本方"方证"，看剂量比的不同与各家"方证"差异之间是否有必然的联系。仲景原方各药剂量比为"柴胡姜桂八二三，蒌四芩三二牡甘"，即柴胡八两，桂枝三两，干姜二两，栝楼根四两，黄芩三两，牡蛎二两，炙甘草二两。胡希恕先生的常用量为柴胡 24g，桂枝 9g，干姜 6g，栝楼根 12g，黄芩 9g，牡蛎 9g，炙甘草 6g，除了牡蛎的比例略高外，其他与仲景原方吻合。刘渡舟先生的常用量为柴胡 16g，桂枝 10g，干姜 12g，栝楼根 10g，黄芩 4g，牡蛎 30g，炙甘草 10g，与原方剂量比相比，最显著的变化为柴胡、黄芩比例减少很多，而桂枝、干姜增加很多。黄煌先生的常用量为柴胡 6 ~ 12g，桂枝 6 ~ 10g，干姜 3 ~ 6g，栝楼根 10 ~ 12g，黄芩 5 ~ 10g，牡蛎 10 ~ 15g，炙甘草 3 ~ 6g，与仲景原剂量比没有明显的关系。仲景原方治疗"伤寒五六日，已发汗而复下之，胸胁满微结，小便不利，渴而不呕，但头汗出，往来寒热，心烦者"和"疟，寒多微有热，或但寒不热"者；胡希恕先生说治疗低热、便结"用此方很好"；刘渡舟先生用此方治口干、便溏、肝气不舒"疗效卓著"；黄煌教授将其定位于"柴胡类方中的安定剂和精神疲劳恢复剂"。

【类似方证鉴别】

1. 柴胡桂枝干姜汤与大柴胡汤：半表半里之少阳病机入里传变分寒热两端，或为阳证之实热，治实热者为大柴胡汤；或为阴证之虚寒，治虚寒者为柴胡桂枝干姜汤。

2. 柴胡桂枝干姜汤与乌梅丸：两首都是厥阴方，临床辨证使用中不易鉴别。欧阳卫权老师说：它们方证之间还是有区别的，柴胡桂枝干姜汤是厥阴趋向太阴少阳，而乌梅丸是厥阴趋向少阴，两者相比之下柴胡桂枝干姜汤之用多偏热，乌梅丸之用多偏寒。欧阳卫权老师用此方则认为在厥阴病寒热错杂的前提下，若有少阳热大于太阴寒则用之。

【原文】

1. 伤寒五六日，已发汗而复下之，胸胁满微结，小便不利，渴而不呕，但头汗出，往来寒热，心烦者，此为未解也。柴胡桂枝干姜汤主之。（147）

2. 治疟寒多微有热，或但寒不热，服一剂如神。（《金匮要略》第

四篇附方）

【医案举例】

1. 中风先兆案（刘志龙医案）

葛某，女，63 岁，2014 年 4 月 4 日就诊，左边身体发麻两周余，经拍片提示腔隙性脑梗死。舌暗红苔薄黄，脉弦硬。有高血脂、高血压、糖尿病、心脏病史。

柴胡 15g，干姜 10g，黄芩 12g，炙甘草 5g，生牡蛎（先煎）30g，天花粉 15g，赤芍 15g，川芎 15g，地龙 10g，桃仁 10g，红花 10g，肉桂 10g，鸡血藤 30g，全蝎 10g。7 剂。

2014 年 4 月 11 日：一切如前，无不适，原方加养血药何首乌 20g，白芍 20g，再进 7 剂。

2014 年 4 月 25 日复诊，用药后发麻已经痊愈，原方稍微调整。

柴胡 15g，干姜 10g，黄芩 10g，炙甘草 5g，生牡蛎（先煎）10g，天花粉 15g，川芎 15g，地龙 10g，红花 10g，肉桂 6g，鸡血藤 20g，全蝎 10g，何首乌 20g。

2. 风湿热案（符友丰医案）

李某，女，24 岁，某院住院病人，病历号：2622207。1979 年 3 月 26 日会诊。患者因发热身痛，胸胁不利，不敢喘气，于 3 月 12 日往某院门诊，经服用感冒水、注射青霉素等治疗未效。先后于 3 月 19 日、3 月 20 日两次前往复诊。经中药、抗生素等治疗，体温由 39℃ 以上降至 38℃ 以下。后因洗澡，体温再度升高。3 月 21 日中午，体温达 39.6℃，遂经急诊收住院。体检见左鼻腔、咽部充血，鼻塞，血压 140/70mmHg，余未见异常。入院后查血象为：白细胞总数 22800/mm³，中性粒细胞 89%。血溶 55mm/h；抗链球菌 "O" 1：800。血培养、"OT" 试验、肥达反应、疟原虫、狼疮细胞、类风湿因子等无阳性所见。超声波探查、X 线检查未见异常，心电图有 T 波改变。诊为 "风湿热"。入院后经抗生素（静滴）、补液、服解热镇痛药未能控制体温而申请会诊。扼要介绍病情如上。患者神清合作，自诉寒热身痛、膝关节疼痛已两周。发热以午后为甚，凡觉左胸前悸动数下，旋即体温升高。时感胸胁满闷，目眩烦心，咽干口苦，不呕而渴，小便微黄不利，发热时汗出限于头部。脉象弦数，舌苔白，中心微黄，舌边红而舌面少津。病在半表半里，表未解而水饮内结，拟用柴胡桂枝干姜汤治之，方用：

柴胡 10g，桂枝 3g，干姜 2g，天花粉 5g，黄芩 4g，牡蛎 3g，生甘草 2g，2 剂，水煎服，日 2 次。

患者于当日下午 5 时许服药，正值恶寒发热之际。药后自觉微烦，继而汗出热解。次日即感身痛大减，午后体温 37.5℃，惟感两手发凉，胸闷，时有鼻塞，家属见其口唇呈紫绀色。午后照例服第二剂汤药。忽于午夜 11 时许恶寒，继而寒战，测体温为 40.5℃。旋即大汗、口渴，汗出蒸蒸直至达旦，身始凉而手亦温，口唇转红，神倦欲眠。测得体温 37.2℃。自此壮热遂除，复查心电图、血象亦趋正常。仅偶感鼻塞，微感胸闷，遂于上方略加瓜蒌皮 10g、郁金 6g，数剂而愈。

50. 半夏泻心汤

【组成】半夏_{半升,洗} 黄芩 干姜 人参 甘草_{炙,各三两} 黄连一两 大枣十二枚,擘

【方歌】半夏泻心芩连姜,人参草枣合成方,心下痞满兼呕吐,去渣重煎调胃肠。

【功用】辛开苦降,和胃降逆。

【主治】寒热错杂之痞证。

【方解】本方证因中焦脾胃受损、大小肠功能失调、寒热互结其中、清浊升降失常而致。本方是由小柴胡汤化裁而来,即去柴胡、生姜,加黄连、干姜。方中姜半夏、干姜辛开,辛温除寒,和胃止呕,温中散寒除痞;黄连、黄芩苦降,泄降除热,清肠燥湿;人参、大枣、炙甘草甘温补脾以和中气、生津液,既可防芩、连之苦寒伤阳,又可制约姜半夏、干姜之辛热伤阴。

【方证要点】

1. 脾胃寒热夹杂之痞证:以干呕、心下痞满、肠鸣下利(上呕、中痞、下利,可概括为"呕痞利综合征")为辨证要点。病变在整个胃肠道。呕吐是本方证的主要特征,患者往往无食欲,或有恶心感,甚至入口即吐,或者进食不久以后上腹部发胀,或者消化液反流;所谓痞,表现为上腹部不适,但按压后并不是硬满如石,也不会腹满如覆瓦,而是比较柔软;肠鸣,多伴有大便次数增加,或不成形等。舌苔厚腻而微黄,右手寸关浮。

2. 常用于闭经、失眠、冠心病、便秘、不孕、急慢性胃炎、慢性

结肠炎、慢性肝炎、胆囊炎、早期肝硬化等属于上热下寒而见呕、肠鸣、心下痞硬者。因气滞或食积所致的心下痞满不宜应用。

3. 体质要求：多见于体质较好的中青年男子，其唇舌红，多伴有睡眠障碍及腹泻倾向。舌苔多见黄腻。

【类似方证鉴别】

1. 半夏泻心汤与桂枝人参汤：都可以治疗下利、心下痞。半夏泻心汤证为中虚而寒热相杂，有口苦、苔黄等内热之症状；而桂枝人参汤证则系脾胃虚寒，或兼表寒，绝无口苦、苔黄等上热证象。

2. 半夏泻心汤与小陷胸汤：都可以治疗心下痞满。半夏泻心汤证为中虚而寒热错杂，临床以心下痞、吐、利为主要症状；而小陷胸汤证是痰热互结心下，临床以胸膈满闷、心烦、按之心下痛为主要症状。

3. 半夏泻心汤与大黄黄连泻心汤：都可以治疗心下痞。半夏泻心汤证是寒热错杂，而大黄黄连泻心汤证纯为实热，绝无虚寒证象。

3. 半夏泻心汤与五苓散：都可以治疗心下痞。半夏泻心汤证是寒热错杂之痞，而五苓散所治之痞为气化不利，心下宿水而成。

4. 半夏泻心汤与旋覆代赭汤：都可以治疗心下痞硬。半夏泻心汤证是寒热错杂，其痞硬可因噫气而减；而旋覆代赭汤证是脾虚肝旺、寒饮上逆，其痞硬并不因噫气而减。

5. 半夏泻心汤与黄连汤：都可以治疗中虚、上热下寒。半夏泻心汤证以心下痞，吐利为主；而黄连汤证以腹痛，气上冲逆为主。

【原文】

1. 伤寒五六日，呕而发热者，柴胡证具，而以他药下之，柴胡证仍在者，复与柴胡汤。此虽已下之，不为逆，必蒸蒸而振，却发热汗出而解。若心下满而硬痛者，此为结胸也，大陷胸汤主之。但满而不痛者，此为痞，柴胡不中与之，宜半夏泻心汤。（149）

2. 呕而肠鸣，心下痞者，半夏泻心汤主之。（《金匮要略》第十七篇）

【医案举例】

1. 上吐下泻案（闫云科医案）

闫某，女，30 岁，教师。泄泻五日，日三四行，无脓血，亦无里急后重，消炎药连服四日，泻仍不止，遂来求诊。刻下饮食不思，恶心呕吐，脘腹胀满不适，肠鸣辘辘，口干，口苦，不思饮。舌苔黄腻，脉沉细弱。诊腹，心下痞满，脐周无压痛。观其脉症，此脾胃虚弱，升降失调之痞证也。盖中土虚衰则水湿失运，脾胃损伤则升降障碍。热笼于上而呕恶，寒积于下而泄泻。至于治法，则以补脾胃、通痞结为其首要，然止吐泻、调寒热、补中启痞之方，莫过于半夏泻心汤者。拟：

半夏 10g，黄芩 6g，黄连 4.5g，党参 10g，甘草 10g，干姜 6g，3 剂。

二诊：1 剂泄泻止，3 剂后心下舒适，黄腻舌苔退化。惟纳谷仍差，改投理中汤加黄连、焦三仙治之。

2. 不寐案（李克绍医案）

李某，女性，年约六旬。1970 年春，失眠症复发，屡治不愈，日渐严重，竟至烦躁不食，昼夜不眠，每日只得服安眠药片，才能勉强略睡一时。当时我院在曲阜开门办学，应邀往诊。按其脉涩而不流利，舌苔黄厚黏腻，显系内蕴湿热。因问其胃脘满闷否？答曰，非常满闷。并云大便数日未行，腹部并无胀痛。我认为，这就是"胃不和则卧不安"。要使安眠，先要和胃。处方：半夏泻心汤原方加枳实。傍晚服下，当晚就酣睡了一整夜，满闷烦躁都大见好转。接着又服了几剂，终至食欲恢复，大便畅行，一切基本正常。

51. 十枣汤

【组成】芫花熬　甘遂　大戟各等分　大枣肥者十枚

【方歌】十枣汤治胁下水，心下痞硬胁痛锐，甘遂芫戟研细末，枣汤煮浓服钱匕。

【功用】攻逐水饮。

【主治】悬饮证。

【方解】下利呕逆者，里受邪也。若其人漐漐汗出，发作有时，又不恶寒，此表邪已解，但里未和。若心下痞硬满，引胁下痛，干呕，短气者，非为结胸，乃伏饮结于里也。若无表证，亦必烈快之剂泄之乃已，故用芫花为君，破饮逐水；甘遂、大戟为臣；佐之以大枣，以益脾而胜水为使。经曰：辛以散之者，芫花之辛，散其伏饮。苦以泄之者，以甘遂、大戟之苦，以泄其水。甘以缓之者，以大枣之甘，益脾而缓其中也。

【方证要点】

1. 悬饮证：以干呕短气、心下痞硬、引胁下痛为辨证要点。主要症状为悬饮，胸胁支满，呼吸困难，咳嗽时胁下掣痛，有时头痛，心下痞硬，干呕，气短，汗出，不恶寒，脉沉弦。

2. 常用于四肢浮肿、肋间神经痛、湿性肋膜炎性疼痛、系统性红斑狼疮、尿毒症、肾病综合征、胃痛、胃酸等属于水饮停聚于胸胁脘腹者。

3. 十枣汤中三药作用峻烈，临证多谨慎使用或不用。牛凤景等的运用经验是：醋制芫花、甘遂、大戟，然后将三味醋制后的药用中药粉碎机制成粉末，将粉末装入胃溶空心胶囊，每个胶囊装药 0.43g。大枣肉每次 40g，煎成糊状。清晨空腹温服之，先口服枣汤，隔 20 分钟，再用温开水送服胶囊。从小剂量开始，日 1 次，中病即止。体弱者服 2 ~ 6 粒，体强者服 3 ~ 8 粒。开始应选低剂量。据"得快下利后，糜粥自养"，即大便畅利，为有效剂量。一般服药 1 小时左右排稀水样便，持续约 2 小时，排大便达 2 ~ 4 次停止。若服最大剂量不下利，病重药轻，水饮未尽，依法隔日剂量递增再服，直至大便畅利为度。如泻下不止，可食用凉粟米粥止之。不良反应与剂量有关，大剂量易出现轻度不良反应，通常服药 30 分钟左右出现。开始感觉胃里灼热，腹痛肠鸣，恶心，呕吐，可按压内关穴约 10 分钟消失。泻后继发口渴，心慌，汗出，温服粟米粥，约 30 分钟缓解。在临证中只要掌握十枣汤有效剂量和应用指征，用治水饮壅盛的里实证，确是个安全有效的良方。

【类似方证鉴别】

1. 十枣汤与小青龙汤：都可以治疗水饮。小青龙汤证水饮较轻，且兼有表寒。

2. 十枣汤与真武汤：都可以治疗水饮。真武汤证为阳虚水气不化，必有肢冷畏寒、水肿、小便不利等阳虚症状。

3. 十枣汤与五苓散、猪苓汤：都可以治疗水饮。五苓散有通阳化气之功，猪苓汤有滋阴清热之力。

4. 十枣汤与大陷胸汤：都可以治疗水饮。十枣汤证以宿水为主，虽胀满，然绝无压痛；而大陷胸汤证为水饮、热邪相结，病邪在胸膈脘腹，硬满而痛，手不可近。

【原文】

1. 太阳中风，下利呕逆，表解者，乃可攻之。其人漐漐汗出，发作有时，头痛，心下痞鞕满，引胁下痛，干呕短气，汗出不恶寒者，此表解里未和也，十枣汤主之。（152）

2. 病悬饮者，十枣汤主之。（《金匮要略》第十二篇）

【医案举例】

1. 腹水水肿案（吴静山医案）

彭某，男，68 岁。1954 年 3 月患腹水症，遍体浮肿，肿处光亮，腹大如箕，便闭溺少。自服大黄，大便依然不通，而腹胀益甚，乃延余诊。至其家诊其脉象沉弦，舌苔薄白而甚润，腹胀欲裂，苦不堪言，病人求余为之设法攻下……此乃脾湿肿满，水溢皮肤。湿为阴邪，宜于通阳泄水，而反以苦寒之大黄攻之，无怪愈服而便愈不通。因其肿势太甚，乃为先处十枣汤与之，并嘱其禁食咸盐。

处方：大戟 4.5g，芫花 4.5g，甘遂 4.5g，红枣 10 枚。

服后一日夜大便连泻稀水八次，腹胀顿消，腿足仍肿，尿量不多。翌日复诊，因从腰以下水肿，当利小便，与五苓散合控涎丹，进 2 剂，小溲增多，大便仍泻，肿乃全消，于是改仿实脾饮法，调理脾肾而愈。后竟不发。

2. 胃痛吐酸案（林映青医案）

李某，男，27 岁。患者于两年前，于劳动遇冷水后得胃病，以后经常胃痛，吃冷食则痛更甚，且多呕吐酸水，并感胃部胀满，历时已有年余。给予十枣汤：

大戟、芫花、甘遂各 0.45g（均研为末），大枣 10 枚。先将大枣煮汤 2 碗，早晨空腹时服一碗，候 1 小时后，再将上药末投入另一碗枣汤内服下。

2 剂后，胃酸锐减，再服 1 剂，酸水消失，但有轻微下泻，胸中觉热。给服红枣粥 2 次泻止，并用党参 9g，白术 9g，茯苓 9g，橘红 4.5g，大枣 10 枚，水煎服，3 剂。药后痊愈，经追访未见复发。

52. 大黄黄连泻心汤

【组成】 **大黄**二两　**黄连**一两

【方歌】 大黄黄连泻心汤，黄芩黄连和大黄，清热泻痞沸汤渍，擅治烦躁吐衄殃。

【功用】 泻热消痞。

【主治】 脾胃热痞证。

【方解】 痞有不因下而成者，君火亢盛，不得下交于阴而为痞，按之虚者，非有形之痞，独用苦寒，便可泄却。如大黄泻营分之热，黄连泄气分之热，且大黄有攻坚破结之能，其泄痞之功即寓于泻热之内，故以大黄名其汤。以麻沸汤渍其须臾，去滓，取其气，不取其味，治虚痞不伤正气也。

【方证要点】

1. 脾胃热痞证：以烦惊，吐衄，大便秘结为辨证要点。主要症状为心下痞，大便秘结，心膈烦躁，小便赤涩，吐衄，或惊痫，发狂，面及眼目有赤色，或肿；舌质红，或者暗红坚老，舌苔黄，或腻，或干燥，脉实有力、滑数。

2. 常用于男子五劳七伤、消渴不生肌肉、手足寒热、脑出血、充血性结膜炎、咯血、吐血、衄血、口舌生疮、目赤、便秘、发斑、高血压、脑充血、癫痫、急性胃炎、妇人带下、更年期、脱发等属于邪热内陷，壅滞中焦而作痞者。

3. 本方与泻心汤比较，少了一味黄芩，在煎服法上面，本方是麻沸，分服，泻心汤是煮取，顿服，可以看出本方的热较泻心汤证轻，并且可以治疗热痞。

4. 体质要求：体型壮实，面色潮红而有油光，腹部充实有力，头痛头昏，易于鼻衄，或上腹部不适，大便干结或便秘，舌质暗红。体检血压、血脂、血液黏稠度高者。

【类似方证鉴别】

1. 大黄黄连泻心汤与三泻心汤：都可以治疗痞证。大黄黄连泻心汤证纯属实热，绝无食冷不适等虚寒症状；而三泻心汤证为中虚而寒热互结。

2. 大黄黄连泻心汤与附子泻心汤：都可以治疗热痞。大黄黄连泻心汤证纯属实热，无阳虚的情况；而附子泻心汤证兼有畏寒、自汗等阳虚症状。

【原文】

1. 心下痞，按之濡，其脉关上浮者，大黄黄连泻心汤主之。（154）

2. 伤寒大下后，复发汗，心下痞，恶寒者，表未解也，不可攻痞，当先解表，表解乃可攻痞。解表宜桂枝汤，攻痞宜大黄黄连泻心汤。（164）

【医案举例】

1. 脱发案（刘渡舟医案）

1985 年曾治一男性患者，一年前出现零星脱发，多次服用首乌片等养血之品无效，近来病情加重，每日起床后，枕上脱发甚多，心烦特甚，心情急躁易怒，口渴舌红，脉数而有力。刘老诊为心火内盛，遂处大黄黄连泻心汤：

大黄 9g，黄连 9g，黄芩 9g，连服 9 剂而告愈。

2. 热痞案（刘渡舟医案）

王某，女，42 岁，1994 年 3 月 28 日初诊。心下痞满，按之不痛，不欲饮食，小便短赤，大便偏干，心烦，口干，头晕耳鸣。西医诊为

"植物神经功能紊乱"。其舌质红，苔白滑，脉来沉弦小数。此乃无形邪热痞于心下之证，与大黄黄连泻心汤以泄热消痞。

大黄 3g，黄连 10g，沸水浸泡片刻，去滓而饮。

服 3 剂后，则心下痞满诸症霍然而愈。

53. 附子泻心汤

【组成】大黄二两　黄连一两　黄芩一两　附子一枚，炮，去皮，破，别
　　　　煮取汁

【方歌】附子泻心芩连黄，恶寒汗出痞为殃，专煎轻渍须记住，泻
热之中又扶阳。

【功用】扶阳固表，清热消痞。

【主治】热痞兼阳虚证。

【方解】此汤治上热下寒之证，确乎有理，三黄略浸即绞去滓，但
取轻清之气，以去上焦之热，附子煮取浓汁，以治下焦之寒，是上用凉
而下用温，上行泻而下行补，泻其轻而补其重，制度之妙，全在神明运
用之中，是必阳热结于上，阴寒结于下用之，乃为的对。若阴气上逆之
痞证，不可用也。

【方证要点】

1. 热痞兼阳虚证：以烦惊，吐衄，大便秘结，恶寒汗出为辨证要
点。主要症状为心下痞，汗出；或者口苦、口臭、口疮、牙痛、目红
赤；平素怕冷，形寒肢冷，但欲寐，小便色白；舌质淡，舌苔薄黄，脉
沉细微弱，或者洪数沉取无力。

2. 常用于急慢性胃炎、头痛、冠心病、高血压、呕血、便血、发
热、出血性病而兼心机衰弱等属于伤寒误治，邪热有余而正阳不足，胃
肠热壅而卫阳不固者。

【类似方证鉴别】附子泻心汤与大黄黄连泻心汤：都可以治疗热
痞。附子泻心汤证兼有畏寒、自汗等阳虚症状；而大黄黄连泻心汤证纯

属实热，无阳虚的情况。

【原文】心下痞，而复恶寒汗出者，附子泻心汤主之。（155）

【医案举例】

1. 上热下寒案（刘渡舟医案）

韩某，男，28岁。患背热如焚，上身多汗，齿衄，烦躁不安。但自小腹以下发凉，如浴水中，阴缩囊抽，大便溏薄，尿急尿频，每周梦遗两到三次。在当地易数医治疗无效，专程来京请余诊治。视其舌质偏红，舌苔根部白腻，切其脉滑而缓。此上热下寒之证，治当清上温下。然观病人所服之方，率皆补肾固涩之品，故难取效，处与附子泻心汤：

黄芩6g，黄连6g，大黄3g（沸水浸泡10分钟去渣），炮附子12g（文火煎40分钟，然后兑"三黄"药汤，加温后合服）。

服3剂，大便即已成形，背热减轻，汗出止，小腹转暖，阴囊上抽消失。又续服3剂而病愈。

2. 头痛案（闫云科医案）

2007年春某日，徐医生从五寨县来电云，其表姐夫某，56岁，原平市鼓风机厂职工。6年前病脑梗塞，左侧肢体偏废，中西医治疗，症渐改善。然祸不单行，前年遭车祸，脑挫裂伤，先后两次开颅，之后出现抽风。经脑电图检查：异常脑电图。印象：外伤性癫痫。3年中卡马西平、苯妥英钠按时按量服用，然病症仍频频发生。发病前必耳鸣，如钟声滴答不停，随之口眼痉挛，牙关紧闭，四肢搐搦，昏仆倒地，不省人事。3至10天一发，一次五六分钟。醒后神疲乏力，如痴如呆。素日多痰，咳吐不爽。纳食一般，口干不思饮；大便稀溏，日数行，便前腹不痛。腹背畏寒，手足不温，喜厚衣被。头时胀痛，尤以炎日下明显，畏热心烦。形体瘦削，蓬鬓垢耳，语言无序，事多遗忘。舌质苍老色淡，苔薄白少津。脉象沉细，腹无压痛。

闻其所述，疑痫由痰瘀所致。以车祸撞击，复再一再二手术头颅，焉有不留瘀之理。大便稀溏，喉中多痰，系脾不化津，为湿为痰之证。

痰瘀相合，狼狈为奸，蒙障神明，是以为癫为痫也。治当逐瘀祛痰，以清君侧。嘱先服桃仁承气汤加减：

桃仁 15g，桂枝 10g，大黄 6g，甘草 6g，半夏 15g，茯苓 15g。

七日后电话告知，服药 6 剂，痫未犯，而头痛、畏寒益甚，痰涎愈多。窃思，证呈寒热错杂，处方亦辛苦并用，何以诸症反甚？虚实不易辨，寒热实难别。再三度测，虽有内热，热在上焦，然其势不盛，宜清不宜泻；腹背畏寒，大便稀溏，属中下焦虚寒，寒势较盛，阳气不足。桂枝辛温，温经有余，温补元阳远不及附子。且煎煮大黄则无轻清之气，尽呈攻泻之用，致上热者不清，下寒者更寒，阳虚者愈虚，是以诸症益甚也。与半夏泻心汤证之上热下寒不尽相同，彼中虚而阳不虚也。故当温阳为首要，清热居其次。痰瘀之治姑且一置。建议服附子泻心汤原方：

附子 15g（煎 30 分），大黄 6g，黄芩 3g，黄连 3g（沸水浸 10 分）。二液混合，分 3 次服，3 剂。

后，徐医生来忻，言附子泻心汤共服 8 剂，头痛、癫痫月余未犯，腹背畏寒不再，痰浊减少，可帮家人点钞、算账云云。

附记：后患者因阳痿求治于某医，药后痫风复起。系药物诱发或另有他因？不得而知。

54. 生姜泻心汤

【组成】生姜四两，切　甘草三两，炙　人参三两　干姜一两　黄芩三两　半夏半升，洗　黄连一两　大枣十二枚，擘

【方歌】生姜泻心是良方，胃中和不痞为殃，噫气下利芩连草，参枣半夏与二姜。

【功用】和胃降逆，散水消痞。

【主治】伤寒汗出后，胃中停饮证。

【方解】名生姜泻心汤者，其义重在散水气之痞也。生姜、半夏散胁下之水气，人参、大枣补中州之土虚，干姜、甘草以温里寒，黄芩、黄连以泻痞热。备乎虚、水、寒、热之治，胃中不和下利之痞，未有不愈者也。

【方证要点】

1. 胃有停饮证：以心下痞满、干噫食臭、肠鸣下利为辨证要点。主要症状为心下痞硬，呕吐，干哕食臭，腹中雷鸣下利；舌质淡红或者偏红，舌苔薄黄腻，或者黄白相间而腻，脉沉弦。

2. 常用于产后下利、咳嗽、带下、腹泻、急慢性肠胃炎、胃扩张、胃癌轻症、胃扭转、肠弛缓、舌肿痛等属于半夏泻心汤但呕吐较为突出者。

【类似方证鉴别】

1. 生姜泻心汤与桂枝人参汤：都可以治疗心下痞。桂枝人参汤证为虚寒之痞，并无口苦、心烦等上热症状。

2. 生姜泻心汤与五苓散：都可以治疗心下痞。五苓散所治之痞为

气化不利，心下宿水而成，与寒热相杂之痞迥然不同。

3. 生姜泻心汤与旋覆代赭汤：都可以治疗心下痞硬。旋覆代赭汤证系脾虚肝旺、寒饮上逆，其痞硬并不因嗳气而减。

【原文】伤寒汗出解之后，胃中不和，心下痞鞕，干噫食臭，胁下有水气，腹中雷鸣下利者，生姜泻心汤主之。（157）

【医案举例】

1. 伤食案（闫云科医案）

任某，男，49 岁，干部。恣食肥甘，贪美酒，饮辄醉。年逾不惑，腰圆发福。前年单位组织体检，发现脂肪肝、高血脂、高胆固醇。然不以为戒，饮食如故。近因公务下乡，尽享美酒肥肉。当晚恶心呕吐，肠鸣腹痛，如厕甚密。次日，呕吐止，仍恶心嗳腐，泄泻五六次，且后重不已，服氧氟沙星、藿香正气胶囊无寸效。于 2006 年元月 11 日返市求诊。望其面色淡黄，形丰体腴，谢顶处如光如蜡，舌苔白腻。询知腹痛已轻，不茶不饭，见肉欲吐，大便呈水样状，身不热，亦不畏寒。诊其脉，沉滑略数，右关尤甚，触其腹，心下痞，脐周松软无压痛。

脉症相参，此伤食也。盖脾胃者，仓廪之官也；主纳主运，积则无所容纳，滞则难以转输，故见吐泻逆乱之症。宿食之治，方法种种，本案既非可吐之瓜蒂散证，亦非可下之承气汤证，当属调和脾胃，恢复升降之生姜泻心汤证。

生姜 12g，干姜 3g，黄连 3g，黄芩 10g，党参 10g，茯苓 15g，红枣 12 枚，2 剂。

元月 16 日二诊：药后泄泻止，饥而思食，诸症皆失。因昨又饮酒，致胃复痛，泻复作，日三行，嗳气频频，夜间腹胀，矢气多，舌苔白腻，脉象沉滑。此若干戈方息，复寻衅斗殴，沉迷不悟，自讨苦吃也。长此以往，焉能河清海晏？酒德不高之人余向不敬，然医为仁术，仍耐心以教，拟原方加厚朴 10g，3 剂。

2. 腹泻案（胡希恕医案）

彭某，女，30 岁，1965 年 8 月 26 日初诊。因吃葡萄而患腹泻已三天，每日三次水样便，腹微疼，咽干不思饮，心下痞满，纳差，嗳气，腹时胀满而肠鸣辘辘，四肢乏力，苔白腻，脉弦滑。原本中寒，又值外邪相加，中阳不运，水饮内作，因见肠鸣下利、嗳气、纳差等症。

与生姜泻心汤：生姜 12g，干姜 3g，炙甘草 10g，党参 10g，半夏 12g，黄芩 10g，黄连 10g，大枣 4 枚。

服 1 剂，腹泻、腹痛止。3 剂病愈。

55. 甘草泻心汤

【组成】甘草四两, 炙 黄芩三两 干姜三两 半夏半升, 洗 大枣十二枚, 擘 黄连一两 人参三两

【方歌】甘草泻心用芩连, 干姜半夏参枣全, 心下痞硬下利甚, 更治狐惑心热烦。

【功用】补虚和中, 泄热消痞。

【主治】中虚湿热痞利证。

【方解】方中重用炙甘草, 取其有缓急作用, "病苦急, 急食甘以缓之", 更兼有清热解毒之效; 人参、大枣补虚益气; 取半夏、干姜之辛温, 黄连之苦寒, 寒热同用, 消其寒热互结的痞满, 达到寒去热除, 痞消正复之效。

【方证要点】

1. 中虚湿热痞利证: 以腹中雷鸣, 心下痞硬而满, 干呕心烦, 腹泻频作, 顽谷不化明显为辨证要点。主要症状为下利日数十次, 完谷不化, 心下痞硬满, 干呕, 心烦不安, 口淡不渴, 口唇淡白, 面部无华, 平素可有腹满而吐, 食不下, 自利, 时腹自痛, 口内清涎沫多; 舌质淡红或者偏红, 舌苔薄黄腻, 或者黄白相间而腻, 脉沉弦。

2. 常用于舞蹈病、夜游症、走马牙疳、癫痫、小儿慢惊风、口舌糜烂、肠鸣腹泻、前后阴溃疡、舌裂裂疼痛、脏躁、不射精、便秘、噤口痢、手足口病等属于半夏泻心汤证但有少气, 多涎, 恶闻食臭者。

3. 体质要求: 多见唇红、舌红、烦躁、心悸、失眠、脉滑等。

【类似方证鉴别】

1. 甘草泻心汤与吴茱萸汤：都可以治疗干呕。甘草泻心汤证是中虚湿热痞利证，由于湿热浊气上冲胃气，故而还有心下痞，心烦不安；而吴茱萸汤证是肝寒气逆证，由于肝寒浊气上犯胃气，故而还有头痛，吐涎沫。

2. 甘草泻心汤与桂枝汤：都可以治疗干呕。甘草泻心汤证是中虚湿热痞利证，由于湿热浊气上冲胃气，故而还有心下痞，心烦不安；而桂枝汤证是太阳中风表虚证，由于营卫受邪气影响，故而还有汗出、头痛。

【原文】伤寒中风，医反下之，其人下利日数十行，谷不化，腹中雷鸣，心下痞鞭而满，干呕心烦不得安。医见心下痞，谓病不尽，复下之，其痞益甚，此非结热，但以胃中虚，客气上逆，故使鞭也，甘草泻心汤主之。（158）

【医案举例】

1. 手足口病案（唐医易医案）

龙某，男，2006 年 1 月生。2011 年 5 月 27 日就诊，家长代诉：周二起手足口病，目前咳嗽有痰，口腔溃疡，舌糜，唇口起泡溃疡，手掌起泡，2 至 3 天未有大便，发烧 37.5℃~38.8℃。脉浮弦滑细，一息六至。

炙甘草20g，黄连5g，黄芩5g，干姜5g，党参6g，姜半夏5g，桔梗6g，3 剂。

2011 年 5 月 29 日复诊，前药后症状大为减轻，手掌的疱疹已经痊愈，口唇也好了不少，大便也有了，目前咳嗽有痰，有喷嚏有涕，舌色正常，看到多处溃疡，舌苔白厚腻。指纹色淡紫，脉浮弦滑，一息六至。

炙甘草20g，黄连5g，黄芩5g，干姜5g，党参6g，姜半夏5g，桔梗6g，6 剂。

2011 年 6 月 5 日家长诉：前药后手足口病彻底痊愈。

2. 阴道瘙痒案（黎崇裕医案）

女，27 岁，2012 年 10 月 3 日 就诊，产后 1 年半，孕前曾有一次人流史，现反复外阴瘙痒。脉细。

甘草 12g，黄芩 10g，党参 10g，干姜 10g，黄连 3g，小红枣 4 枚，姜半夏 12g，丹皮 10g，桃仁 10g，桂枝 10g，茯苓 10g，白芍 10g，赤石脂 10g，天花粉 10g，乌梅 3 枚，1 剂。

回访：愈。注：此方治疗女性阴道瘙痒效果奇佳，不可忽视。

56. 赤石脂禹余粮汤

【组成】赤石脂一斤，碎　太一禹余粮一斤，碎

【方歌】赤石禹粮两药珍，大便滑脱利不禁，理中不应宜此法，涩以固脱是指针。

【功用】收敛固脱，涩肠止泻。

【主治】治伤寒下痢不止，热在下焦。

【方解】涩可去脱，重可达下。赤石脂味甘涩，酸温，无毒；禹余粮味甘涩，性平，两者相互为用，涩以止脱，重以固下，甘以益气。

【方证要点】

1. 滑脱下利证：以大便滑脱而无脓血及腹痛为辨证要点。主要症状为下利不止，滑脱不禁（洞泄），下物酸臭而无热臭，无腹痛（或说脐下时有微痛），舌质淡，舌苔薄白，脉弱无力。

2. 常用于下焦虚脱、咳而遗尿、久泻、久痢、脱肛、肠滑不能收摄等属于久利而虚寒者。急性肠炎及痢疾初起不宜使用。

【类似方证鉴别】赤石脂禹余粮汤与乌梅丸：同可治疗久利。乌梅丸证之久利是寒热错杂；赤石脂禹余粮汤证之久利纯属虚寒，且滑脱不禁。

【原文】伤寒服汤药，下利不止，心下痞硬。服泻心汤已，复以他药下之，利不止，医以理中与之，利益甚。理中者，理中焦，此利在下焦，赤石脂禹余粮汤主之。复不止者，当利其小便。（159）

【医案举例】

1. 脱肛案（丘寿松医案）

陈某，男，56 岁。患者于十年前，因便秘努责，导致脱肛，劳累即坠，甚至脱出寸余，非送不入。继之并发痔疮，经常出血，多方治疗不愈。按脉虚细，舌淡，体形羸瘦，肤色苍白，精神委顿，腰膝无力，纳食呆滞，大便溏滑。证属气虚下陷，脾肾阳微。

赤石脂、禹余粮各 15g，菟丝子、炒白术各 9g，补骨脂 6g，炙甘草、升麻、炮干姜各 4.5g。

服 3 剂后，直肠脱出能自缩入，粪便略调。继服 3 剂，肠脱未出肛口，大便正常，食欲增加。后随症略为损益，继服 6 剂，脱肛完全治愈。同时，如黑枣大的痔疮缩小为黄豆大。一年后复诊，见其肤色润泽，精神饱满，询知脱肛未复发。

2. 下利案（郑学煊医案）

陈某，男，67 岁。病者年近古稀，恙患泄泻，屡进温补脾肾诸药，淹缠日久，泻总不止。症见形瘦面憔，懒言短气，脉息细弱，舌淡苔白。病系久泻滑脱，治应固涩。方用赤石脂禹余粮汤合四神丸、五味异功散加减：

赤石脂 24g，禹余粮 18g，肉豆蔻 9g，党参 15g，白术 9g，茯苓 9g，陈皮 3g，炙甘草 3g，巴戟天 9g。

服 5 剂显效，续服 5 剂，诸恙均退。后予参苓白术散 15 剂，嘱隔日 1 剂，恢复正常。

57. 旋覆代赭汤

【组成】旋覆花三两　人参二两　生姜五两　代赭一两　甘草三两，炙
半夏半升，洗　大枣十二枚，擘

【方歌】旋覆代赭痞在中，噫气不除饮气冲，参草姜枣半夏予，赭
轻姜重方奏功。

【功用】镇肝和胃，降逆化痰。

【主治】胃气虚弱，痰浊内阻证。

【方解】旋覆代赭汤证为伤寒误治，病机关键在于中阳虚寒，痰饮
内聚，胃气上逆。此证之"噫气"为胃虚气逆，属于虚证，正如清代
医家邵仙根在评吴坤安《伤寒指掌·卷三·伤寒变症》中所谓："中阳
虚弱，寒气入胃，寒夹胃气上逆，升而不降，气从喉出有声，为噫气
也。"方中旋覆花咸温，主下气消痰，降逆止嗳，为君药。代赭石质重
而沉降，善镇冲逆，但味苦气寒，故用量稍小，为臣药；生姜用量独
重，一为和胃降逆以增止呕之效，二为宣散水气以助祛痰之功，三可制
约代赭石的寒凉之性，使其镇降气逆而不伐胃；半夏祛痰散结，降逆和
胃，并为臣药；人参、炙甘草、大枣益脾胃，补气虚，扶助已伤之中
气，为佐使之用。诸药配合，共成降逆化痰，益气和胃之剂。

【方证要点】

1. 胃虚痰阻证：以心下痞硬、噫气呕逆为辨证要点。主要症状为
心下痞满，纳差，乏力，少气懒言；腹满，或胃肠间水声辘辘，或心下
痞满，恶心等，或者胃脘冷痛，或者头晕咳喘，或者小便不利，或者便
秘；舌质淡，或舌体胖大，舌淡苔白滑，脉弦而虚。

2. 常用于小儿呕吐、鼓肠、胃酸过多症、胃弛缓、胃下垂、胃癌、慢性肠狭窄、恶阻、胃神经官能症、慢性胃炎、胃扩张、胃及十二指肠溃疡、幽门不全梗阻、神经性呃逆等属于胃气虚弱，痰浊内阻者。

3. 要特别注意本方中药物的剂量，北京中医药大学王琦教授在《经方应用》中强调："仲景原方中赭石为剂量最小的一味药，是生姜的五分之一，是旋覆花、甘草的三分之一，是参的二分之一。"并记载了一则医话："刘渡舟老师带实习时，有一同学给病人开了一张'旋覆代赭汤'，可是服后并不见效，仍是心下痞闷，打呃不止。复诊时刘老师把前方的生姜 3 片改为 15g，代赭石 30g 减至 6g，余无加减，增生姜剂量是欲散饮气之痞，减赭石剂量是令其镇逆于中焦，而不至偏走下焦，符合制方精神，所以服后顿效。"

【类似方证鉴别】

1. 旋覆代赭汤与生姜泻心汤：都可以治疗心下痞满，噫气，呕吐。旋覆代赭汤证属中虚肝旺而水饮上逆，虽噫气而无食臭，更无下利；而生姜泻心汤证为中虚而上热下寒，症见干噫食臭，肠鸣下利。

2. 旋覆代赭汤与橘皮竹茹汤：都可以治疗中虚气逆之呃逆、呕吐。旋覆代赭汤证属中虚肝旺而水饮上逆，无热象，故而无食臭，上逆症状比较重；而橘皮竹茹汤证兼有虚热证象，且上逆程度较轻。

【原文】 伤寒发汗，若吐若下，解后心下痞鞕，噫气不除者，旋覆代赭石汤主之。（161）

【医案举例】

1. 胃炎案（毛进军医案）

赵某，女，71 岁，上腹部满闷不舒伴嗳气频作两月余，2009 年 11 月 2 日初诊。患者素体虚弱，有糖尿病、高血压病、慢性胃炎病史。2 个月前，因生气而感脘腹胀满不适，继之嗳气连连，声音低沉，愈发加重，还伴咽喉部一阵阵憋阻难受，频清喉咙，在某医院诊为胃炎、神经官能症，多方治疗不效，几欲失去治疗信心。刻诊：精神差，脘腹胀满，按之不痛，咽部不适伴梗塞感，乏力，焦虑不安，纳差，口不苦、不渴，二便调，舌质淡暗嫩，舌体胖大、边有齿痕，苔白腻水滑，脉沉缓。辨证为太阴病兼气郁，痰饮。方拟旋覆代赭汤合半夏厚朴汤加味：

旋覆花（包煎）、炙甘草各 18g，代赭石 10g，法半夏、厚朴各 30g，茯苓、生姜各 45g，人参、苏梗、苏叶各 12g，大枣 9 枚（擘）。4 剂，水煎，日 3 夜 1 服。

上方服后，患者脘腹胀满不适明显减轻，嗳气次数逐渐减少，咽干不适伴梗塞感基本消失，已现难得的笑容，治疗信心大增，后守方加减又服 8 剂，诸症基本消失，还不时有上腹部轻度痞满，又用附子理中丸续服 2 周。

2. 噎膈反胃案（喻嘉言医案）

治一人膈气，粒食不入，始吐清水，次吐绿水，次吐黑水，次吐臭水，呼吸将绝。一昼夜，先服理中汤六剂，不令其绝，来早转方，一剂而安。《金匮要略》云：噫气不除者，旋覆代赭汤主之。吾于此病分别用之者有二道：一者以黑水为胃底之水，此水且出，则胃中之津久已不存，不敢与半夏以燥其胃也。一者以将绝之气，止存一丝，以代赭石坠之，恐其立断，必先以理中分理阴阳，使气易于降下，然后以代赭得以建奇奏绩，乃用旋覆花一味煎汤调代赭末二匙与之，才入口即觉气转入丹田矣。困倦之极，服补药二十剂，将息，二月而愈。

58. 桂枝人参汤

【组成】桂枝四两，别切　甘草四两，炙　白术三两　人参三两　干姜三两

【方歌】人参汤方即理中，加桂后煎力方增，痞利不解中寒甚，温中解表建奇功。

【功用】温阳健脾，解表散寒。

【主治】脾胃虚寒，复感风寒证。

【方解】桂枝通经而解表热，参、术、姜、甘温补中气，以转升降之机也。太阴之胸下结硬，即痞证也。自利益甚，即下利不止也。中气伤败，痞与下利兼见，人参汤助中气之推迁，降阳中之浊阴则痞消，升阴中之清阳则利止，是痞证之正法。诸泻心，则因其下寒上热，从此而变通也。

【方证要点】

1. 脾胃虚寒，复感风寒表证：以恶寒发热，利下不止，心下痞硬，口不渴为辨证要点。主要症状为恶寒发热，胃部膨满，利下不止，心下痞硬，小便不利，口不渴，或见手指不温，时时恶寒；舌淡苔白滑，脉浮虚。

2. 常用于十二指肠球部溃疡、感冒、流感、急慢性胃肠炎、结肠炎、水样泻痢、呃逆、偏头痛、习惯性头痛、小儿急痫、麻疹后腹泻等属于素体脾阳不足，复感外邪，表里同病者。

【类似方证鉴别】

1. 桂枝人参汤与半夏泻心汤：都可以治疗下利、心下痞。桂枝人参汤证系脾胃虚寒，或兼表寒，绝无口苦、苔黄等上热证象；而半夏泻

179

心汤证为中虚而寒热相杂。

2. 桂枝人参汤与葛根汤：同是表邪兼下利之治方。桂枝人参汤证是脾胃素有虚寒；而葛根汤证之下利为表邪内逼，绝无里虚寒证。

3. 桂枝人参汤与葛根芩连汤：都是下利之表里兼治方。桂枝人参汤证表里皆寒；而葛根芩连汤证表里俱热。

【原文】太阳病，外证未除，而数下之，遂协热而利，利下不止，心下痞鞕，表里不解者，桂枝人参汤主之。(163)

【医案举例】

1. 心绞痛案（闫云科医案）

方某，男，82 岁。患高血压、冠心病二十余年，近两年心绞痛频发，先后住某医院 4 次。丹参滴丸、银杏叶片等扩张血管、活血化瘀药从未间断，而心痛终未远离。近症益剧，经抗心衰、抗心绞痛、输氧抢救，症不减。大有日薄西山，朝不保夕之虑，已下病危通知书矣。

患者神色黯淡，面若冻梨，老态龙钟，口唇青紫，舌紫暗滑润无苔。询知心痛日发十余次，进食、起卧、翻转皆可诱发。心绞痛呈刺痛，痛彻脘腹后背，痛时汗水津津，四末厥冷，静滴硝酸甘油痛可减缓。发作后神疲不支，气息奄奄。素畏寒，背尤甚。心悸、短气，动则益剧。茶饭无心，稍冷则腹痛便溏，大便不畅，小便清频。诊其脉，沉缓无力，右尺尤弱。

脉症观之，此阳气式微、心脾肾俱虚之证也。《素问·六节脏象论》云："心者，生之本，神之变也，其华在面，其充在血脉，为阳中之太阳。"《素问·生气通天论》云："阳气者，若天与日，失其所则折寿而不彰。"耄耋老人，阳气衰微，未能如日中天，乃至脉不充，血不运。血脉不畅通，由是疼痛生。虽危笃，未至膏肓，尚可救也。何以见之？仅四末厥冷而非手冷过肘，足寒越膝，一也；痛时汗出绵绵，而非冷汗如珠，二也；大便溏而不畅，而非下利清谷，三也；脉沉缓无力，而非脉微、脉不至，四也；不喘息、不躁烦，五也。扩张血管，化瘀活血，实以莛击钟、隔靴搔痒。再延时日，必将大江东去，红日西坠。急宜温益阳气，心脾肾共补，鼓动血液，充实血脉，以力挽狂澜。三阳共补之选，桂枝人参汤加味可也。方中理中汤补中阳，桂枝甘草汤温心阳，附子——天之骄子，大补元阳，重用之必能反败为胜。拟：

桂枝 15g，人参 15g，干姜 45g，炙甘草、白术 15g，茯苓 15g，附子 90g（先煎 1 小时），2 剂。

二诊：患者喜形于色，心绞痛明显减轻，紫绀、厥逆、脉象均有改善，嘱守方续服。

三诊：上方已服 100 余剂，心绞痛极少发作，紫绀不见，四末温和，精神大好，知饥思食，二便通畅，可室内活动，不心悸，不气短。嘱隔日一剂，以资巩固。

2. 十二指肠球部溃疡案（刘赤选医案）

谭某，男，36 岁，1973 年 9 月 17 日就诊。素患胃痛，反复发作，经胃肠钡餐检查，诊为十二指肠球部溃疡。近月来胃脘隐隐作痛，经常发作，以饭后两三小时及夜间尤甚。上腹部有明显压痛及痞闷感，口淡无味，时泛清水，胃纳欠佳，神疲乏力，大便正常，小便较多，脉迟弱，舌质淡白，苔薄白。此为胃虚气寒，治拟温中散寒。方用桂枝人参汤：

党参 15g，白术 15g，干姜 9g，炙甘草 9g，桂枝 12g（后下），3 剂，每日 1 剂。

服上药后，胃痛减轻，纳食稍增，时觉脘闷欲吐，脉舌如前。照上方加法半夏 9g 以温胃止吐。又服 3 剂，胃病已止，饮食如常。但停药后胃痛又复发，痞闷喜按，小便较多，脉迟细，舌淡，苔薄白，第一方减桂枝 3g。服药 3 剂后痛止，继服至胃痛消失，不再复发。

59. 瓜蒂散

【组成】瓜蒂一分，熬黄　赤小豆一分　香豉一合

【方歌】瓜蒂散是涌吐方，胸中痞硬痰邪猖，气冲咽喉不得息，蒂豆研散调豉汤。

【功用】涌吐食痰。

【主治】痰涎宿食壅塞胸中。

【方解】瓜为甘果，成熟于长夏，清胃热者也；其蒂，瓜之生气所系也，色青味苦，象东方甲木之化，得春升生发之机，故能提胃中之气，除胸中实邪，为吐剂中第一品药，故必用谷气以和之。赤小豆甘酸，下行而止吐，取为反佐，制其太过也。香豉本性沉重，糜熟而使轻浮，苦甘相济，引阳气以上升，驱阴邪而外出。作为稀糜，调二散，虽快吐而不伤神，仲景制方之精义，赤小豆为心谷而主降，香豉为肾谷而反升，既济之理也。

【方证要点】

1. 痰涎宿食，壅滞胸脘证：以胸中痞硬、气上冲咽喉不得息，欲吐而不能吐为辨证要点。主要症状为心中痞硬，胸中有痛，烦懊不安，欲吐而不能吐，寸脉微浮，关尺脉沉。

2. 常用于黄疸、头痛、痫证、狂证、腹痛、失语、乳房肿块、哮喘等属于痰涎阻塞胸中，或宿食停于上脘，壅阻气机者。素体血虚及出血患者忌服。

【类似方证鉴别】

1. 瓜蒂散与大陷胸丸：都可以治疗胸膈痰饮。不同者，大陷胸丸

证为痰热互结，病势趋下，宜于攻下。

2. 瓜蒂散与大承气汤：都可以治疗宿食。不同者，大承气汤所治之宿食病势趋下，脐周拒压，宜于攻逐。

【原文】

1. 病如桂枝证，头不痛，项不强，寸脉微浮，胸中痞鞕，气上冲喉咽，不得息者，此为胸有寒也，当吐之，宜瓜蒂散。（166）

2. 病人手足厥冷，脉乍紧者，邪结在胸中，心下满而烦，饥不能食者，病在胸中，当须吐之，宜瓜蒂散。（355）

3. 宿食在上脘，当吐之，宜瓜蒂散。（《金匮要略》第十篇）

【医案举例】

1. 痫案（闫云科医案）

王某，女，13 岁，住利民中街食品厂宿舍。素体健无恙，活泼上进。1985 年 10 月 10 日晚 9 时许，正做作业，自觉身体不适，便睡卧床上，片刻不省人事，手足抽搐，角弓反戾，掉下床来，口吐白沫，小便失禁，约 10 分钟始得清醒。翌晨又如是发病一次。地区医院经脑电图检查，提示癫痫。住院句余未发病，出院两月又发作一次，遂来求诊。

面色黯黄，为痰饮之貌；舌润脉滑，系水湿之象。痰饮水湿，其源本一。脾不健运，肾不鼓舞，从阳化痰，从阴化饮。占据中州则饮食无味，恶心漾漾；痞阻升降则头闷眩晕，痰鸣辘辘，上扰清宫则神舍失守而为痫疯。《丹溪心法·痫》篇云"痰涎壅塞，迷闷孔窍"，是以为痫。《医宗金鉴·幼科心法要诀》亦云："痰痫平素自多痰，发时痰壅在喉间，气促昏倒吐痰沫，一捻金与滚痰丸。"今痰饮呈向上之势，一捻金、滚痰丸显然不当，宜因势利导，一涌吐之。拟：

豆豉 15g，煎汤送服瓜蒂散 3g。

药后呕吐痰涎甚多，头晕脑涨大减，胃纳亦醒。遵衰其半而止之旨，嘱服脾肾两助丸。若脾为胃行其津液，肾为胃司其开阖，则痰饮定能消于无形。

二诊：痰饮桀骜不驯，并未归川入海，反而再起东山，兴风鼓浪。近日又犯病一次，且体倦嗜睡，头脑胀闷，咳嗽多痰，恶心呕吐，大便数日一行。由此可见，蔓草难图，除恶务尽，前事不忘后事之师。拟：

豆豉 15g，煎汤送瓜蒂散 4g。

三诊：药后呕吐痰涎较上次尤多，并有团状痰块数枚，吐后精神疲惫不堪，蜷卧少动。虑其窠臼复存，将息三日，又一鼓作气，乘胜而进，投礞石滚痰丸 6g，下泻黏秽甚多。谅邪已净，舍补何为？嘱服脾肾两助丸月余。随访多年，知病未犯。

2. 失语案（唐祖宣医案）

周某，女，41 岁，1972 年 4 月 25 日初诊。患雷诺病已 3 年，每遇寒冷则作。经服温阳和活血化瘀药物，肢端痉挛好转，供血改善。近因惊恐而致失语，四肢紫绀加重，厥冷如冰，时呈尸体色。经先后用低分子右旋糖酐和镇静药物，以及中药宁心安神、祛痰开窍之剂无效。饮食不进，卧床不起。症见面色苍白，精神呆滞，不能言语，以笔代言，胸闷烦躁，欲吐不能，肢冷色白，舌苔白厚腻，脉滑有力，两寸独大。此痰浊壅塞上脘，急则治其标，先宜涌吐痰浊。方用：

瓜蒂、赤小豆、白矾各 9g，水煎服。

服后先吐浊痰碗余，继则泻下秽臭溏便，遂即能言，肢冷好转，而雷诺现象亦减轻。

60. 黄芩汤

【组成】黄芩三两　芍药三两　甘草二两，炙　大枣十二枚，擘

【方歌】黄芩汤治太少利，腹痛急迫脉弦细，黄芩白芍甘草枣，清热和阴平肝逆。

【功用】清热止利，和中止痛。

【主治】太阳与少阳合病，腹痛下利证。

【方解】方中黄芩苦寒，清热止利；芍药味酸，敛阴和营止痛；甘草、大枣和中缓急。诸药合用，共奏清热止利，和中止痛之功。

【方证要点】

1. 太阳与少阳合病下利证：以心下痞、下利、腹痛为辨证要点。主要症状为身热恶寒，口渴咽干，目眩，心下痞，腹痛下利，舌红苔黄，脉弦。

2. 常用于湿热痢、急性痢疾、阿米巴痢疾、急性肠炎、消化不良、结肠炎、倒经、急性阑尾炎、子宫附件炎等属于热迫阳明，自下利者。

3. 体质要求：患者的唇色多深红如朱，舌质多暗红，脉弦。女性月经多黏稠有血块。

【类似方证鉴别】

1. 黄芩汤与葛根芩连汤：都可以治疗湿热下痢。不同者，葛根芩连汤证兼有表邪，且热象较黄芩汤证为甚。

2. 黄芩汤与葛根汤：都可以治疗下利。黄芩汤所治之下利，无表证，纯里热；而葛根汤所治之下利，属表邪内逼，必有恶寒、发热、脉浮等症状。

3. 黄芩汤与大承气汤：都可以治疗下利。不同者，大承气汤所治之下利，属内有宿食或燥屎，必有腹痛拒压等里实症状。

【原文】太阳与少阳合病，自下利者，与黄芩汤；若呕者，黄芩加半夏生姜汤主之。（172）

【医案举例】

1. 痢疾案（闫云科医案）

赵某，女，61 岁，醋厂家属。今年夏秋之季，饮食不洁，祸起萧墙，感染鱼腹之疾。几经治疗不愈，延期已逾三月。一日临厕五六次，腹痛不爽，脓血杂下，赤多白少，以致阴血大亏，脾胃损伤，生化障碍，茶饭不思，精神疲惫，日益不支。舌红少津，口干口苦。诊其脉，弦细略数。触其腹，腹壁柔软，无压痛。

观其脉症，此湿热久稽，损伤脉络，阴血亏虚之证也。其治疗，单纯清热燥湿，或滋阴，或止血，均非确当。因苦寒之品败胃伤阴；纯予止血亦属舍本求末；单一滋阴救液，徒有恋邪之弊。证情若此，何以为治？将三法共冶于一炉，方取黄芩汤清热燥湿，三七化腐生肌，逐瘀止血，生山药滋阴健脾。意在诸药合用，则邪可去，正可复。拟：

黄芩 10g，白芍 20g，甘草 10g，三七 3g，山药 15g，红枣 6 枚，3 剂。

二诊：下痢日减为二至三次，血大减，腹痛亦轻。仍口苦，纳谷不馨。舌红无苔，脉象弦细。药已中的，紧守原法。上方加焦三仙各 10g，3 剂。

三诊：大便日行一两次，无脓血，腹痛止，知饥思食，此湿热已清，阴液得复之象也，如方再服 3 剂。

2. 痢疾案（倪少恒医案）

王某，男，30 岁，1953 年 4 月 11 日初诊。患者病初恶寒，后则壮热不退，目赤舌绛，烦躁不安，便下赤痢，微带紫暗，腹中急痛，欲便不得，脉象洪实。余拟泄热解毒，先投以黄芩汤：

黄芩、白芍各 12g，甘草 3g，红枣 3 枚。

服药 2 剂，热退神安痛减，于 13 日改用红痢枣花汤，连服 3 剂获安。

61. 黄芩加半夏生姜汤

【组成】黄芩三两　芍药二两　甘草二两，炙　大枣十二枚，擘　半夏半升，洗　生姜一两半，一方三两，切

【方歌】黄芩原方加夏姜，呕吐下利胃肠伤，太少合病邪热淫，苦降辛开治少阳。

【功用】和解表里，降逆止呕。

【主治】伤寒，太阳与少阳合病，胆胃气逆证。

【方解】黄芩汤中以黄芩为君，以解少阳之里热，苦以坚之也；芍药为臣，以解太阳之表热而行营气，酸以收之也；以甘草为佐，大枣为使，以辅肠胃之弱以缓中也；加半夏之辛以散逆气，加生姜之辛以和其中而止呕也。

【方证要点】

1. 胆胃气逆证：以心下痞、腹痛、下利伴见呕吐为辨证要点。主要症状为身热恶寒，口渴咽干，目眩，心下痞，下利腹痛，恶心呕吐；舌质红，舌苔黄薄，或者夹腻，脉弦数。

2. 常用于急性肠胃炎、慢性胆囊炎、慢性肝炎、肠胃神经官能症等属于黄芩汤证见恶心、呕吐者。

【类似方证鉴别】黄芩加半夏生姜汤与大柴胡汤：都可以治疗呕吐而下利。黄芩加半夏生姜汤证是太阳少阳合病，夹杂有太阳表证；而大柴胡汤证是少阳阳明合病，伴有阳明内热之证。

【原文】

1. 太阳与少阳合病，自下利者，与黄芩汤；若呕者，黄芩加半夏

生姜汤主之。（172）

2. 干呕而利者，黄芩加半夏生姜汤主之。（《金匮要略》第十七篇）

【医案举例】

1. 呕利案（刘渡舟医案）

王某，男，28 岁。初夏迎风取爽，而头痛身热，医用发汗解表药，热退身凉，头痛不发，以为病已愈。又三日，口中甚苦，且有呕意，而大便下利黏秽，日四五次，腹中作痛，且有下坠感。切其脉弦数而滑，舌苔黄白相杂。辨为少阳胆热下注于肠而胃气不和之证。

黄芩 10g，白芍 10g，半夏 10g，生姜 10g，大枣 7 枚，甘草 6g。

服 3 剂而病愈。

2. 慢性肠胃炎案（王付医案）

周某，女，51 岁。有慢性肠胃炎病史，近因病证加重而前来诊治。刻诊：胃脘疼痛，食凉则痛，嗳气，大便溏泄不爽，肛门灼热下坠，舌淡红，苔薄白，脉沉。辨为胃寒胆热证，给予黄芩加半夏生姜汤加味：

黄芩 10g，白芍 6g，炙甘草 6g，大枣 12 枚，半夏 12g，生姜 6g，陈皮 12g，干姜 12g，黄连 10g。6 剂，日 1 剂，水煎 2 次，日三服。

二诊：大便爽利，嗳气消除，又以前方治疗 20 余剂，诸症痊愈。并嘱病人应当重视饮食调剂，不食生冷寒凉，少食辛辣，避免病证复发。

62. 黄连汤

【组成】黄连三两　甘草三两，炙　干姜三两　桂枝三两，去皮　人参二两　半夏半升，洗　大枣十二枚，擘

【方歌】黄连汤内参连草，姜桂半夏和大枣，胃中有寒心胸热，呕吐腹痛此方宝。

【功用】调和胃肠，降逆止呕。

【主治】上焦热中焦寒证。

【方解】方中黄连苦寒，上清胸中之热，干姜、桂枝辛温，下散胃中之寒，二者合用，辛开苦降，寒热并投，上下并治，以复中焦升降之职；更以半夏和胃降逆，人参、甘草、大枣益胃和中。合而用之，能使寒散热消，中焦得和，阴阳升降复常，痛呕自愈。

【方证要点】

1. 上焦热中焦寒证：以干呕、心下痞满、肠鸣下利、腹痛上冲心为辨证要点。主要症状为心下痞，腹中痛，恶心呕逆或者恶风汗出明显，胸中烦热，时欲呕吐，腹痛；舌红，苔薄白或黄白相间，脉弦。

2. 常用于呕吐、慢性非特异性溃疡性结肠炎、胃肠型流感、消化不良性胃炎、霍乱、疝瘕、急性胃肠炎、胃酸过多症、胆石症、蛔虫症、急性阑尾炎初期、经期腹痛、醉酒、口腔炎、口角炎、神经症、癫痫、牙痛等属于寒热相搏于胃肠，冲气上逆者。

【类似方证鉴别】

1. 黄连汤与小柴胡去黄芩加芍药汤：都可以治疗腹痛呕吐。黄连汤证之腹痛呕吐为脾胃虚弱，寒热不调所致；而小柴胡去黄芩加芍药汤

证为肝木乘土而起，必有寒热往来，胸胁苦满，脉弦之状。

2. 黄连汤与理中汤：都可以治疗腹痛呕吐。不同者，理中汤证为中虚寒盛，并无上热之状。

3. 黄连汤与半夏泻心汤：药味仅黄芩、桂枝之异，皆为中虚而寒热不调。黄连汤证上热较轻、下寒较重，以呕吐、腹痛为主；而半夏泻心汤证上热较重、下寒较轻，以心下痞满为主。

【原文】伤寒胸中有热，胃中有邪气，腹中痛，欲呕吐者，黄连汤主之。（173）

【医案举例】

1. 慢性非特异性溃疡性结肠炎案（刘渡舟医案）

林某，男，52 岁，1994 年 4 月 18 日就诊。患腹痛下利数年，某医院诊为"慢性非特异性溃疡性结肠炎"。迭用抗生素及中药治疗，收效不显。刻下：腹中冷痛，下利日数行，带少许黏液。两胁疼痛，口渴，欲呕吐。舌边尖红，苔白腻，脉沉弦。辨为上热下寒证。治以清上温下，升降阴阳。为疏加味黄连汤：

黄连 10g，桂枝 10g，半夏 15g，干姜 10g，党参 12g，炙甘草 10g，大枣 12 枚，柴胡 10g。

服药 7 剂，腹痛、下利、呕吐明显减轻，但仍口苦、口渴、胁痛。又用柴胡桂枝干姜汤清胆热温脾寒，服 7 剂而病愈。

2. 呕吐案（赵守真医案）

陈襄人，男，25 岁。久泻愈后，又复呕吐，医进参、术、砂、半，复进竹茹、麦冬、芦根，诸药杂投无效。其证身微热，呕吐清水，水入则不纳，时有冲气上逆，胸略痞闷，口不知味，舌光红燥，苔腻不渴，脉阴沉迟而阳浮数，乃上热中虚之证，应用黄连汤。方中姜、桂、参、草温脾胃而降冲逆，黄连清胸热，伴半夏以止呕吐，为一寒一热错综之良方。服药呕吐渐止；再剂，证全除，能进稀粥。后用五味异功散加生姜温胃益气而安。

63. 桂枝附子汤

【组成】桂枝四两, 去皮　附子三枚, 炮, 去皮, 破　生姜三两, 切　大枣十二枚, 擘　甘草二两, 炙

【方歌】桂枝附子寒痹痛, 去芍加附量要重, 扶阳散寒应兼顾, 脉浮虚涩是其应。

【功用】温经散寒, 祛风胜湿。

【主治】阳虚肌痹证。

【方解】方中桂枝散风寒, 通经络, 附子祛风除湿, 温经散寒, 二药相配, 散风寒湿邪而止痹痛; 生姜、大枣调和营卫, 甘草补脾和中。五味合用, 共奏温经散寒, 祛风胜湿之功。

【方证要点】

1. 阳虚肌痹证: 以腹无痉挛而兼有胸满, 恶寒甚, 身体烦疼为辨证要点。主要症状为身体烦疼, 不能自转侧, 四肢掣痛, 难于屈伸, 恶寒发热, 心下或脐下动悸, 脉浮虚而涩。本方与桂枝去芍药加附子汤药味相同, 但加重桂、附用量, 旨在温经止痛。

2. 常用于风湿性关节炎、类风湿性关节炎、神经痛、低血压等属于风湿相搏于肌肉关节之间者。

【类似方证鉴别】桂枝附子汤与桂枝去芍药加附子汤: 两方药物组成完全相同, 用药剂量略有不同, 主治亦有差异。桂枝附子汤是治疗阳虚肌痹证的方剂, 故附子用量大于桂枝以散寒湿; 而桂枝去芍药加附子汤是治疗太阳中风兼阳虚证, 故桂枝用量大于附子以温阳。

【原文】伤寒八九日, 风湿相搏, 身体疼烦, 不能自转侧, 不呕,

不渴，脉浮虚而涩者，桂枝附子汤主之；若其人大便鞕，小便自利者，去桂加白术汤主之。（174）

【医案举例】

1. 痹证案（秦伯未医案）

黄某，女，24岁。下肢关节疼痛已年余，曾经中西医治疗，效果不显。现病情仍重，尤以右膝关节疼痛为甚，伸屈痛剧，行走困难，遇阴雨天则疼痛难忍，胃纳尚好，大便时结时烂，面色㿠白，苔白润滑，脉弦紧，重按无力，诊为寒湿痹证，处方：

桂枝尖30g，炮附子24g，生姜18g，炙甘草12g，大枣4枚，3剂。

复诊：服药后痛减半，精神食欲转佳，处方：

桂枝尖30g，炮附子30g，生姜24g，大枣6枚。连服10剂，疼痛完全消失。

2. 低血压案（刘新华医案）

杨某，男，67岁。入夏后劳累过度，体质素弱，心阳虚损，不能鼓血上荣，引起严重低血压症。刻诊：血压70/40mmHg。全身乏力，头重脚轻，肢凉脉弱。用能量合剂等疗效不显。

拟桂枝、制附子、炙甘草各10g，大枣4枚。冲开水，代茶频饮。

5剂后血压上升至110/70mmHg，头晕乏力等症好转，脉亦较前有力。原方剂量减半，加红枣10g，又5剂善后，复查血压稳定。

64. 去桂加白术汤

【组成】附子三枚，炮，去皮，破　白术四两　生姜三两，切　甘草二两，炙　大枣十二枚，擘

【方歌】去桂加术大便硬，寒湿相搏身疼痛，术附姜枣加甘草，三阴都尽冒始应。

【功用】健脾祛湿，温阳逐寒。

【主治】外邪里饮兼有津伤证。

【方解】湿胜于风者，用术附汤。以湿之中人也，太阴受之，白术健脾去湿，熟附子温经去湿，佐以姜、枣和表里，不必治风，但使湿去，则风无所恋而自解矣。

【方证要点】

1. 外邪里饮兼有津伤证：以关节疼痛，小便自利、大便偏干为辨证要点。主要症状为身体烦疼沉重，关节疼痛，受凉加重，不呕不渴，大便硬，小便自利；脉浮虚而涩。

2. 常用于风湿性关节炎、类风湿性关节炎、坐骨神经痛、骨质增生症属于风湿相搏，湿在肉腠者。

3. 对"小便自利"的理解，是解读本条的关键。一些注家把小便自利视作小便正常，影响了对本条的理解。胡希恕先生通过多方研究，认为此条文中的"小便自利"是小便频利。

【类似方证鉴别】

1. 去桂加白术汤与桂枝附子汤：桂枝附子汤化湿力强，故对于湿邪偏重者为宜。

2. 去桂加白术汤与真武汤：两者属外邪内饮，治疗用药亦相类，都在解表同时利饮，即用生姜解表，用苓、术利饮。但桂枝去桂加茯苓白术汤方证的表仍为太阳病；真武汤方证为因汗多津伤甚，由表阳证陷于表阴证即少阴病。

【原文】伤寒八九日，风湿相抟，身体疼烦，不能自转侧，不呕，不渴，脉浮虚而涩者，桂枝附子汤主之；若其人大便硬，小便自利者，去桂加白术汤主之。（174）

【医案举例】

1. 痹证（刘渡舟医案）

韩某，男，37 岁。自诉患关节炎有数年之久，右手腕关节囊肿起如蚕豆大，周身酸楚疼痛，尤以两膝关节为甚，已不能蹲立，走路很困难，每届天气变化，则身痛转剧。视其舌淡嫩而胖，苔白滑，脉弦而迟，问其大便则称干燥难解。辨为寒湿着外而脾虚不运之证，为疏：

附子 15g，白术 15g，生姜 10g，炙甘草 6g，大枣 12 枚。

服药后，周身如虫行皮中状，两腿膝关节出黏凉之汗甚多，而大便由难变易。转方用：干姜 10g，白术 15g，茯苓 12g，炙甘草 6g。服至 3 剂而下肢不痛，行路便利。又用上方 3 剂而身痛亦止。后以丸药调理，逐渐平安。

2. 腰痛案（熊兴江医案）

丁某，男，42 岁。2008 年 1 月 29 日初诊。主诉：腰腿酸痛 3 年。患者 3 年前出现腰痛，并牵引放射至右腿，于当地医院做腰椎 CT 检查示：腰 4/5、腰 5/骶 1 椎间盘突出（具体突出方向和程度不详）。两年前发现左腿有牵涉痛，并行牵引、药物等治疗效果均不明显。刻下：腰骶酸楚隐痛不适，牵引放射至双下肢后外侧，受寒后症状加重，得热症状却并不能明显缓解；长时间水浴、站立或远行后下肢酸楚隐痛明显加重；若睡觉时长时间侧卧，则下肢必然会酸麻至醒；咽中隐痛肿胀不适一月余，口渴，胃纳正常，汗出正常，小便畅快，大便干结，三日一行；平素经常感冒，每次感冒均有咽喉胀痛不适，每次自服牛黄解毒丸、维 C 银翘片效果均不明显，迁延多日方愈。查：体型中等，皮肤白皙，扁桃体微红不肿；舌质淡嫩色微紫暗，舌苔薄白，脉搏不浮，中取乏力，沉取则无；双下肢不肿，腰椎 4/5 压痛阳性，直腿抬高试验阳性。中医诊断：寒湿腰痛；西医诊断：腰椎间盘突出症。处方：

桂枝 15g，赤芍 6g，白芍 6g，炙甘草 10g，生姜 3 厚片，小红枣 5枚，白术 30g，熟附片 15g。5 剂，水煎服。

二诊（2008 年 2 月 2 日）：药后自觉腰部症状几乎消失，左腿症状缓解七成，右腿症状缓解三成，走路已不似以前酸胀，咽喉不适感消失，无口干、刷牙出血、口疮，大便转易，质地不干，舌质淡苔薄白，脉转有力。拟原方再进 5 剂。

三诊（2008 年 2 月 10 日）：药后左腿已无不适，右腿痛苦缓解七成左右，大便正常，每日一行。自诉服药期间再未感冒，精力好转。再拟原方合桂枝茯苓丸方治疗，上方加桃仁 10g，茯苓 10g，丹皮 6g。

药后症状再未缓解，至此技穷。嘱咐患者若加重时仍然服用首诊处方，注意休息。随访至今，病情稳定。

65. 甘草附子汤

【组成】甘草二两，炙　附子二枚，炮，去皮，破　白术二两　桂枝四两，去皮

【方歌】甘草附子汤四味，桂枝白术药方备，骨节掣痛不可近，恶风短气阳虚最。

【功用】疏风祛湿，散寒止痛。

【主治】阳虚骨痹证。

【方解】风则卫伤，湿流关节，风湿相抟，两邪乱经，故骨节疼烦，掣痛不得屈伸，近之则痛剧。风胜则卫气不固，汗出短气，恶风不欲去衣，为风在表也。湿胜则水气不行，小便不利，或身微肿，为湿气内抟也。故用附子为君，除湿祛风，温经散寒；桂枝为臣，祛风固卫；白术去湿为使；甘草为佐，而辅诸药。疏风去寒湿之方也。

【方证要点】

1. 阳虚骨痹证：以关节痛剧，汗出恶风，小便不利为辨证要点。主要症状为骨节烦痛，掣痛不能屈伸，痛处拒按，汗出恶风，短气，小便不利，或身微肿；苔白，脉沉细或弦细无力。

2. 常用于淋毒性关节炎、结核性关节炎、神经痛、骨髓骨膜炎、腰痛、肌痛、痛风、风湿疼痛、寒湿脚气、脱疽、流感等属于风寒湿留着关节，凝滞不解，表里阳气皆虚者。

【类似方证鉴别】

1. 甘草附子汤与桂枝附子汤：都可以治疗阳虚不能化湿的风湿相搏证。甘草附子汤证为表里之阳皆虚，故术、桂、附并用，助阳温经以

除风湿；桂枝附子汤证为表阳虚而证重，故桂、附相合，温经通阳以散风湿。

2. 甘草附子汤与白术附子汤：都可以治疗阳虚不能化湿的风湿相搏证。甘草附子汤证为表里之阳皆虚，故术、桂、附并用，助阳温经以除风湿；白术附子汤证为里阳虚而证已转轻，故术、附相合，健脾行湿以逐水气。

【原文】风湿相抟，骨节疼烦，掣痛不得屈伸，近之则痛剧，汗出短气，小便不利，恶风不欲去衣，或身微肿者，甘草附子汤主之。(175)

【医案举例】

1. 寒痹案（刘渡舟医案）

杨某，男，42 岁。患关节炎已 3 年，最近加剧，骨节烦疼，手不可近，并伴有心慌气短、胸中发憋，每到夜晚则尤重。切其脉缓弱无力，视其舌胖而嫩。辨为心肾阳虚，寒湿留于关节之证。为疏：

附子 15g，白术 15g，桂枝 10g，炙甘草 6g，茯苓皮 10g，苡米 10g。

服 3 剂而痛减其半，心慌等症亦转佳。转方用桂枝去芍药加附子汤，又服 3 剂，则病减其七。乃书丸药方而治其顽痹获愈。

2. 便血案（黄道富医案）

庞某，男，55 岁，1988 年 3 月 12 日初诊。患者素有上腹部阵发性隐痛反复发作 5 年，近 3 日来，感受风寒、饮食不节，引起发热汗出，恶风，全身酸痛，脘腹隐痛喜按，得热则舒，小便清长，大便色黑而溏。症见神疲乏力，少气懒言，面色不华，四肢不温。舌质淡、苔薄白，脉沉细无力。大便隐血试验（＋＋＋＋）。证属中焦虚寒，气血亏耗。治以温阳散寒，养血止血。

处方：白术、炙甘草各 10g，炮附子 6g（先煎），阿胶 15g（烊化），田三七 5g（磨兑服），桂枝 3g，水煎温服。

服药 2 剂后，腹痛减轻，便色由黑转黄，面色好转，精神渐增，大便隐血试验（＋）。守方继服 3 剂而愈。随访 1 年未复发。

66. 白虎汤

【组成】 知母六两　　石膏一斤，碎　　甘草二两，炙　　粳米六合

【方歌】 白虎烦渴用石膏，大热汗出脉滔滔，知粳甘草四药足，清气生津润枯焦。

【功用】 清热泻火，生津除烦。

【主治】 阳明经证。

【方解】 方中用辛甘大寒的石膏为君，专清肺胃邪热，解肌透热，又可生津止渴。臣以知母苦寒质润，既助石膏清气分实热，又治已伤之阴。用甘草、粳米既可益胃护津，又可防止石膏大寒伤中，共为佐使。四味合用，共收清热泻火、生津除烦之功。

【方证要点】

1. 阳明经证：以腹满、谵语、身重、难于转侧为辨证要点。主要症状为壮热多汗，头晕，面红气粗，口苦干燥，烦躁不安，渴欲饮冷或身热手足厥冷（热厥）；舌干苔白，脉洪大或滑数。

2. 常用于精神病、牙痛、糖尿病、肠伤寒、流感、麻疹、发疹性传染病、日射病、尿毒症、遗尿症、夜尿症、大叶性肺炎、流行性乙型脑炎、急性肠炎、牙龈炎、风湿性关节炎、时气瘟疫、中暑、胃热发斑等属于伤寒，邪及阳明，从热而化；或温病邪在气分之证者。

3. 体质要求：热性体质中的一种津液不足的类型。特征是面白而皮肤憔悴。虽身热汗出，但无健康时的红光，而现憔悴之态。舌面干燥，舌苔薄。脉形洪大。

【类似方证鉴别】

1. 白虎汤与桂枝汤：都可以治疗发热、汗出。白虎汤证是阳明热盛，有烦热、口燥、渴饮不止、脉洪大等里热之状；而桂枝汤证是寒郁于表，营卫不和，见恶风寒，脉浮缓之象。

2. 白虎汤与葛根芩连汤：都可以治疗发热、汗出。白虎汤证属燥热，以大热、大渴、脉洪大为主；而葛根芩连汤证属湿热，以目赤肿痛，下利，舌苔黄腻为主。

3. 白虎汤与白虎加人参汤：白虎加人参汤治白虎证而体虚脉弱，或脉数之方也。

4. 白虎汤与大承气汤：都可以治疗大热、大汗。白虎汤证是阳明经热，以大热、大渴、脉洪大为主；而大承气汤证是阳明腑热，以腹痛拒按、潮热、便秘为主。

【原文】

1. 伤寒，脉浮滑，此以表有热，里有寒，白虎汤主之。(176)

2. 三阳合病，腹满，身重，难以转侧，口不仁，面垢，谵语，遗尿。发汗则谵语；下之则额上生汗，手足逆冷。若自汗出者，白虎汤主之。(219)

3. 伤寒脉滑而厥者，里有热，白虎汤主之。(350)

【医案举例】

1. 磋牙案（周屹红医案）

林某，男，24 岁。于 5 岁时出现磋牙，经当地医院以"驱蛔灵"药品治之而愈，并大便排出蛔虫。7 岁时磋牙发作，但服用驱蛔灵无效，大便未见蛔虫排出，粪检亦未找到寄生虫卵。迭经多方治疗，磋牙始终未获一效。一晃 17 年，至 1987 年 10 月来诊时，患者形瘦面垢，磋牙频剧，声音响亮，上下齿比常人短 3/5，齿坚未落。平时口渴多饮，手足心时有汗出，二便正常，纳可。粪检未见虫卵。舌红苔薄黄，脉弦滑。余思此病者既非虫积为患，又无肾虚之象，当属阳明经热上蒸使然。盖手阳明大肠经入下齿，足阳明胃经入上齿也。治当白虎汤清阳明热邪。处方：

生石膏 15g（先煎），知母 10g，生甘草 5g，粳米一撮。

药进 5 剂，磋牙明显减轻。再服 5 剂，磋牙停止。病者自配 5 剂以巩固，未再复发。

2. 狂食案（闫云科医案）

解某，男，8 岁。自幼扁桃体反复发炎。热盛则风动，手足搐搦，牙关紧闭。后又患过敏性紫癜，故常辍学，父母甚忧之。一日携儿就诊，云胃纳甚狂，放学归家，若饿虎扑食，饭后须臾，便饥肠辘辘，食量胜于大人，是以体重远超同龄儿。亦曾试图限食减肥，然孩子哭，老人怨，未能行之。是儿腰粗圆，腹便便，满月脸，唇若朱，舌边红，苔薄黄。思饮欲冷，大便日一行。诊得脉象沉滑略数，触知腹壁厚实无压痛。

由是观之，此胃热也。盖小儿纯阳之体，最易化热动火，加之生活条件优越，巧克力、火腿肠等高热量食品从未有缺，以致胃热益盛，消谷善饥；胃火上熏咽喉，是以扁桃体发炎化脓；内热盛则逼血妄行，故而肌衄紫斑。清胃之方，一白虎，二承气，何者为宜？其腹不痛不胀，大便调，一无燥实满坚之象，显然承气不宜。拟：

石膏 60g，知母 15g，甘草 6g，粳米 30g，嘱远离肥甘食品。

2 剂后，饥饿感明显减轻。服过 5 剂，已无狂食之象。

67. 炙甘草汤

【组成】甘草四两，炙　生姜三两，切　人参二两　生地黄一斤　桂枝三两，去皮　阿胶二两　麦门冬半升，去心　麻仁半升　大枣三十枚，擘

【方歌】炙甘草汤少阴虚，心悸脉结证无疑，麦地麻胶桂姜枣，清酒与水煎法奇。

【功用】益气通阳，补血养阴。

【主治】伤寒，脉结代，心动悸者。

【方解】人参、麻仁之甘以润脾津；生地、阿胶之咸苦以滋肝液；重用地、冬浊味，恐其不能上升，故君以炙甘草之气厚、桂枝之轻扬，载引地、冬上承肺燥，佐以清酒芳香入血，引领地、冬归心复脉；仍使以姜、枣和营卫，则津液悉上供于心肺矣。脉络之病，取重心经，故又名复脉。

【方证要点】

1. 气阴两虚证：以腹无痉挛而兼有胸满，心动悸，烦热，脉结代为辨证要点。主要症状为口唇淡白，面部无华或者青白，心悸；咯吐涎沫，量多；心中烦躁，咽干口燥，失眠多梦，四肢酸疼，手足心热，潮热盗汗；舌质淡而嫩、有光泽，苔薄白或者薄黄，脉细弱，或者兼有结代。

2. 常用于贫血、神经衰弱、黄疸、肠伤寒、肺炎、交感神经紧张症、高血压病、巴塞杜病、产褥热、胃溃疡、肺结核、喉头结核、真性臭鼻症、心脏瓣膜病、心内膜炎、功能性心律不齐、心悸、结代脉（心律不齐）等属于太阳之邪传入少阴而为气阴两虚者。

3. 炙甘草汤又名复脉汤，功能益气通阳，补血养阴。治气阴两虚所致的脉结代，心动悸，气短胸闷，舌光少苔，以及虚劳肺痿。《圣济经》曰："津耗散为枯，五脏萎弱，荣卫涸流，温剂所以润之。"《性理大全》中载："燥属于次寒，无奈当今后人都认为是热。比如夏天，暑热炎蒸，大汗淋漓，肌肉潮润而不燥，深秋燥令气行，人体肺金应之，肌肤干槁而燥，是时火令无权，所以说燥属凉。"

4. 体质要求：羸瘦，面色憔悴，皮肤干枯，贫血貌。这种体质状态多见于大病以后，或大出血以后，或营养不良者，或极度疲劳者，或肿瘤患者经过化疗以后。患者精神萎靡，有明显的悸动感，并可伴有早搏或心房心室颤动等心律失常。

【类似方证鉴别】

1. 炙甘草汤与桂枝甘草汤：都可以治疗心悸。炙甘草汤证之心悸为气阴两虚，必有神疲少气、脉细结代等虚劳见症；而桂枝甘草汤证为汗出过多，心阳虚损，以心悸不宁，喜叉手按压为特点。

2. 炙甘草汤与柴胡加龙骨牡蛎汤：都可以治疗心动悸。炙甘草汤证之心悸为气阴两虚，必有神疲少气、脉细结代等虚劳见症；而柴胡加龙骨牡蛎汤证为肝胆火盛，具有胸满烦惊、生气受惊之症状及病史。

【原文】

1. 伤寒，脉结代，心动悸，炙甘草汤主之。（177）

2.《千金翼》炙甘草汤，一云复脉汤：治虚劳不足，汗出而闷，脉结悸，行动如常，不出百日，危急者十一日死。（《金匮要略》第六篇附方）

3.《外台》炙甘草汤：治肺痿涎唾多，心中温温液液者。（《金匮要略》第七篇附方）

【医案举例】

1. 下利案（章次公医案）

昔与章次公诊广益医院庖丁某，病下利，脉结代，次公疏炙甘草汤去麻仁方与之。当时郑璞容会计之戚陈某适在旁，见曰：此古方也，安能疗今病？次公忿与之争。仅服一剂，即利止脉和。盖病起已四十余日，庸工延误，遂至于此。此次设无次公之明眼，则病者所受苦痛，不知伊于胡底也。

2. 胸痹案（雷祥发医案）

韩某，男，46 岁，农民，1983 年 4 月 8 日就诊。主诉：胸前区闷痛、气短乏力已 3 月余。症见面色不华，精神疲乏，胸闷作痛，虚烦多汗，心悸失眠，舌淡红，脉结代（期前收缩）。据证分析：患者致富心切，除务农外，又兼养鱼、酿酒等业，操劳过度，气血虚损而致胸痹，治宜益气通阳，补血养阴，方用炙甘草汤。

处方：党参 30g，大枣 15g，炙甘草 10g，生地黄、麦冬、阿胶各 20g，生姜、桂枝各 5g，火麻仁 6g，3 剂，日 1 剂。取 38 度白酒 40mL 与水同煎，阿胶烊化。

6 日后复诊，精神尚好，心胸舒展，脉无结代，拟红参 30g，分 3 次用冰糖与水炖服，随访未复发。

68. 大承气汤

【组成】大黄四两，酒洗　厚朴半斤，炙，去皮　枳实五枚，炙　芒硝三合

【方歌】大承气汤用硝黄，厚朴枳实四药强，潮热蒸蒸濈濈汗，腹满硬痛峻攻良。

【功用】峻下热积，消痞除满。

【主治】阳明热结重证。

【方解】伤寒阳邪入里，痞、满、燥、实、坚全具者，急以此方主之。调味承气汤不用枳、朴者，以其不作痞满，用之恐伤上焦虚无氤氲之元气也；小承气汤不用芒硝者，以其实而未坚，用之恐伤下焦血分之真阴，谓不伐其根也。此则上中下三焦皆病，痞、满、燥、实、坚皆全，故主此方以治之。厚朴苦温以去痞，枳实苦寒以泄满，芒硝咸寒以润燥软坚，大黄苦寒以泄实去热。

【方证要点】

1. 阳明热结重证：以痞、满、燥、实、坚为辨证要点。主要症状为潮热，谵语，手足濈然汗出，或下利清水，其气秽臭，脐腹四周按之坚硬有块，脉沉实或沉迟、迟滑、数滑。

2. 常用于肺炎、肠伤寒、流感、麻疹、脑炎、高血压病、破伤风、小儿痉挛、脚气冲心、精神病、狂证、食物中毒、眼科疾患、喘息、习惯性便秘、呃逆、尿闭、痔疾、闭经、产褥热、头痛、牙痛、偏头痛、肩酸痛、腰脚麻痹症、肠梗阻、急性胰腺炎、阑尾炎、急性痢疾等属于宿食积滞与热邪搏结肠中，热伤津液，气机痞塞，大便燥结者。

【类似方证鉴别】

1. 大承气汤与调胃承气汤：大承气汤为阳明病攻下之峻剂，大便燥结，脐腹胀痛俱重；而调胃承气汤为治发热、大便燥结，腹胀不甚之方。

2. 大承气汤与小承气汤：大承气汤为阳明病攻下之峻剂，症见发热、腹胀、疼痛拒按、大便燥结、舌燥有芒刺；而小承气汤为治腹胀满、大便不通，但不燥结之方。

3. 大承气汤与大柴胡汤：都可以治疗腹胀疼痛。大承气汤证胀痛部位在脐周，有潮热、汗出、谵语之症状；而大柴胡汤证病位在上腹部，兼胸胁苦满、脉弦之症状。

【原文】

1. 阳明病，脉迟，虽汗出不恶寒者，其身必重，短气，腹满而喘，有潮热者，此外欲解，可攻里也。手足濈然汗出者，此大便已硬也，大承气汤主之……（208）

2. 阳明病，潮热，大便微鞕者，可与大承气汤，不鞕者，不可与之。（209）

3. 伤寒，若吐，若下后不解，不大便五六日。上至十余日，日晡所发潮热，不恶寒，独语如见鬼状。若剧者，发则不识人，循衣摸床，惕而不安，微喘直视，脉弦者生，涩者死。微者，但发热谵语者，大承气汤主之。若一服利，则止后服。（212）

4. 阳明病，谵语，有潮热，反不能食者，胃中必有燥屎五六枚也。若能食者，但鞕耳，宜大承气汤下之。（215）

5. 汗出谵语者，以有燥屎在胃中，此为风也。须下者，过经乃可下之。下之若早，语言必乱，以表虚里实故也。下之愈，宜大承气汤。（217）

6. 二阳并病，太阳证罢，但发潮热，手足漐漐汗出，大便难而谵语者，下之则愈，宜大承气汤。（220）

7. 阳明病，下之，心中懊憹而烦，胃中有燥屎者，可攻。腹微满，初头鞭、后必溏，不可攻之。若有燥屎者，宜大承气汤。（238）

8. 病人烦热，汗出则解，又如疟状。日晡所发热者，属阳明也。脉实者，宜下之；脉浮虚者，宜发汗。下之与大承气汤；发汗宜桂枝汤。（240）

9. 大下后，六七日不大便，烦不解，腹满痛者，此有燥屎也。所以然者，本有宿食故也，宜大承气汤。（241）

10. 病人小便不利，大便乍难乍易，时有微热，喘冒不能卧者，有燥屎也，宜大承气汤。（242）

11. 得病二三日，脉弱，无太阳柴胡证，烦躁，心下鞭……若不大便六七日，小便少者，虽不受食，但初头鞭，后必溏，未定成鞭，攻之必溏，须小便利，屎定鞭，乃可攻之，宜大承气汤。（251）

12. 伤寒六七日，目中不了了，睛不和，无表里证，大便难，身微热者，此为实也。急下之，宜大承气汤。（252）

13. 阳明病，发热，汗多者，急下之，宜大承气汤。（253）

14. 发汗不解，腹满急痛者，急下之，宜大承气汤。（254）

15. 腹满不减，减不足言，当下之，宜大承气汤。（255）

16. 阳明少阳合病，必下利，其脉不负者，为顺也。负者，失也。互相克贼，名为负也。脉滑而数者，有宿食也，当下之，宜大承气汤。（256）

17. 少阴病，得之二三日，口燥咽干者，急下之，宜大承气汤。（320）

18. 少阴病，自利清水，色纯青，心下必痛，口干燥者，可下之，宜大承气汤。（321）

19. 少阴病，六七日，腹胀，不大便者，急下之，宜大承气汤。（322）

20. 痉为病，胸满，口噤，卧不着席，脚挛急，必齘齿，可与大承

气汤。（《金匮要略》第二篇）

21. 腹满不减，减不足言，当须下之，宜大承气汤。（《金匮要略》第十篇）

22. 问曰：人病有宿食，何以别之？师曰：寸口脉浮而大，按之反涩，尺中亦微而涩，故知有宿食，大承气汤主之。（《金匮要略》第十篇）

23. 脉数而滑者，实也，此有宿食，下之愈，宜大承气汤。（《金匮要略》第十篇）

24. 下利不欲食者，有宿食也，当下之，宜大承气汤。（《金匮要略》第十篇）

25. 下利三部脉皆平，按之心下坚者，急下之，宜大承气汤。（《金匮要略》第十七篇）

26. 下利脉迟而滑者，实也，利未欲止，急下之，宜大承气汤。（《金匮要略》第十七篇）

27. 下利脉反滑者，当有所去，下乃愈，宜大承气汤。（《金匮要略》第十七篇）

28. 下利已差，至其年月日时复发者，以病不尽故也，当下之，宜大承气汤。（《金匮要略》第十七篇）

29. 病解能食，七八日更发热者，此为胃实，大承气汤主之。（《金匮要略》第二十一篇）

30. 产后七八日，无太阳证，少腹坚痛，此恶露不尽；不大便，烦躁发热，切脉微实，再倍发热，日晡时烦躁者，不食，食则谵语，至夜即愈，宜大承气汤主之。热在里，结在膀胱也。（《金匮要略》第二十一篇）

【医案举例】

1. 热结旁流案（黎崇裕医案）

某男，24 岁，广西梧州人。初诊日期：2010 年 11 月 23 日。

平素饮食肥甘厚腻，之前曾出现过腹痛等情况，今诉：腹痛，泻下青色便水已两日，便水夹杂大便，肛门灼热，这两天大便多次，已略感体力不支，用黄连素片无效。舌苔黄，腹痛不喜按，口中和，没有胃口。

诊断：阳明腑实证，大便泻下青色便水乃是热结旁流之故，非用大承气汤泻下不可。

处方：大承气汤。

枳实 10g，厚朴 10g，生大黄 6g（后下），芒硝 3g（冲服），1 剂，水煎服。

用法：先把枳实、厚朴泡 10 分钟，然后煎煮 15 分钟后下大黄再煮 5 分钟，芒硝冲服。

晚上来电，服后大泻一次，已经不再腹泻，晚上胃口佳，感觉腹中还有些隐痛。用伍炳彩先生之当归芍药散加味治疗阑尾炎的经验处方善后：

当归 10g，白芍 6g，赤芍 6g，川芎 3g，茯苓 15g，泽泻 15g，白术 6g，败酱草 20，薏苡仁 12g，3 剂，水煎服，一日 1 到 2 次。后回访痊愈。

2. 阳明危证案（唐医易医案）

1978 年季秋的一天早上，家住西华路的一谢姓朋友来找我说：他姥姥 73 岁，一周前感冒去医院打针输液后，病未愈反更甚。现在天天发烧，吃不下，没有大便。诊所的医生每天来上门打针输液都没有好转，要她住院又不肯去，还说死也要死在家里。家里人都很怀疑她是否过得了这一劫，我知道你师傅很有办法，能请他上门看一看吗？或是帮忙判断一下她还能捱得过几天。我说：师傅很少出门为人看病，还是让我试一下吧，如果我摆不平，再去请师傅也好说话。他说：好吧，反正我家里人都没有什么办法了，于是与他前往。

到得家中，朋友之母正在侍候他的姥姥喝粥。粥罢，又让她坐了一会屎塔（马桶），又把她扶上床，还夹了一支探热针。之后就与我讲起他姥姥的病况：昨天开始就不肯吃药打针了，嚷着要看唐医（广州老一辈的人称中医为唐医），说是打针很痛（青霉素），吃了那药片又肚痛（其实是胃痛，是用了阿司匹林），而且又不见好。上周就感冒发烧了，到市一医院看了几天也没见好转，后来不愿去医院就请诊所的医生上门打针。

我问：感冒后有出过汗吗？答曰：最初到医院打针后就有出过汗，还退过烧，但次日就又发烧了。我问：二便？答曰：已有六七天不大便了，刚才也没拉出来。这几天屎塔内都是尿，似红茶色。我过去帮她切脉，六脉皆实大而数，身汗漐漐，双眼直勾勾地盯住我，也不说话，不时伸手拍打头部。一阵强烈刺鼻的驱风油气味冲来，我拿出她的探热针一看，39.5℃。我问她：你拍打头部又搽风油干吗？朋友说：昨天起喊头痛，今天更严重了，而且今晨开始眼睛也看不清了。我说好危险啊！于是急拟大承气汤：大黄四钱，厚朴一钱，枳实三钱，芒硝三钱。书罢仍觉欠妥，嘱其去抓药时买些甘油锭回来，待她服药后约半小时塞入肛门内。并催促朋友速去购药，好让她尽快服下。

出门后，我径直往师傅家赶去，将这案例详细禀告。师傅听后神情凝重地说：你胆子可不小！患者双眼直勾勾、不时用手拍头，说明她头很痛，热毒已上冲脑户。大便七日未行、身壮热汗出，这是阳明危证。但你药却是没投错，只怕是力不济，这大承气汤一投，见有大便解出者有救。如若不解，不可预料矣。我惊问：若有大便排出，而又未愈呢？师傅说：再剂啊！必须见拉稀才收手。

我心里忐忑不安。午饭后，急忙赶去朋友家，半路就与他撞个正着。他说：姥姥喝了 1 剂药后，不到半个小时就喊里急要拉大便，拉出了七八颗坚硬的黑粪，头痛好像减轻了不少，体温仍有 39℃，但眼睛好像能看得清东西了，以后怎么办？我说：药要再剂到拉稀为止，甘油锭也要配合用。

　　分手后，我朋友径直去抓药回家了。我回家后还一直惦记这事，晚饭后正想出门，朋友又来了，不过我一看他神色，就知道大战告捷了。他眉飞色舞地说：姥姥再剂后，排了三次大便，前两次是羊粪状的，第三次开头是硬条，后面全是拉稀，按你吩咐，停药。她大便后就不发烧了，头不痛了，喝了两大碗粥，刚才又吃了一碗饭。她自己说，已经没有什么不舒服了。

69. 小承气汤

【组成】大黄四两　厚朴二两，炙，去皮　枳实三枚，大者，炙

【方歌】小承气汤朴枳黄，便硬谵语腹胀详，识得燥结分轻重，脉滑不紧用此方。

【功用】轻下热结，除满消痞。

【主治】伤寒阳明腑实轻证。

【方解】方中大黄泻热通便，厚朴行气散满，枳实破气消痞，诸药合用，可以轻下热结，除满消痞。

【方证要点】

1. 阳明热结轻证：以阳明病，胃中燥、大便硬而无潮热为辨证要点。主要症状为潮热，汗出，胸腹胀满而痛，烦躁谵语，便秘或下利，尿黄面赤，舌苔黄厚而干，脉滑而疾或沉而有力。

2. 常用于两手撮空、食停中焦、热结旁流、伤寒哕逆、急性胃肠炎、便秘、腹胀、脱肛、流行性乙型脑炎、哮喘、头痛、眩晕、不全性截瘫等属于肠中宿食积滞与热邪相搏，不得排出，气机痞塞，但大便燥坚未甚者。

【类似方证鉴别】

1. 小承气汤与厚朴生姜半夏甘草人参汤：都可以治疗腹胀。小承气汤证之腹胀属胃家实，必有潮热、便秘、腹痛拒压之症。

2. 小承气汤与调胃承气汤：都是阳明病攻下之轻剂，治大便不畅，腹胀满痛。调胃承气汤证胀满不甚，以燥结为主。

【原文】

1. 阳明病脉迟，虽汗出不恶寒者，其身必重，短气，腹满而喘，有潮热者，此外欲解，可攻里也……若腹大满不通者，可与小承气汤，微和胃气，勿令至大泄下。（208）

2. 阳明病……若不大便六七日，恐有燥屎，欲知之法，少与小承气汤，汤入腹中，转矢气者，此有燥屎也，乃可攻之。若不转矢气者，此但初头硬，后必溏，不可攻之，攻之必胀满不能食也。欲饮水者，与水则哕。其后发热者，必大便复鞕而少也，以小承气汤和之。不转矢气者，慎不可攻也。（209）

3. 阳明病，其人多汗，以津液外出，胃中燥，大便必鞕，鞕则谵语，小承气汤主之。若一服谵语止者，更莫复服。（213）

4. 阳明病，谵语，发潮热，脉滑而疾者，小承气汤主之。（214）

5. 太阳病，若吐，若下，若发汗后，微烦，小便数，大便因鞕者，与小承气汤，和之愈。（250）

6. 得病二三日，脉弱，无太阳柴胡证，烦躁，心下鞕，至四五日，虽能食，以小承气汤少少与微和之，令小安。至六日，与承气汤一升。（251）

7. 下利谵语者，有燥屎也，宜小承气汤。（374）

8. 下利谵语者，有燥屎也，小承气汤主之。（《金匮要略》第十七篇）

【医案举例】

1. 流行性乙型脑炎案（蒲辅周医案）

梁某，男，28 岁。住某医院，诊断为流行性乙型脑炎。病程与治疗：病已六日，曾连服中药清热、解毒、养阴之剂，病势有增无减。会诊时，体温 40.3℃，脉象沉数有力，腹满微硬，哕声连续，目赤不闭，无汗，手足妄动，烦躁不宁，有欲狂之势，神昏谵语，四肢微厥，昨日下利纯青黑水，此虽病邪羁踞阳明，热结旁流之象，但未至大实满，而且舌苔秽腻,色不老黄,未可与大承气汤,乃用小承气汤法微和之。

服药后,哕止便通,汗出厥回,神清热退,诸症豁然,再以养阴和胃之剂调理而愈。

2. 腹部胀痛案(黎崇裕医案)

某女,24 岁,2010 年 5 月 7 号来诊。因饭前吃了番石榴,之后腹部胀痛,不大便两天,饮食无异常,口干,舌苔黄腻润。

辨证:食滞肠胃。

治法:轻下热结,除满消痞。

选方:小承气汤加味。

大黄 6g,枳实 9g,厚朴 3g,全瓜蒌 12g,焦山楂 9g,焦神曲 9g,3 剂。

药房没有焦山楂和焦神曲,改为生山楂和生神曲,抓药回去后病人担心药力不够,2 剂并作 1 剂煎服,用药后腹中水声辘辘,腹泻四次,次日已愈。

70. 猪苓汤

【组成】猪苓去皮　茯苓　泽泻　阿胶　滑石碎,各一两

【方歌】猪苓汤治少阴虚,热与水蓄烦呕居,小便不利口又渴,泽胶猪茯及滑石。

【功用】清热泻火,利水渗湿。

【主治】邪热伤阴,水热互结证。

【方解】猪苓、茯苓、泽泻淡渗利水,阿胶滋润养阴,滑石能清热、渗湿利窍,能荡涤六腑而无克伐之弊。合起来清热泻火而不伤阳,利水渗湿而不伤阴。

【方证要点】

1. 阴虚湿热证:以小便不利,或淋痛尿血而渴欲饮水为辨证要点。主要症状为心烦不得眠,渴欲饮水,小便不利,发热,舌红苔滑,脉浮或浮数。

2. 常用于肾小球肾炎、肾盂肾炎、肾脏结核、肾结石、膀胱结石、膀胱炎、尿道炎、淋疾、尿意频数、排尿痛、子宫出血、肠出血、咯血、血尿、小便不利、肠炎、直肠溃疡、下利、浮肿、痉挛、癫痫、失眠等属于热盛伤阴,水热互结于下焦者。

【类似方证鉴别】

1. 猪苓汤与五苓散:都可以治疗小便不利、渴欲饮水。猪苓汤证属阴虚而水湿内停,必有尿频、尿涩痛、尿短赤之症;而五苓散证病兼表里,水湿较盛,以上冲、汗出、眩晕为特点。

2. 猪苓汤与白虎加人参汤:都可以治疗发热,口渴思饮,小便不

215

利。猪苓汤证属阴虚而水湿内停，必有尿频、尿涩痛、尿短赤之症；而白虎加人参汤证为热盛津伤，呈大热、大汗、脉象洪大，绝无水饮停蓄证象。

3. 猪苓汤与黄连阿胶汤：都可以治疗心烦不得眠。猪苓汤证属阴虚而水湿内停，必有尿频、尿涩痛、尿短赤之症；而黄连阿胶汤证为心肾不交，阴虚程度较甚，绝无水饮之症。

【原文】

1. 若脉浮发热，渴欲饮水，小便不利者，猪苓汤主之。（223）

2. 阳明病，汗出多而渴者，不可与猪苓汤，以汗多胃中燥，猪苓汤复利其小便故也。（224）

3. 少阴病，下利六七日，咳而呕渴，心烦不得眠者，猪苓汤主之。（319）

4. 脉浮发热，渴欲饮水，小便不利者，猪苓汤主之。（《金匮要略》第十三篇）

【医案举例】

1. 遗尿案（唐医易医案）

袁某，女，小学生，1997年生。2008年10月15日傍晚初诊，父母代诉：患儿自幼尿床，治疗8年无果。8年来在广州走遍了各大医院，找遍了中西医知名专家，均治疗无效，每天晚上睡觉照例尿床，夫妇俩几乎绝望。患儿平素晚上睡得很沉，在小学是篮球队的，运动量很大。

诊见舌色略淡，苔薄白，左脉弦滑略实，右脉弦滑，至数平。夜睡多梦，平时有鼻炎，容易流鼻血。

诊断：湿热下注膀胱，膀胱气化失权，不能制约小便而尿床。处以猪苓汤加味：

猪苓15g，茯苓9g，泽泻9g，滑石12g，阿胶9g，黄柏6g，知母6g，射干9g，4剂。

2008 年 11 月 19 日，夫妇携女儿前来，喜形于色，谓上次药服后，当晚就没有尿床了，至今未复发。此次来诊，要求再开几剂药巩固。

2. 慢性肾盂肾炎案（岳美中医案）

高某，女性。患慢性肾盂肾炎，因体质较弱，抗病机能减退，长期反复发作，久治不愈。发作时高热，头疼，腰酸，腰痛，食欲不振，尿意窘迫、排尿少，有不快与疼痛感。尿检：混有脓球、上皮细胞、红白细胞等。尿培养有大肠杆菌。中医诊断：属淋病范畴，为湿热侵及下焦。治宜清利下焦湿热，选张仲景《伤寒论》猪苓汤。

猪苓 12g，茯苓 12g，滑石 12g，泽泻 18g，阿胶 9g（烊化兑服）。

水煎服 6 剂后，诸症即消失。

71. 茵陈蒿汤

【组成】 茵陈蒿六两　栀子十四枚，擘　大黄二两，去皮

【方歌】 茵陈蒿汤治疸黄，阴阳寒热细推详，阳黄大黄栀子入，阴黄附子与干姜。

【功用】 清热利湿，利胆退黄。

【主治】 湿热里实证。

【方解】 方中茵陈清热利湿，疏利肝胆为君；栀子清泄三焦湿热，并可退黄为臣；大黄通利大便，导热下行为佐。三药相配，使湿热之邪从二便排泄，湿去热除，则发黄自退。

【方证要点】

1. 湿热里实之病证：以身黄如橘子色，小便黄赤短涩，大便不畅为辨证要点。主要症状为身黄如橘子色，身无汗，口渴，小便不利，大便难，腹满，目眩，心烦胸闷，舌红苔黄，脉滑数或弦数，或濡数。

2. 常用于荨麻疹、过敏性皮肤病、黄疸、传染性肝炎、重症病毒性肝炎、急性肝萎缩肝炎、胆道感染、口腔炎、眼目痛、牙龈炎、脚气、肾炎、浮肿、子宫出血、植物神经失调症、神经官能症、更年期、巴塞杜病、带下、痤疮等属于阳明郁热在里之阳黄者。

【类似方证鉴别】

1. 茵陈蒿汤与麻黄连翘赤小豆汤：都可以治疗黄疸。茵陈蒿汤证属里热实证，有腹胀便秘、脉象滑数等症状。

2. 茵陈蒿汤与栀子柏皮汤：都可以治疗湿热内蕴之黄疸。栀子柏皮汤证湿热较轻，既无发热脉浮之表证，亦无便秘、潮热汗出之里证。

3. 茵陈蒿汤与茵陈五苓散：都可以治疗黄疸。茵陈五苓散证外有表邪，内热不盛，属湿重于热，具有脉浮头痛，小便不利，渴不欲饮，腹胀，舌苔白等表里症状。

4. 茵陈蒿汤与小柴胡汤：小柴胡汤为治黄疸兼有腹痛、呕吐、口苦、脉弦之方。

【原文】

1. 阳明病，发热汗出者，此为热越，不能发黄也。但头汗出，身无汗，剂颈而还，小便不利，渴引水浆者，此为瘀热在里，身必发黄，茵陈蒿汤主之。（236）

2. 伤寒七八日，身黄如橘子色，小便不利，腹微满者，茵陈蒿汤主之。（260）

3. 谷疸之为病，寒热不食，食即头眩，心胸不安，久久发黄，为谷疸，茵陈蒿汤主之。（《金匮要略》第十五篇）

【医案举例】

1. 瘅热案（刘渡舟医案）

孙某，男，55 岁，1992 年 4 月 21 日初诊。3 年前，洗浴之后汗出为多，吃了两个橘子，突感胸腹之中灼热不堪，从此不能吃面食及鸡鸭鱼肉等荤菜，甚则也不能饮热水，如有触犯，则胸腹之中顿发灼热，令人烦扰为苦，必须饮进冷水则得安，虽属数九隆冬，只能饮凉水而不能饮热水。去医院检查，各项指标未见异常，多方医治无效，专程由东北来京请刘老诊治。经询问，患者素日口干咽燥，腹胀，小便短黄，大便干，数日一行。视其舌质红绛苔白腻，切其脉弦而滑。据脉症特点，辨为"瘅热之病"，《金匮》则谓"谷疸"。乃脾胃湿热蕴郁，影响肝胆疏通代谢之能为病。治法：清热利湿，以通六腑，疏利肝胆，以助疏泄。疏方：柴胡茵陈蒿汤。

柴胡 15g，黄芩 10g，茵陈 15g，栀子 10g，大黄 4g。

服药 7 剂，自觉胃中舒适，大便所下秽浊为多，腹中胀满减半。口渴欲饮冷水，舌红、苔白腻，脉滑数等症未去，此乃湿热交蒸之邪，仍未驱尽，转方用芳香化浊，苦寒清热之法：

佩兰 12g，黄芩 10g，黄连 10g，黄柏 10g，栀子 10g。

连服 7 剂，口渴饮冷已解，舌脉恢复正常，胃开能食，食后不作胸腹灼热和烦闷，瘅病从此而愈。

2. 黄疸发热案（黎崇裕医案）

李某，男，50 岁，2012 年 9 月 6 日初诊。体型粗壮，平素嗜酒，5 天前饮酒后觉胃脘疼痛不适，发热恶寒，自服解热镇痛消炎西药无效，加重就诊，刻下：痛苦面容，巩膜发黄，口干思饮，大便 3 天未解，小便如浓茶水，舌红苔白厚，脉弦数，体温 38℃。

茵陈 30g，栀子 10g，制大黄（后下）3g，桂枝 10g，茯苓 15g，白术 10g，猪苓 10g，泽泻 15g，5 剂。水煎温服，一天 3 次，一天 1 剂。

服用 10 剂后症状全好，后去查了个两对半，小三阳。

72. 吴茱萸汤

【组成】吴茱萸一升，洗　人参三两　生姜六两，切　大枣十二枚，擘

【方歌】吴茱萸汤暖胃肝，呕吐涎水痛在颠；萸姜人参与大枣，温中降逆治阴寒。

【功用】暖肝温胃，降逆止呕。

【主治】肝胃虚寒，浊阴上逆证。

【方解】胸为阳位，呕而胸满是阴邪占据阳位，故重用生姜、吴茱萸之大辛大温，以通胸中之阳气，破阴邪之气，用人参、大枣的一阳一阴，健脾胃，降浊阴，使阳气复阴邪消，诸症愈。

【方证要点】

1. 肝胃虚寒，浊阴上逆证：以胃虚寒，呕吐烦躁，胸闷或头痛为辨证要点。主要症状为干呕，吐涎沫，头顶痛，手指不温，或见烦躁下利，烧心，脉沉弦。

2. 常用于急性头痛、习惯性呕吐、习惯性吐涎沫、尿毒症、癫痫、呃逆、脚气冲心、虚脱、昏倒、脑肿瘤、药物中毒、烦躁、胃脘疼痛、吞酸、寒疝、腰痛等属于胃肠虚寒，水饮潴留，肝邪夹胃浊上逆者。

3. 体质要求：患者体力比较低下，四肢常冷，易生冻疮，易肩凝，易恶心呕吐，易头痛，心窝部常有膨满痞塞感，多伴有振水声。

【类似方证鉴别】

1. 吴茱萸汤与半夏泻心汤：都可以治疗呕吐、下利。吴茱萸汤证纯属虚寒；而半夏泻心汤证为中虚而上热下寒。

2. 吴茱萸汤与四逆汤：都可以治疗呕吐、下利、烦躁厥逆。吴茱

萸汤证属中焦虚寒，浊阴上逆，烦躁特点为吐剧而起，吐止而止；而四逆汤证为阴盛阳微，虚阳上扰，欲吐不吐，但欲寐。

3. 吴茱萸汤与桂枝汤：都可以治疗头痛、干呕。桂枝汤证之头痛、干呕为正邪相争，必有恶寒发热、汗出脉浮等表邪症状。

4. 吴茱萸汤与大黄甘草汤：都可以治疗呕吐。大黄甘草汤证属中焦实热，以食入即吐为特点。

5. 吴茱萸汤与小柴胡汤：都可以治疗呕吐、下利、头痛、心烦。小柴胡汤证属少阳病证，邪居半表半里，必有寒热往来、胸胁苦满、口苦、脉弦之症状。

【原文】

1. 食谷欲呕，属阳明也。吴茱萸汤主之。得汤反剧者，属上焦也。（243）

2. 少阴病吐利，手足逆冷，烦躁欲死者，吴茱萸汤主之。（309）

3. 干呕，吐涎沫，头痛者，吴茱萸汤主之。（378）

4. 呕而胸满者，茱萸汤主之。（《金匮要略》第十七篇）

【医案举例】

1. 更年期综合征案（黎崇裕医案）

谢某，女，49 岁，2012 年 8 月 21 日就诊。诉失眠半个月，细问则诉前半个月每日犯困，每日早早睡觉，睡眠亦佳，后半个月则失眠，辗转反侧，心烦汗出，有气往上冲之感；眉棱骨处沉重不适，后脑勺觉有筋绷紧之感已久，平素易干呕，吐涎沫，稍受风则前额不适，胃纳近一两天转差，无恶寒恶热之症，无口干口苦口渴，大小便正常，舌脉不详。

诊断：更年期综合征。

辨证：阴阳动荡，血虚有寒。

论治：调和阴阳，养血安神，温经散寒。

处方：甘麦大枣汤合吴茱萸汤合酸枣仁汤。

炙甘草 10g，淮小麦 30g，大枣 12 枚，吴茱萸 3g，党参 10g，生姜 5 片，酸枣仁 30g，知母 6g，茯苓 15g，川芎 6g，3 剂。药后病愈。

辨证处方思路：患者诉前半个月每日犯困，每日早早睡觉，睡眠亦佳，后半个月则辗转反侧，烦心汗出，再结合患者年龄，乃是阴阳不平衡在自我调节所致，亦可称之为阴阳动荡，需要重新达到平衡，眉棱骨处沉重不适，后脑勺觉有筋绷紧之感已久，此乃寒阻经络所致。

选用甘麦大枣汤乃是对于条文的扩展运用，现代研究此方治疗更年期综合征效果亦佳。酸枣仁汤出自《金匮要略》第六篇，前贤对此方治疗失眠之机理有详尽论述，如《金匮要略论注》曰："虚劳虚矣，兼烦是夹火，不得眠是因火而气亦不顺也，其过当责心。然心火之盛，实由肝气郁而魂不安，则木能生火。故以酸枣仁之入肝安神最多为君；川芎以通肝气之郁为臣；知母凉肺胃之气，甘草泻心气之实，茯苓导气归下焦为佐。虽曰虚烦，实未尝补心也。"选用吴茱萸汤得之于《经方实验录》的启发，《经方实验录》大承气汤证案的按语中有："阙上痛。《内经》以阙上属喉间病，此概以气色言之，若阳明燥气上冲及脑，则阙上必痛，其不甚者则但胀耳。"前额乃阳明之境界，阳明既有燥气，亦可有寒气，这个说法难于接受的话亦可换一个说法"浊阴上逆"，加之患者平素亦有干呕，吐涎沫，说明此乃浊阴上逆之体质，如若阳明只有燥气，稍受风则前额不适则说不过去。阴阳动荡本身是厥阴病之病机，吴茱萸汤证属厥阴病，但阳明病亦可有吴茱萸汤证，两者并行不悖。

2. 中脘疼痛案（唐医易医案）

钟某，女，71 岁。2008 年 9 月 10 日下午 4 点 45 分，偕女儿、孙儿前来就诊。主诉：前几天患感冒，吃了多种药无效，女儿又带她去输液，也未愈。症见中脘痛，头双侧太阳穴痛，胃中纳呆不适酸痛，腹胀，昨日因觉得口中不和，就吃了些酸黄瓜，之后即胃痛呕吐，又叫女儿用春砂仁煲瘦肉汤给她喝，喝后中脘、上脘极为不适，时有气上冲咽、呕吐酸水。有胃病、胆囊炎史。

临床见：咽喉至膻中及中脘干灼痛，中脘痛连两胁及两季肋、后背，非常之痛。一边切脉还在一边呻吟，频频叫她女儿捶背，唇青黑，指甲青灰，面色苍白，六脉迟硬紧，寸关最明显，四肢厥冷，急投吴茱萸汤。

吴茱萸 3g，党参 10g，大枣 3 枚，生姜 15g，1 剂。

嘱咐她们赶快回去煎服，服后再回来告诉我情况。到 19 点，患者独自回来告知，药饮下肚后，由咽至膻中胃脘似有一股暖流经过，所到之处疼痛立解。自己好像听到那滋滋之声从胃脘化开至两胁肋。切其脉，六脉已见平和，不硬，一息四五至，头额有絷絷微汗，嘱咐她晚一些再进一剂，以图巩固。

73. 麻子仁丸

【组成】麻子仁二升　芍药半斤　枳实半斤，炙　大黄一斤，去皮　厚
朴一尺，炙，去皮　杏仁一升，熬，别作脂

【方歌】麻子仁丸效果好，大便秘结津液少，枳朴大黄泻胃强，麻
杏芍药滋脾约。

【功用】滋液润燥，泄热通便。

【主治】脾约证。

【方解】约者，结约之约，又约束之约也。《内经》曰："饮入于
胃，游溢精气，上输于脾，脾气散精，上归于肺，通调水道，下输膀
胱，水精四布，五经并行。"是脾主为胃行其津液者也。今胃强脾弱，
约束津液，不得四布，但输膀胱，致小便数而大便硬，故曰其脾为约。
麻仁味甘平，杏仁味甘温。《内经》曰："脾欲缓，急食甘以缓之。"麻
仁、杏仁，润物也，本草曰：润可去枯，脾胃干燥，必以甘润之物为之
主，是以麻仁为君，杏仁为臣。枳实味苦寒，厚朴味苦温。润燥者必以
甘，甘以润之；破结者必以苦，苦以泄之。枳实、厚朴为佐，以散脾之
结约。芍药味酸微寒，大黄味苦寒，酸苦涌泻为阴，芍药、大黄为使，
以下脾之结燥。肠润结化，津液还入胃中，则大便利，小便少而愈矣。

【方证要点】

1. 脾约证：以经常便秘而小便频数为辨证要点。主要症状为大便
秘结，小便多，可见脘腹胀满，苔厚而干，脉细涩或浮涩。

2. 常用于咽炎、虚人及老人肠燥便秘、习惯性便秘、产后便秘、
痔疮术后便秘、尿意频数、小便失禁、癃闭、肠弛缓、夜尿频、萎缩肾

之便秘、痔核等属于胃强热结，脾弱阴亏者。

【类似方证鉴别】麻子仁丸与大承气汤：同可治便秘。大承气汤证系阳明腑实，以腹痛拒按为主证，其小便多不利；而麻子仁丸证腹证不显而小便频数。

【原文】趺阳脉浮而涩，浮则胃气强，涩则小便数，浮涩相抟，大便则鞭，其脾为约，麻子仁丸主之。(247)

【医案举例】

1. 咳嗽案（闫云科医案）

张某，女，72 岁，有咳嗽夙疾，逢冬尤甚。常服氨茶碱、甘草片以求缓减。近感冒发热，咳嗽益剧，经西医输液、服药一周，热退而咳不止，求服中药。

老妪形瘦神疲，咳嗽气逆，痰少不爽。胃纳不馨，口苦，口渴欲饮，饮后顷刻即溲，大便干秘，六日未行。望其舌，尖边红，苔白厚腻。诊其脉，沉弦细略数。触其腹，腹壁软，左少腹微拒按。

咳嗽逢冬或得冷即发，属支饮也。外感未予发表宣散，致邪化热以成太阳阳明。胃中燥热，腑气不通，津液不得四布，肺失肃降通调，是以大便秘、小便数、咳逆不已。治当清泻阳明，上病下治，以大肠与肺相表里也。

麻子仁丸 4 粒，上下午各 1 粒。

二诊：大便通畅，小便减少，咳嗽短气亦轻，胃纳增，仍口苦，脉舌同前，左少腹压痛不再。腑气已通，肺司肃降，然余热未尽也。拟小柴胡汤加味治之。

2. 尿失禁案（王三虎医案）

刘某，女，29 岁。产后小便失禁两月。患者自述产后出现小便频数且站立行走时即有小便流出，无其他明显不适。经当地中西医治疗无效，于 1991 年 3 月 5 日来第四军医大学西京医院就诊。泌尿外科诊断为压力性尿失禁，建议保守治疗三个月，若无效则进行手术治疗，遂来中医科求治。患者体质中等，面色略显苍白虚肿，自汗，舌质偏红，苔微黄，脉细弱。诉大便二三日一行，质地干硬。思此证尿失禁、频数、大便秘结、自汗，与脾约证相似，尿失禁乃系小便频数之甚者，乃投麻子仁丸加味：

麻子仁 15g，杏仁 12g，大黄 8g，枳实 10g，芍药 12g，厚朴 12g，金樱子 12g，4 剂。

3 月 12 日复诊，谓服药后大便通畅，小便恢复正常。停药后大便又干结难下，小便也不能自控。药证相符，嘱常服麻子仁丸，保持大便通畅，携药回家。后托人来告，病愈两月，未再复发。

74. 栀子柏皮汤

【组成】肥栀子十五个，擘　甘草一两，炙　黄柏二两

【方歌】栀子柏皮湿热黄，发热尿赤量不长，栀子黄柏兼甘草，清热祛湿好思量。

【功用】清热利湿，坚阴退黄。

【主治】湿热郁滞三焦证。

【方解】方中栀子为主药，性味苦寒，能清泻三焦之热，通利水道，并因其性滑利而有通腑功能，然剂量较小，且不配大黄，故泻下力不强。黄柏苦寒，善清下焦湿热。甘草甘温和中。三药相配，清热利湿，轻剂去实。

【方证要点】

1. 湿热郁滞三焦证：以发热身黄，瘀热心烦为辨证要点。主要症状为蒸蒸热状，心烦，气短，或吐衄，面目发黄，目赤痛，小便不利，脉弦数或弦大滑实。

2. 常用于黄疸、痢疾、身热心烦、目赤吐衄等属于阳黄而无腑实便秘者。

【类似方证鉴别】栀子柏皮汤与麻黄连翘赤小豆汤：都可以治疗黄疸。栀子柏皮汤证既无可汗之表证又无可下之里证，介于表里之间者；而麻黄连翘赤小豆汤证一定有表证。

【原文】伤寒，身黄，发热，栀子柏皮汤主之。(261)

【医案举例】

1. 黄疸型传染性肝炎案（王琦医案）

盛某，男，28 岁。初起发热恶寒，体温 38.2℃，浑身骨节酸痛，汗出不畅，诊为感冒而投发散之剂，发热缠绵周余不退，继则出现胸脘痞满，不思饮食，食入加胀，身面渐黄，尿色如浓茶样，经肝功能检查，黄疸指数 20 单位，谷丙转氨酶 600 单位，诊断为急性黄疸型肝炎。舌苔黄腻，脉滑数。中医辨证为湿热黄疸，属阳黄之证。方用栀子柏皮汤合茵陈五苓散加减：

茵陈 18g，栀子 12g，黄柏 9g，泽泻 9g，猪苓、茯苓各 12g，生麦芽 15g，甘草 4.5g。

上方随症出入服 10 余剂后，黄疸消退，肝功能恢复正常。后以原法更小其制，并配入运脾和胃之品，调理月余，身体康复。

2. 痢疾案（陈石兴医案）

李某，男，21 岁。初病只感到脐周不适，隐隐作痛，每天稀便 3～4 次，未予注意。第 3 天自觉症状加重，腹泻带黏液，日 20 余次。伴有里急后重，四肢无力。体温 37.5℃。即投予 SG（磺胺脒），按常规服法，服药一天，体温正常，大便次数减少至 15 次左右，其他诸症未见好转。遂改用栀子柏皮汤治疗。仅服 1 剂，全部症状消失，观察 5 个月，未见复发。

75. 麻黄连轺赤小豆汤

【组成】麻黄二两，去节　　连轺二两，连翘根是　　杏仁四十个，去皮尖

赤小豆一升　　大枣十二枚，擘　　生梓白皮切，一升　　生姜二两，

切　　甘草二两，炙

【方歌】麻黄连轺赤豆汤，湿热兼表身发黄，麻翘姜辛梓皮枣，杏仁赤豆煮潦浆。

【功用】解表散邪，清利湿热。

【主治】阳黄兼表证。

【方解】方中麻黄、杏仁、生姜辛散表邪，宣发郁热；连轺、生梓白皮、赤小豆清泄湿热；大枣、甘草调和脾胃。诸药合用，使表里宣通，湿热得以清泄，表解里和而黄疸可愈。

【方证要点】

1. 湿热发黄兼表实证：以身热少汗，皮肤见黄色，身痒为辨证要点。主要症状为发热恶寒，无汗，咳喘，肿满，小便不利，心烦，身目俱黄，脉浮弦或浮数，或弦数。

2. 常用于全身瘙痒、水肿、紫癜肾炎、肌衄、咳嗽、哮喘、过敏性鼻炎、疮毒内攻、肝炎初起、急性肾炎、荨麻疹等属于寒邪外束，湿热内蕴，表实发黄者。

【类似方证鉴别】

1. 麻黄连翘赤小豆汤与茵陈蒿汤：同可治黄疸。麻黄连翘赤小豆汤证除内有湿热外，复有表邪存在。

2. 麻黄连翘赤小豆汤与茵陈理中汤：同可治黄疸。茵陈理中汤所

治之黄疸属阴黄，以里虚寒证为临床所见。

3. 麻黄连翘赤小豆汤与桂枝加黄芪汤：同为治黄之方。桂枝加黄芪汤证为营卫不和，表虚不固，故有脉浮、汗出、恶风等症。

【原文】 伤寒，瘀热在里，身必黄，麻黄连轺赤小豆汤主之。（262）

【医案举例】

1. 周身瘙痒案（刘渡舟医案）

高某，男，20 岁。周身泛起皮疹，色红成片，奇痒难忍，用手搔之，画缕成痕，高出皮面。疏风清热利湿之药尝之殆遍而不效。微恶风寒，小便短赤不利，舌苔白而略腻，切其脉浮弦。辨为风湿客表，阳气拂郁，有郁热成疸之机。

疏方：麻黄 9g，连翘 9g，杏仁 9g，桑白皮 9g，赤小豆 30g，生姜 12g，炙甘草 3g，大枣 7 枚。

仅服 2 剂，微见汗出而瘥。

2. 过敏性鼻炎案（蒋昌福医案）

张某，女，27 岁，1988 年 3 月 3 日初诊。患者晨间喷嚏已经 2 年，每天早晨起床即作喷嚏，连连十余声，甚至数十声，经本院五官科诊断为"过敏性鼻炎"。多方医治疗效不佳，脉象平和，舌尖略红，苔薄黄，牙龈紫赤，患者曾因连续喷嚏，引起腹肌强烈收缩，致流产两胎。此乃邪热相争于肺窍，拟麻黄连轺赤小豆汤加薏苡仁，宣散肺部郁邪。

药用：麻黄 5g，连轺 15g，赤小豆 10g，桑白皮 6g，杏仁 8g，甘草 3g，薏苡仁 15g，生姜 3 片，大枣 5 枚。

服上方 3 剂，晨起喷嚏大减，继原方连服 1 周而痊愈，后改用玉屏风散巩固疗效，至今已半年未发。

76. 桂枝加芍药汤

【组成】桂枝三两，去皮　芍药六两　甘草二两，炙　大枣十二枚，擘
生姜三两，切

【方歌】桂枝加芍腹痛珍，此病原来属太阴，慢性菌痢久不已，脉沉弦缓是指针。

【功用】调和营卫，缓急止痛。

【主治】太阴病，腹满时痛，或兼表寒证者。

【方解】桂枝加芍药汤，此用阴和阳法也，其妙即以太阳之方，救治太阴之病。腹满时痛，阴道虚也，将芍药一味倍加 3 两，佐以甘草，酸甘相辅，恰合太阴之主药；且倍加芍药，又能监桂枝深入阴分，升举其阳，辟太阳陷入太阴之邪。复有姜、枣为之调和，则太阳之阳邪，不留滞于太阴矣。

【方证要点】

1. 腹痛下利见太阳证：以腹满时痛，挛急痛，喜按为辨证要点。主要症状为腹部虽膨满拘急有痛，但是腹内不实，发热恶寒，或者恶风，自汗，口不渴，小便清，脉沉弦缓。

2. 常用于感冒、神经痛、风湿病、头疼、腹痛、神经衰弱、体质虚弱、阳痿、遗精、慢性肠炎、胃下垂、术后肠粘连等属于太阳病，邪陷太阴，脾气受伤，可由太阳病误下者。

【类似方证鉴别】

1. 桂枝加芍药汤与小建中汤：都可以治疗虚寒腹痛。小建中汤以饴糖为君，其证以中州虚寒为主，故用于悸、衄、亡血、梦遗等虚劳

诸症。

2. 桂枝加芍药汤与桂枝加桂汤：都可以治疗虚寒腹痛。桂枝加芍药汤证是表证未解，以腹满时痛、挛急痛为主；而桂枝加桂汤证之腹痛特点以冲逆悸动为主。

【原文】

1. 本太阳病，医反下之，因尔腹满时痛者，属太阴也，桂枝加芍药汤主之。(279)

2. 太阴为病，脉弱，其人续自便利，设当行大黄、芍药者，宜减之。以其人胃气弱，易动故也。(280)

【医案举例】

1. 下利案（刘渡舟医案）

林某，男，52 岁，1994 年 4 月 18 日就诊。大便下利达一年之久，先后用多种抗生素，收效不大。每日腹泻 3～6 次，呈水样便，并夹有少量脓血，伴有里急后重，腹部有压痛，以左下腹为甚，畏寒，发热（37.5℃左右），舌红，苔白，脉沉弦。粪便镜检有红、白细胞及少量吞噬细胞。西医诊为"慢性菌痢"。

辨证：脾脏气血凝滞，木郁土中所致。

治法：调脾家阴阳，疏通气血，并于土中伐木。

桂枝 10g，白芍 30g，炙甘草 10g，生姜 10g，大枣 12 枚。

服药 2 剂，下利次数显著减少，腹中颇觉轻松。3 剂后则大便基本成形，少腹之里急消失，服至 4 剂则诸症霍然而瘳。

2. 腹痛案（闫云科医案）

黄某，女，64 岁。腹满时痛四年余，久治不愈，今春在省城某医院就诊，经肠镜检查为溃疡性结肠炎、肠息肉。病检息肉有恶化之兆，行手术切除。术后满痛依然，多发于夜间。痛时喜按，或蜷卧亦可得减。胃纳不香，口不干、不苦，不思饮，不泛酸，微嗳逆。大便一二日一行，鸭溏不畅。望其面色萎黄少华，鼻头微青，形体消瘦，舌润微暗，苔白腻。腹诊：腹皮薄弱，腹肌挛急，关元穴处压痛明显。脉来沉弦细弱。

证属脾胃虚弱，寒凝血滞。治当温经化瘀，缓急止痛。拟桂枝加芍药汤加味：

桂枝 10g，白芍 20g，炙甘草 10g，莪术 10g，三棱 10g，生姜 10 片，红枣 12 枚，3 剂，每日 1 剂，且须重视饮食治疗。

二诊：疼痛明显减轻。口中和，多唾涎，此虚寒证也。原方加吴茱萸 10g，黄芪 15g，3 剂。

三诊：疼痛止，胃纳增，大便日一行，仍溏不畅。嘱守方续服 7 剂，隔日 1 剂。

四诊：疼痛不再，精神大好。纳化一如病前，大便已成形。舌淡红，苔薄白微腻，脉弦细，改参苓白术散善后。

77. 桂枝加大黄汤

【组成】桂枝三两，去皮　大黄二两　芍药六两　生姜三两，切　甘草二两，炙　大枣十二枚，擘

【方歌】桂加大黄治腹痛，太阴阳明表里病，调和气血泻结滞，胃弱之人宜慎用。

【功用】解肌通结，表里双解。

【主治】桂枝证误下后，表寒里实证。

【方解】大黄入于桂枝汤中，欲其破脾实而不伤阴也。大黄非治太阴之药，脾实腹痛，是肠中燥屎不去，显然太阴转属阳明而阳道实，故以姜、桂入太阴升阳分，杀太阴结滞，则大黄入脾反有理阴之功，即调胃承气之义。燥屎去，而阳明之内道通，则太阴之经气出注运行而腹痛减，是双解法也。

【方证要点】

1. 表虚内实证：以腹满大实痛，便秘，拒按为辨证要点。主要症状为腹部较有抵抗，按之实，有诉痛，大便或秘结、或下痢，发热恶寒，或者恶风，自汗，小便清，苔白厚，脉浮弦或沉弦有力。

2. 常用于肠痉挛、便秘、痢疾、肠炎、产后腹痛、呃逆、荨麻疹等属于太阳病，邪陷阳明，营卫不和，脾胃失调者。

【类似方证鉴别】

1. 桂枝加大黄汤与桂枝加芍药汤：同可治太阳病误下之腹痛。不同者，桂枝加芍药汤证属虚、属寒，症见腹满时痛，喜温喜压。

2. 桂枝加大黄汤与大黄附子汤：同属寒积腹痛之温下方。桂枝加

大黄汤以表里互见，痛期较短，呈挛急痛者为宜；而大黄附子汤以久寒久痛，偏于一侧，脉弦紧者为宜。

【原文】

1. 本太阳病，医反下之，因尔腹满时痛者，属太阴也，桂枝加芍药汤主之；大实痛者，桂枝加大黄汤主之。（279）

2. 太阴为病，脉弱，其人续自便利，设当行大黄、芍药者，宜减之。以其人胃气弱，易动故也。（280）

【医案举例】

1. 痛泻案（闫云科医案）

胡某，男，39 岁。腹痛、泄泻反复发作，已七年矣。服消炎药或理中丸，皆可痛止泻停。然饭菜不热或油腻稍多即痛泻重现。近又外感风寒，发热汗出，泄泻尤频。于 2006 年 11 月 3 日来诊，望其面色淡黄，形体消瘦，舌淡红润，苔薄白。询知日泻八九次，便前肠鸣、腹痛，便后痛止，无脓无血，腹喜温畏寒。平时饮食尚可，痛泻期茶饭不思。按其腹，腹壁薄弱，腹肌紧张，脐左右拒按。切其脉，沉弦细。

脉症相参，旧病为宿食积滞阳明，宿食不去，则泄泻不止；新病系太阳中风。表里同病，需表里同治。桂枝加大黄汤正所宜也。

桂枝 10g，白芍 20g，炙甘草 6g，大黄 10g，生姜 5 片，红枣 6 枚，2 剂。

二诊：药后泄泻脓秽甚多。泻已止，热亦退，脐左右压痛不显。积滞虽去，然七年之病，脾胃不和、气血不利焉能短期恢复，拟桂枝加芍药汤善后。

2. 呃逆案（王子融医案）

杜某，男，38 岁，1986 年 7 月 10 日初诊。患者 1986 年 6 月 28 日与友人聚宴，宴前进食冰镇西瓜、汽水，宴中饱食、畅饮，外以电扇吹风。翌日晨起即现呃逆频作，影响睡眠、饮食、工作，感全身皮肤拘紧，恶风，汗出（以双下肢为重），低烧，体温 37.2℃左右，胃脘部不适，大便秘结。曾采用多种方法治疗，未效。7 月 10 日患者要求中医诊治。刻诊：上述症状仍存在，舌质淡红、苔中部厚腻略黄，脉浮沉取有力略弦。证属内伤外感，寒热相杂，营卫失和，胃气上逆。治当解肌发表，清泻胃肠，平肝降逆。方用《伤寒论》桂枝加大黄汤加味。处方：

桂枝 9g，炒白芍 9g，炙甘草 6g，生姜 15g，大枣 3 枚，生大黄 6g，砂仁 6g。3 剂，水煎服，药后进热粥一碗以助药力。

次日患者诉，昨晚如法服药后，全身津津汗出，呃逆随之而止，当晚安然入睡。今日解稀便二次，略感肠鸣不适，皮肤微感拘紧。嘱其不必尽剂，原方去大黄，再服 1 剂，以尽外邪。后以香砂养胃丸善后。

78. 麻黄细辛附子汤

【组成】麻黄二两，去节　细辛二两　附子一枚，炮，去皮，破八片

【方歌】麻黄细辛附子汤，太少两感用此方，发热恶寒脉不起，温经解表有专长。

【功用】温阳解表。

【主治】太阳少阴两感证。

【方解】本方是攻表发汗、温经扶阳、散寒之补散兼施剂。仲圣用于治疗发热而又脉沉的感寒证，以附子扶阳，细辛通阳，麻黄解表。少阴病为阳气虚寒证，本不应当发热，若初起而反发热，是兼有表证，故用麻黄细辛附子汤温阳解表。

【方证要点】

1. 太阳少阴两感证：以恶寒无汗，头痛连脑，咳嗽重，脉沉为辨证要点。主要症状为恶寒发热，手足冷，时欲寐，恶寒甚，胸满，喘咳，咳痰，头疼身痛，脉沉或沉细。

2. 常用于虚人或老人之感冒、流感、支气管炎、肺炎、三叉神经痛、上颚窦炎、风冷头痛、头冷、足冷、寒痰等属于素体阳虚，外感寒邪，太阳少阴两感者。

3. 体质要求：体格健壮，但有严重恶寒感和极度疲劳感。面色黄暗，萎靡困倦，无精打采，声音低弱，恶寒，特别是背部怕冷。或头痛，或咽痛，或暴哑，或腰痛，或牙痛，或咳喘，口不渴，痰液清稀。舌淡，苔水滑或白厚，脉沉迟。

【类似方证鉴别】

1. 麻黄细辛附子汤与桂枝加附子汤：同为太阳少阴同病治方。麻黄细辛附子汤证表实里虚，故而无汗；而桂枝加附子汤证表里俱虚，故而自汗。

2. 麻黄细辛附子汤与附子汤：都可以治疗身痛、恶寒、脉沉。麻黄细辛附子汤证为太阳少阴两感证，有发热而绝无水湿之症。

【原文】少阴病，始得之，反发热，脉沉者，麻黄细辛附子汤主之。（301）

【医案举例】

1. 感冒案（唐医易医案）

林某，女，1968 年 11 月 11 日生。2010 年 10 月 8 日就诊，主诉：外感 3 天，初起时打喷嚏流鼻涕，口苦口干，咳嗽，有痰色黄。大便正常，小便频短少。舌色正常，有齿痕，苔白厚腻。右脉沉紧，左脉沉细紧，至数平。

熟附子 10g，细辛 3g，白术 10g，炙甘草 3g，3 剂。

前药后感冒及其他症状痊愈。

2. 腰腿冷痛案（唐医易医案）

患者梁氏，女，80 岁。2008 年 4 月 24 日，因腰腿冷痛来诊。主诉：7 天前觉颈项、腰腿疼痛，尤其是腰特别痛。至今疲惫之极，虽穿厚衣三件仍不御寒，晚上睡觉盖厚被仍冷得难受。视其形寒，断续咳嗽，流涕。问其有否发过热？她说：我从不发烧。还反问我她腰冷痛是否因肾虚所致？我切她脉，六脉沉实而紧，一息四五至。察其舌，色淡、苔白，询其二便，答属正常。予以麻黄细辛附子汤去麻黄加味：

熟附子 9g（先煎），细辛 3g，白术 12g，炙甘草 9g，1 剂。

次日其女儿来电：先生昨日所开之药神奇，我母昨日吃了 1 剂药，困扰近十天的感冒腰腿冷痛痊愈了，她今天精神焕发矣。

仲圣之麻黄细辛附子汤用以治疗刚得之少阴病，症见发热脉沉之感寒证。该方为发汗解表,温经、扶阳散寒的妙方,补散兼施,以细辛、附子驱六腑之沉寒,麻黄开腠理使寒邪随汗而出,是仲圣治少阴病的代表方之一。

外感病多数人是以发热恶寒为主症。恶寒是由于风寒侵入体表,而阳气未能及时达表抗邪。而发热是阳气在抗邪,是邪正交争的表现。在临床上常见一类患者,外感寒邪后,恶寒、身痛、腰、骨节、四肢酸痛,或咳喘,流涕,脉迟缓、沉紧,唯独不见发热。究其因,此类患者是阴盛阳虚之人,每每外感多不发热,为阳虚里寒之证。仲圣谓:"无热恶寒者,发于阴也。"此时如用解表发散之法不但无效,还会有使病邪羁留不去之患。用麻黄细辛附子汤去麻黄,加温燥和中之品,往往应手取效。

79. 麻黄附子甘草汤

【组成】 麻黄二两，去节　甘草二两，炙　附子一枚，炮，去皮，破八片

【方歌】 麻黄附子甘草汤，伤寒两感阳气伤，此方原来无里证，助阳发汗保安康。

【功用】 温经解表，表里兼顾。

【主治】 太阳少阴两感证。

【方解】 此少阴脉而表反热，便于表剂中加附子以预固其阳，是表热阳衰也。夫发热无汗太阳之表，脉沉但欲寐少阴之里，设用麻黄开腠理，细辛散浮热，而无附子以固元阳，则太阳之微阳外亡。惟附子与麻黄并用，则寒邪散而阳不亡。此里病及表，脉沉而当发汗者，与病在表脉浮而发汗者径庭也。若表微热则受寒亦轻，故以甘草易细辛，而微发其汗，甘以缓之与辛以散之者，又少间矣。

【方证要点】

1. 太阳少阴两感证：以恶寒身痛，无汗，不喜冷，脉沉细或沉迟为辨证要点。主要症状为恶寒微热，身痛无汗，四肢不温，脉沉或沉细。

2. 常用于但欲寐、风湿痛、神经痛、急性肾炎、遗尿、水肿、身体面目肿等属于素体阳虚，复感外邪者。

【类似方证鉴别】 麻黄附子甘草汤与麻黄细辛附子汤：都是治太阳少阴两感证之方。初发者，宜麻黄细辛附子汤；得之二三日，较轻缓者，宜麻黄附子甘草汤。

【原文】 少阴病，得之二三日，麻黄附子甘草汤微发汗。以二三日

无证，故微发汗也。（302）

【医案举例】

1. 急性肾炎（刘景祺医案）

张某，女，23 岁，1975 年 6 月 16 日初诊。全身浮肿、尿少已五日。半月前感冒，咽喉痛，发热恶寒。近五日来尿少，腰痛，眼睑及两脚浮肿，日渐加重，纳呆。尿常规：蛋白（＋＋＋＋），白细胞（＋＋），红细胞（＋＋），管型（＋）。两脚极度浮肿，内外踝看不见，皮肤发凉，皮肤皱纹消失，不能穿鞋，眼睑浮肿。舌淡，边有齿印，苔白滑，脉关滑，尺沉紧。此为正水，乃太少两感，治以解表温里，化气行水。处方：

麻黄 9g，炮附子 3g，炙甘草 6g。

服头剂后，夜间小便一痰盂，小腿和足部浮肿消去大半。服 3 剂后，浮肿全部消退，纳增，尿常规化验正常，追访一年无复发。

2. 但欲寐案（曹颖甫医案）

余尝治上海电报局高君之公子，年五龄。身无热，亦不恶寒，二便如常，但欲寐，强呼之醒与之食，食已，又呼呼睡去。按其脉微细无力。余曰：此仲景先圣所谓"少阴之为病，脉微细，但欲寐也"。

顾余知治之之方，尚不敢必治之之验，请另乞诊于高明。高君自明西医理，能注射强心针，顾又知强心针仅能取效于一时，非根本之图，强请立方。余不获已，书：熟附片八分、净麻黄一钱、炙甘草一钱与之。又恐其食而不化，略加六神曲、炒麦芽等消食健脾之品。

次日复诊，脉略起，睡时略减。当与原方加减。五日而痧疹出，微汗与俱。疹密布周身，稠逾其他痧孩。痧布达五日之久，而胸闷不除，大热不减，当与麻杏甘石重剂，始获痊愈。一月后，高公子又以微感风寒，复发嗜寐之恙，脉转微细，与前度仿佛。此时，余已成竹在胸，不虞其变，依然以麻黄附子甘草汤轻剂与之，四日而藏。

80. 黄连阿胶汤

【组成】黄连四两　黄芩二两　芍药二两　鸡子黄二枚　阿胶三两。一云三挺

【方歌】黄连阿胶治少阴，烦躁不寐脉数频，舌尖如梅是的候，芩连芍胶黄搅匀。

【功用】育阴清热，滋阴降火。

【主治】少阴病，阴虚火旺证。

【方解】少阴病以但欲寐为提纲，今心中烦不得卧，是但欲寐之病情一变而为心中烦，说明水阴之气不能上交于心火。心烦而不得卧，说明心火之气不能下交于水阴，此是少阴热化之证。方中黄连、黄芩清心火，芍药、阿胶、鸡子黄滋脾肾之阴，使心肾得交，水火既济，则心中烦、不得卧自愈。

【方证要点】

1. 阴虚火旺证：以胸热、烦悸、不得眠为辨证要点。主要症状为久痢，腹痛下脓血，心中烦，不得眠，身热有汗，心中烦躁，咽干口燥，失眠多梦，四肢酸疼，手足心热，平时畏热喜凉，舌红苔少，脉细数。

2. 常用于肺炎、伤寒、麻疹、猩红热、丹毒、脑出血、脑膜炎、癔病、高血压病、精神分裂症、狂躁、吐血、咯血、眼出血、痔出血、血尿、结肠炎、直肠溃疡、小便淋沥、皮肤瘙痒、干癣、皮炎、神经官能症、失眠等属于少阴阴虚火旺者。

3. 体质要求：患者形体中等，皮肤白，烦躁身热，失眠多梦，皮

肤粗糙伴有脱屑，易出血、质地黏稠，多见皮下紫癜、鼻衄、便血、崩漏等，易口腔溃疡，易关节疼痛。舌质多深红如火呈草莓样，或伴有舌体的糜烂、破溃、裂纹，舌面干而少津，或呈镜面舌或花剥苔，唇红，咽红，脉多细数。

【类似方证鉴别】

1. 黄连阿胶汤与栀子豉汤：都可以治疗虚烦不得眠。栀子豉汤证为邪热结于胸膈，心中懊憹，或胸中窒，或心中结痛，脉滑数有力等热象较为明显。虽言虚烦，临床并无虚弱之状。

2. 黄连阿胶汤与酸枣仁汤：都可以治疗虚烦不得眠。酸枣仁汤证属虚劳，应有头目昏痛，口干舌燥，五心烦热，不耐烦劳等症状。

3. 黄连阿胶汤与柴胡加龙骨牡蛎汤：都可以治疗心烦不眠。柴胡加龙骨牡蛎汤证为肝郁化火生痰，上扰心神，多兼胸满惊悸，脉象沉弦，或脉上鱼际。

【原文】少阴病，得之二三日以上，心中烦，不得卧，黄连阿胶汤主之。（303）

【医案举例】

1. 不寐案（刘渡舟医案）

李某，男，49 岁。患失眠已两年，西医按神经衰弱治疗，曾服多种镇静安眠药物，收效不显，自诉：入夜则心烦神乱，辗转反侧，不能成寐。烦甚时必须立即跑到空旷无人之地大声喊叫，方觉舒畅。询问其病由，素喜深夜工作，疲劳至极时，为提神醒脑起见，常饮浓厚咖啡，习惯成自然，致入夜则精神兴奋不能成寐，昼则头目昏沉，萎靡不振。视其舌光红无苔，舌尖宛如草莓之状红艳，格外醒目，切其脉弦细而数。脉症合参，此乃火旺水亏，心肾不交所致。治法当以下滋肾水，上清心火，令其坎离交济，心肾交通。

黄连 12g，黄芩 6g，阿胶 10g（烊化），白芍 12g，鸡子黄 2 枚。

此方服至 3 剂，便能安然入睡，心神烦乱不发，续服 3 剂，不寐之疾从此而愈。

2. 崩漏案（刘渡舟医案）

唐某，女，30 岁。月经淋漓不止已半年许，妇科检查未见异常，Hb 7.2g%。伴心烦不得卧，惊惕不安，自汗沾衣。索其前方，多是参、芪温补与涩血固经之药，患者言服药效果不佳，切其脉萦萦如丝，数而薄疾（一息六至有余），视其舌光红无苔，舌尖红艳如杨梅。细绎其证，脉细为阴虚，数为火旺，此乃水火不济，心肾不交，阴阳悖逆之过。治应泻南补北，清火育阴，安谧冲任为法。

黄连 10g，阿胶 12g，黄芩 5g，白芍 12g，鸡子黄 2 枚（自加）。

此方服至 5 剂，夜间心不烦乱，能安然入睡，惊惕不发。再进 5 剂，则漏血已止。Hb 上升至 12g%。

81. 附子汤

【组成】附子二枚，炮，去皮，破八片　茯苓三两　人参二两　白术四两　芍药三两

【方歌】附子汤治背恶寒，脉沉口和阳气残，参附苓术芍药共，更治妊娠腹如扇。

【功用】温经扶阳，除湿止痛。

【主治】少阴病，阳虚身痛证。

【方解】附子汤参附合用，以峻补元阳之虚；术附合用，以去寒湿之邪；加芍药以监附子之悍。诸药共奏温经扶阳，除湿止痛之功。

【方证要点】

1. 阳虚身痛证：以两寒两痛（一个是手足寒，一个是背恶寒；一个是身体痛，一是骨节痛）为辨证要点。主要症状为胃虚寒饮，骨节痛，下肢拘急痛而脉沉，身体骨节疼痛，无热恶寒，手足逆冷，口中和，可见心下痞，动悸，浮肿，小便不利，脉沉。

2. 常用于感冒、流感、神经痛、风湿病、关节炎、湿疹、荨麻疹、皮炎、下腹冷痛、腹膜炎、肾病、浮肿、腹水、口腔炎、腰冷痛、脑出血、口眼歪斜、半身不遂、知觉麻痹、脊柱弯曲、两腿痉挛、吞咽困难、冬季遇冷则手瘙痒、妊娠腹痛等属于阳虚阴盛，水寒浸渍筋脉骨节之间者。

3. 临床扩展运用

（1）背恶寒。此方治疗冠心病等属胸阳不振、阴寒内盛所致的"背恶寒"常可获效。临床中，若舌有瘀斑者加红花、丹参、赤芍等活

血化瘀之品；四肢发凉加桂枝；气虚者加黄芪，重用参附；夹痰者重用茯苓，加薤白、半夏。

（2）脉沉，手足寒。本方加减治疗外周血管疾病（如血栓闭塞性脉管炎、动脉栓塞、雷诺现象），冻疮见手足寒和脉沉之症者。在治疗雷诺现象时加水蛭、蜈蚣、全蝎等；栓塞性病变加水蛭、桃仁、红花等；年老体弱者酌加当归、黄芪；肢寒甚者加细辛、桂枝。

（3）骨节痛。此方加减治疗风湿性关节炎、类风湿性关节炎之骨节疼痛，属阳虚寒胜者。上肢重加桂枝；湿重者加苡仁，重用白术30～60g；寒盛者重用炮附子30～45g。类风湿性关节炎可加黄芪、乳香、没药等益气化瘀之品。

（4）腹痛。仲景在《金匮要略》中有"妇人怀娠六七月，脉弦发热，其胎愈胀，腹痛恶寒者，少腹如扇，所以然者，子脏开故也，当以附子汤温其脏"。周连三先生生前常以本方加减治疗妇人胎胀腹痛，尝谓："此方为温阳峻剂，附子又为有毒之品，妊娠三四月时要慎用。仲景在妊娠六七月时用附子是因为胎元已成，此时用附子则无坠胎之弊，何况胞宫虚寒，失于温煦，有是证则用是药，有故无殒也。其辨证需严格掌握，主要有腹痛发冷，入夜痛甚，喜按喜暖，小便清长，恶寒身倦，胎胀脉弦，舌淡苔白多津等症，方可以本方加减施治。附子乃扶阳止痛之佳品也。"

【类似方证鉴别】

1. 附子汤与真武汤：附子汤与真武汤相比，药物只差一味。附子汤以附子为君，但以白术为臣，两者配伍，附子温经助阳，白术燥湿健脾，组成祛寒湿之剂，主治寒湿所致的痹证；而真武汤则以附子与茯苓配伍，附子温阳，茯苓利水，组成温阳利水之剂，主治脾肾阳虚，水湿内停诸症。实际上附子汤和真武汤，又是对偶统一的一对方子。它们都治疗阳虚，都治疗肾阳虚，一个是阳虚里有寒水，一个是阳虚外有寒湿。临床中，脉象不足者，用附子汤。小便不利者，用真武汤。

2. 附子汤与桂枝新加汤：都可以治疗身痛，脉沉迟。桂枝新加汤证为汗后表邪未解而气阴两虚，筋骨失养，必有发热、汗出等营卫不和症状。

3. 附子汤与白虎加人参汤：都可以治疗背恶寒。附子汤证是整个背从始至终特别怕冷发冷；而白虎加人参汤证之背恶寒程度较微，出现于热盛大汗之后。

【原文】

1. 少阴病，得之一二日，口中和，其背恶寒者，当灸之，附子汤主之。（304）

2. 少阴病，身体痛，手足寒，骨节痛，脉沉者，附子汤主之。（305）

3. 妇人怀娠六七月，脉弦发热，其胎愈胀，腹痛恶寒者，少腹如扇，所以然者，子脏开故也，当以附子汤温其脏。（《金匮要略》第二十篇）

【医案举例】

1. 脾肾虚寒案（俞长荣医案）

陈某，男，30 岁。初受外感，咳嗽，愈后但觉精神萎靡，食欲不振，微怕冷，偶感四肢腰背酸痛。自认为病后元气未复，未即就医治疗。拖延十余日，天天如是，甚感不适，始来就诊。脉象沉细，面色苍白，舌滑无苔。此乃脾肾虚寒，中阳衰馁，治当温补中宫，振奋阳气，附子汤主之。处方：

炮附子 9g，白术 12g，横纹潞 9g，杭芍（酒炒）6g，茯苓 9g，水煎服。

服 1 剂后，诸症略有瘥减，次日复诊，嘱按原方续服 2 剂。过数日，于途中遇见，病者愉快告云：前后服药 3 剂，诸症悉愈，现已下田耕种。

2. 子宫脱垂案（权依经医案）

朱某，女，32 岁，1980 年 3 月 10 日初诊。患者自感小腹下坠，白带多，质稀薄，无臭味，已一年余。活动后病情往往加重，伴有小腹冰凉，腰酸，疲乏无力。西医诊断为子宫脱垂Ⅲ度，宫颈糜烂Ⅱ度。舌体胖质淡白，苔薄白，脉沉迟。辨证为脾肾阳虚。方用附子汤治疗：

附片 6g，白术 12g，白芍 9g，茯苓 9g，党参 6g。水煎分两次服。3 剂。

二诊：患者服上药后，自感白带减少，下坠感轻，小腹冰凉有所好转。舌脉同上。仍用上方，继服 3 剂。

三诊：患者又服 3 剂后，自感病情更为好转，白带已转正常，小腹转温，腰酸、乏力亦明显好转，惟活动后有小腹下坠之感。脉转为和缓有力。继用上方，再服 3 剂。

四诊：患者服上方共 9 剂后，诸症消失，已能参加轻微劳动，小腹不再感觉下坠，舌脉亦转为正常。故令其停药观察，至今病未复发。

82. 桃花汤

【组成】赤石脂一斤，一半全用，一半筛末　干姜一两　粳米一升

【方歌】桃花石脂米干姜，少阴下利脓血方，温固下焦和胃气，汤末搭配力方彰。

【功用】温中固脱，涩肠止利。

【主治】少阴下利证。

【方解】赤石脂其色赤白相间，别名桃花石，加之本方煎煮成汤，其色淡红，鲜艳犹若桃花一般，故称桃花汤。本方以重涩之赤石脂为主药，入下焦血分而固脱；干姜之辛温，暖下焦气分而补虚；粳米之甘温，佐以上二药而健脾和胃。为脾肾阳衰，下焦不能固摄所致下痢证之特效方，有温中固脱、涩肠止利作用。

【方证要点】

1. 少阴下利证：以下痢经久，滑脱，有脓血为辨证要点。主要症状为下利脓血，经久不愈，滑脱不禁，小便不利，腹痛喜温喜按，口干口渴，舌质淡，苔白滑，脉迟或弱。

2. 常用于结肠炎、痢疾、直肠溃疡、直肠癌、痔瘘、肛门周围炎、肛门溃疡、肛门痈疽等属于脾肾阳虚，肠胃虚寒，滑脱不禁者。

【类似方证鉴别】桃花汤与白头翁汤：都是治利之方。桃花汤所治之下利为脾胃虚寒，呈滑脱失禁之状。桃花汤是冷痢下之治法，白头翁汤为热痢下之治法也，不必拘泥桃花汤即为少阴病，白头翁汤便是厥阴证也。

【原文】

1. 少阴病，下利，便脓血者，桃花汤主之。（306）

2. 少阴病，二三日至四五日，腹痛，小便不利，下利不止，便脓血者，桃花汤主之。（307）

【医案举例】

1. 下利脓血案（刘渡舟医案）

程某，男，56岁。患肠伤寒住院治疗40余日，基本痊愈。惟大便泻下脓血，血多而脓少，日行三四次，腹中时痛。其人面色素来不泽，手脚发凉，体疲食减，六脉弦缓，舌淡而胖大。此证为脾肾阳虚，寒伤血络，下焦失约，属少阴下利便脓血无疑，且因久利之后，不但大肠滑脱，而气血虚衰亦在所难免。治当温涩固脱保元。

赤石脂30g（一半煎汤、一半研末冲服），炮姜9g，粳米9g，人参9g，黄芪9g。

服3剂而血止，又服3剂大便不泻而体力转佳。转方用归脾汤加减，巩固疗效而收功。

2. 癃闭案（林上卿医案）

曾某，女，42岁，1978年4月5日就诊。自诉1977年10月起即作腹胀，少腹拘急，尿少而尿意频频，日排尿仅100～200mL，住某医院内科治疗，因尿常规及各项生化、物理检查均未见异常而不能确诊，仅拟诊"少尿原因待查和内分泌机能紊乱"，而据尿少、尿意频频给予维生素类、双氢克尿塞、速尿等剂治疗。初时药后尿量增至1500～2000mL，腹胀随减，但纳食渐差，且停药诸症又发，再以前药治而难有起色，转中医治疗，以八正散、五苓散等利水剂出入，亦仅服药时症情好转，停药复如旧，病趋重笃，转省某医院治疗，全面检查亦未见异常。建议继续中医治疗。改济生肾气丸、滋肾通关丸等剂加减也仅取一时之效，数日后复旧状。经人介绍前来求诊：其人面色苍白，形体肥胖，口和纳果，恶心欲呕，心烦易怒，少腹拘急，腹胀，尿少，尿意频频，尿色白浊，大便干，三四日一行，舌黯淡肥大，脉沉紧。此属脾肾阳气衰惫，枢机不运，气化无权。治宜温运脾肾阳气，枢转气机，方拟桃花汤：

赤石脂 60g，干姜、粳米各 30g，清水煎至米熟烂为度，弃渣。

2 日后大便通，小便利，色白浊，精神好转，寐安，纳食稍增，余症减轻。嘱再服 2 剂，煎服法同前。四日后，尿量增，腹胀、少腹拘急和心烦欲呕等症已除，面色转红润，纳增，舌体肥胖，苔净，脉沉，此中阳已运，肾气来复，原方再进。10 日后舌脉复如常人，小便正常，大便通畅，遂以调理脾肾之剂善后。

83. 猪肤汤

【组成】猪肤一斤　　白蜜一升　　白粉五合

【方歌】猪肤斤许用水煎，水煎减半浮须捐，再投粉蜜熬香服，少阴咽痛利且烦。

【功用】清热润燥，滋养肺肾。

【主治】少阴病，阴虚咽痛证。

【方解】方中猪皮甘凉，含蛋白质、脂肪、角质等，尤以胶汁多，可以滋阴益血，滋润皮肤；白蜜甘凉，滋阴润燥，调脾胃，通三焦，泽肌肤，米粉调和诸药。

【方证要点】

1. 阴虚咽痛证：以口干、咽痛、心烦、下利、舌红少津、脉细数为辨证要点。主要症状为咽痛或者不适感，咽部红肿，可见化脓，下利，小便黄，心中烦躁，口燥渴，自汗出，不恶寒，反恶热，手足心热，盗汗。舌红少津、脉细数。

2. 常用于咽痛、咽干、血证、声音嘶哑等属于阴虚内热，虚火上炎，可由下利而致者。

3. 猪肤汤临床使用不方便，可以用养阴清肺汤、麦门冬汤等加减代之。

【类似方证鉴别】

1. 猪肤汤与甘草汤：都可以治疗咽痛。猪肤汤证是阴虚内热证，由于阴虚不得滋养，故而还有下利、心烦等症；而甘草汤证是咽痛热证，邪热灼伤脉络，故而还有红肿热痛等症。

2. 猪肤汤与半夏散及汤：都可以治疗咽痛。猪肤汤证是阴虚内热证，由于阴虚不得滋养，故而还有下利、心烦等症；而半夏散及汤证是咽痛寒证，由于寒气阻滞咽喉，故而还有口淡不渴等症。

3. 猪肤汤与四逆汤：都可以治疗咽痛及下利。猪肤汤证是阴虚内热证，由于阴虚不得滋养，故而还有下利、心烦等症；而四逆汤证是少阴寒证，由于寒气郁结咽喉，故而还有吐利、脉紧等症。

【原文】少阴病，下利，咽痛，胸满，心烦，猪肤汤主之。(310)

【医案举例】

1. 咽痛案（张璐医案）

徐君育，素禀阴虚多火，且有脾约便血证。十月间患冬温发热，咽痛。里医用麻仁、杏仁、半夏、枳橘之属，遂喘逆倚息不得卧，声飒如哑，头面赤热，手足逆冷，右手寸关虚大微数。此热伤手太阴气分也，与葳蕤、甘草等药不应。为制猪肤汤一瓯，令隔汤炖热，不时挑服，三日声清，终剂而痛如失。

2. 再生障碍性贫血案（郭泗训医案）

邓某，女，1976 年 6 月来诊。三年前开始，头晕乏力，全身有紫点和紫斑，鼻子经常出血，有时一次出 200mL 左右，月经量多，持续时间长达 10 余天。近一年来病情加重。既往无其他病史及服有关药物史。曾住院 2 次，经骨髓穿刺，诊断为再生障碍性贫血。用输血和激素治疗，病情稳定而出院，出院后又反复发作。现眩晕，乏力，呼吸困难，不能行动，特来我院治疗。检查：贫血貌，心尖区可闻及Ⅲ级收缩期吹风样杂音，脾在左乳中线肋下 3 厘米，全身有弥散性瘀点和瘀斑，以下肢为重。血色素 5.5g，红细胞 270 万，白细胞 2900；血小板 2.4 万。

服猪皮胶 3 个疗程，临床症状大部分消失，面色红润，全身瘀斑消退殆尽，仍有少量瘀点，心尖区闻及Ⅱ级收缩期吹风样杂音，脾在肋下 2 厘米。血色素 11g，红细胞 420 万，白细胞 4000；血小板 5.1 万。

84. 甘草汤

【组成】甘草二两

【方歌】甘草名汤咽痛求，生用一两不多收，莫道此是中焦药，清解少阴效最优。

【功用】清热泻火，解毒缓痛。

【主治】少阴咽痛，兼治舌肿。

【方解】本方用甘草一味，乃从长桑君以后相传之神方也。历代内府御院莫不珍之。盖和其偏，缓其急，化其毒，卓然奉之为先务，然后以他药匡辅其不逮。

【方证要点】

1. 咽痛热证：以咽喉痛之轻证为辨证要点。主要症状为咽痛，咽部红，口干，脉细。

2. 常用于咽喉肿痛、舌肿、肺萎咳嗽、吐涎沫、烦躁、小儿撮口、痈疽热毒、羸劣老弱等属于少阴客热咽痛者。

【类似方证鉴别】甘草汤与桔梗汤：都可以治疗咽痛。甘草汤主少阴热壅咽痛者，桔梗汤主少阴寒热相搏咽痛者，故而病变初起用甘草汤，发展较重用桔梗汤。

【原文】少阴病二三日，咽痛者，可与甘草汤；不差者，与桔梗汤。（311）

【医案举例】

1. 十二指肠溃疡案（赵亚东医案）

王某，男，25 岁，1956 年 10 月 4 日入院。经常空腹时或晚间上腹部疼痛，饭后感到舒适。经钡餐检查，诊断为十二指肠球部溃疡。曾住某医院，采用西皮氏疗法并配合食饵疗法、奴佛卡因内服等，治疗70余天，仅上腹部疼痛及吐酸、吐饭减轻而出院。出院3个月，因胃痛、吐酸、吐饭逐渐加重而再次入院。检查：发育正常，营养中等，右上腹部有较明显的压痛，肝脾未扪及……钡餐检查：仍为十二指肠球部溃疡。

采用甘草汤180mL，饭前空腹时服，每日3次，并用2%奴佛卡因20mL，每日3次内服。

治疗40天后，钡餐复查，溃疡愈合，于11月24日出院。

2. 毒蕈中毒案（潘文昭医案）

苏某，男，42岁。于1972年4月2日晚9时左右，炒食在山上采得的野蕈约250g。5小时后出现腹痛，恶心头晕，出冷汗，全身无力，呕吐，于发病后2小时就诊。

取甘草1500g，浓煎。

第一次服药后约10分钟呕吐一次；30分钟后服第2次药，2小时后腹痛、恶心逐渐减轻，再服第二煎药液100mL，2小时后腹痛、恶心消失，但仍感全身乏力，头晕，4小时后腹泻一次，为黄褐色烂便；再服余下的药液100mL。6小时后诸症逐渐消失而痊愈。治疗过程中未用其他疗法。

85. 桔梗汤

【组成】 桔梗一两　甘草二两

【方歌】 甘草桔梗治咽痛，消炎解毒妙堪用，阴中伏热结于喉，切忌苦寒投此证。

【功用】 清热利咽，祛痰排脓。

【主治】 风邪热毒客于少阴，上攻咽喉，咽痛喉痹证。

【方解】 桔梗味辛微温而有排脓作用，并有治胸胁痛的功能，于甘草汤加入此味，故治甘草汤证而有上述的桔梗证者。

【方证要点】

1. 咽痛热证：以咽痛、咳吐浓痰、或胸痛为辨证要点。主要症状为咽痛或者不适感，咽部红肿，可见化脓，或者胸痛、咯吐脓痰，痰黄稠，舌质红苔黄腻，脉滑数。

2. 常用于毛细支气管炎、咽喉肿痛、咽中生疮、喉头炎、咽峡炎、喉痹、肺痈、咳唾腥臭脓痰等属于少阴经客热郁于咽喉，或见热壅于肺而成肺痈之证者。

【类似方证鉴别】 桔梗汤与通脉四逆汤：都可以治疗咽痛。桔梗汤证是少阴寒热相搏咽痛证，有红肿热痛、咳唾腥臭脓痰等症；而通脉四逆汤证是阳虚格阳证，有面赤、不恶寒等症。

【原文】

1. 少阴病，二三日咽痛者，可与甘草汤；不差者，与桔梗汤。（311）

2. 咳而胸满，振寒脉数，咽干不渴，时出浊唾腥臭，久久吐脓如

米粥者，为肺痈，桔梗汤主之。(《金匮要略》第七篇)

【医案举例】

1. 喉癣案 (马铭鞠医案)

倪仲昭，患喉癣，邑中治喉者偏矣。喉渐渐腐去，饮食用面粉之烂者，必仰口而咽，泪数行下。马曰：此非风火毒也，若少年曾患微霉疮乎？曰：未也。父母曾患霉疮乎？曰然。愈三年而得我。马以为，此必误服升药之故……倘不以治结毒之法治之，必死。以甘桔汤为君，少入山豆根、龙胆草、射干，每剂用土茯苓半斤浓煎，送下牛黄二分，半月而痊。

2. 肺痈案 (曹颖甫医案)

师曰：辛未七月中旬，余治一陈姓疾。初发时，咳嗽，胸中隐隐作痛，痛连缺盆。其所吐者，浊痰腥臭，与悬饮内痛之吐涎沫，固自不同，决为肺痈之始萌。遂以桔梗汤，乘其未集而先排之。进五剂，痛稍止，诸症依然，脉滑实。因思是证确为肺痈之正病，必其肺藏壅阻不通而腐，腐久乃吐脓，所谓久久吐脓如米粥者，治以桔梗汤。今当壅塞之时，不去其壅，反排其腐，何怪其不效也。《淮南子》云：葶苈愈胀，胀者，壅极不通之谓。《金匮》曰：肺痈，喘而不得眠，即胀也。《千金》重申其义曰：肺痈胸满胀，故知葶苈泻肺汤非泻肺也，泻肺中壅胀。今有此证，必用此方，乃以葶苈子五钱，大黑枣十二枚。

凡五进，痛渐止，咳亦爽。其腥臭夹有米粥状之痰，即腐脓也。后乃以《千金》苇茎汤，并以大小蓟、海藻、桔梗、甘草、杜赤豆出入加减成方。至八月朔日，先后凡十五日有奇，用药凡十余剂，始告全瘥。九月底，其人偶受寒凉，宿恙又发，乃嘱兼服犀黄醒消丸，以一两五钱分作五服。服后，腥臭全去。但尚有绿色之痰，复制一料服之，乃愈，而不复来诊矣。

86. 苦酒汤

【组成】半夏洗，破如枣核十四枚　　鸡子一枚，去黄，内上苦酒，着鸡子壳中

【方歌】半夏一枚十四开，鸡清苦酒搅几回，刀环捧壳煎三沸，咽痛频吞绝妙哉。

【功用】消肿止痛，敛疮清音。

【主治】少阴病咽中伤生疮，不能言语，声不出者。

【方解】半夏散结降痰，但半夏辛燥，故佐以鸡子清之甘寒，润燥止痛，更有苦酒消肿敛疮。三者相合，可达散结去痰、消肿止痛的作用。

【方证要点】

1. 痰郁火灼咽痛证：以咽干痛、声音嘶哑、表证不明显为辨证要点。主要症状为咽痛或者不适感，咽部红肿，可见化脓，局部溃烂，声音嘶哑不能出，小便黄，心中烦躁，口渴，舌红，脉细数。

2. 常用于失音、声带息肉、喉炎、喉痹、喉结核、喉梅毒初期轻症等属于邪客少阴，虚火上郁，咽喉生疮者。

3. 《伤寒论》所载用药方式不便，唐医易先生用此方经验是：用姜半夏10～15g，水一碗许煎，待水开，用中火沸20分钟左右，去渣入米醋20～60mL，待半冷时加入鸡子清两个，搅拌溶合，徐徐含咽。唐医易先生认为：人的声音赖阴中的生气而出，半夏启一阴之气，故能开发声音。苦酒味酸，助少阳初生之气，故可使失音重启。

4. 体质要求：营养状况较好，目睛大而明亮，有光彩，肤色滋润或油腻，或黄暗，或有浮肿貌，但缺乏正常的光泽；形体中等。易于出现恶心感、咽喉异物感、黏痰等。如刷牙时候，或看见秽物时，或精神

压抑时容易出现恶心。脉象大多细数，或滑利。舌象多数正常，或舌苔偏厚，或干腻，或滑苔黏腻，或舌边有两条由细小唾液泡沫堆积而成的白线，或舌有齿痕。

【类似方证鉴别】苦酒汤与半夏散及汤：都可以治疗咽痛。苦酒汤证是热痰夹杂，热浮于上，咽下困难伴有阴虚；而半夏散及汤证是少阴客寒夹痰咽痛，咽痛伴有外感。故而临床一般是先用半夏散及汤解咽喉在表之寒凝，再以苦酒汤清热养阴祛痰。

【原文】少阴病，咽中伤，生疮，不能语言，声不出者，苦酒汤主之。（312）

【医案举例】

1. 感冒失音案（唐医易医案）

刘某，女，1981 年 12 月生。2011 年 1 月 26 日就诊，主诉：外感失音。前几天鼻塞流涕色黄，接着就失音，以往亦一感冒就很容易失音，之后就是失音好了接着咳嗽。舌色正常，苔薄白，右脉浮弦紧细，左脉浮紧，至数平。

处以苦酒汤：

姜半夏 15g，鸡蛋清 2 只，米醋 20mL，3 剂。

上药服后痊愈，愈后并没有咳嗽。

2. 声带息肉案（唐医易医案）

邱某，女，1962 年生。2009 年 8 月 8 日就诊，主诉：喉中声带息肉多年，长期声音嘶哑，严重时合并声带水肿不能说话，曾经手术切除息肉 2 粒，最近检查又有 5 粒。舌色略淡，舌有齿痕，苔白薄腻。右脉弦滑细，左脉虚弦，至数平。处以苦酒汤：

姜半夏 15g，鸡蛋清 2 只，米醋 20mL，前后共 50 剂，经医院喉镜检验息肉已经全部消失。

87. 半夏散及汤

【组成】半夏洗　桂枝去皮　甘草炙, 各等分

【方歌】半夏研散或用汤, 少阴咽痛效最彰, 半夏桂甘煎少与, 微冷慢呷不用忙。

【功用】温散寒邪, 利咽止痛。

【主治】少阴病、咽中痛。

【方解】方中用半夏之辛温入阴散郁热; 桂枝与甘草合用辛甘达肌表, 则少阴之邪由经脉而出肌表, 悉从太阳而发。时人治咽痛, 多喜用甘凉清润, 忌用温燥。须知如属寒邪外束所致咽痛者, 则非辛温药不效, 若概用寒凉, 病必不除, 反致增剧, 临床不可不明。

【方证要点】

1. 寒包火证: 以咽喉肿痛, 有表证而口不渴为辨证要点。主要症状为咽痛或者不适感, 或者声音嘶哑, 或者呕吐、呃逆、咽部不红或微红, 恶寒微热, 咽间有痰涎, 舌质淡, 或舌体胖大, 舌苔薄白, 脉滑, 或浮紧, 或浮弦。

2. 常用于咽喉肿痛、咽中生疮、喉头炎、声音嘶哑、咽痛等属于寒邪客于少阴经, 寒遏于外, 热邪怫郁于咽喉者。

3. 此汤方煎成后, 药汁徐徐下咽效佳。

【类似方证鉴别】

1. 半夏散及汤与白虎汤: 都可以治疗咽痛。半夏散及汤证是咽痛寒证, 由于寒气阻滞咽喉, 故而还有口淡不渴等症; 而白虎汤证是阳明热证, 由于阳明邪热上攻, 故而还有身热、头眩、口渴等症。

2. 半夏散及汤与通脉四逆汤：都可以治疗咽痛。半夏散及汤证是咽痛寒证，由于寒气阻滞咽喉，故而还有口淡不渴等症；而通脉四逆汤证是阳虚格阳证，由于虚阳浮越郁滞，故而还有面赤、不恶寒等症。

【原文】少阴病，咽中痛，半夏散及汤主之。(313)

【医案举例】

1. 咽喉灼痛案（唐医易医案）

陈女士，50 岁，2007 年 10 月 27 日来诊。主诉三天前在客户公司的办公室洽谈业务时，空调冷气拂过，其身觉寒战，出门后觉咽喉干灼不适，自以为是秋深干燥，回家后即煲玉竹、淮山药、扁豆、苡仁、瘦肉汤以图制燥。岂料喝后至夜症状加重，还认为是药膳汤力微之故，连忙再用桑叶、牛蒡子、菊花、金银花、玄参、天冬等煎服。次日清晨病情更加严重，咽喉更是大面积灼痛，由大椎至颠顶一段酸重，急忙来找我诊治。大便溏 2 天，沉晕欲寐。切其脉，一息三四至，略沉紧，舌有少许齿痕，苔薄白，无烧、无汗。即拟半夏散及汤：姜半夏 15g，桂枝 15g，炙甘草 15g，四碗水煎剩一碗半，分三次服用，晚上 11 点来电，已痊愈。

仲圣于《伤寒论》中述：辨少阴病脉证并治由 281 条起至 325 条共 45 条列举少阴病脉及用药治法。而后人运用之时却有很多案例难以吻合得丝毫无偏，或是对脉不对症，或是见症不对脉。何解呢？就以本案为例：《伤寒论》中谓"少阴之为病，脉微细，但欲寐也"。但本案到我诊治时，脉象已为略沉紧，此类情况着实让初学者无所适从。

如若像 323 条所说："脉沉者，急温之，宜四逆汤。方二十二。"又不相同，这条又未述咽痛，而本案最明显之证为咽痛。

清尤在泾之《伤寒贯珠集》中把少阴病脉证治分类为：少阴脉证四条、少阴清法七条、少阴下法三条、少阴温法十五条、少阴生死法十二条、少阴病禁四条。而半夏散及汤证列于少阴清法七条之尾。谓：半夏散及汤甘辛合用，而辛胜于甘，其气又温，不特能解寒客之气，亦能劫散咽喉怫郁之热。可见尤在泾习《伤寒论》之认真细致。

本案脉、证不雷同之因在患者将要变证之交。此时再不准确投药，必致其后会脉沉紧数，发热，或脉阴阳俱紧。本案于欲变未变之际投半夏汤尚属及时。

2. 声音嘶哑案（唐医易医案）

程女士，51 岁，因咽喉剧痛及声音嘶哑于 2008 年 4 月 2 日求诊。主诉昨日因讲话多，且心情激动，导致嗓子不适。回家后，咽喉渐渐疼痛，至夜更为严重。连忙口服喉疾灵胶囊，今晨起声嘶加剧，咽中觉紧、胀、痛，无烧，除疲惫欲寐外，身体各部无异常。切其脉，一息四至，但极不从容，略呈紧状，予以半夏散及汤：

制半夏 15g，炙甘草 15g，桂枝 15g，水煎分 2 次服用。午后来电：药后咽喉不痛了，可是觉得嗓子难发出声，声嘶哑似有不断加剧之趋势。傍晚往诊，患者声音嘶哑更剧，已近说不出话。急予苦酒汤：制半夏 10g，白米醋 60g，鸡子清 2 只，用水一碗许，入半夏煮沸 20 分钟，去渣入米醋、鸡子清拌匀，徐徐咽下。后患者咽部渐渐舒适而离去。

次日傍晚途经患者住处三诊，患者服昨日之苦酒汤后，咽喉逐渐舒服，今晨更觉舒适，已渐渐可说话了，但午后忽然咽喉又再疼痛，现在更是畏寒欲寐，咽喉疼痛逐渐加剧。余非常之纳闷：这少阴病原正一步步好转，怎又突然变症呢？蓦然见其桌上放有中成药一排，有服用过之迹象，拿起一看，是银黄含片。问她：你还有服食其他药？她说：中午去朋友家，其友见她声音嘶哑，即送她几排银黄含片，说是治疗这咽痛声嘶哑特效。她拿了就吃了，还含了好多片。我说：这就是了，问题就出在这银黄含片上了。嘱其停服。再给拟半夏散及汤：

制半夏 12g，桂枝 12g，炙甘草 15g，水煎分 2 次服。

次日来电：昨天药后，咽喉的紧胀痛逐渐减轻，至今已恢复大半了。我嘱其再剂，傍晚来电，痊愈矣。

88. 白通汤

【组成】葱白四茎　干姜一两　附子一枚，生，去皮，破八片

【方歌】白通汤治少阴寒，阳虚下利非等闲，葱白四茎姜附一，加入胆尿治呕烦。

【功用】温中止利，通阳降逆。

【主治】手足厥逆，下利，脉微，面赤者。

【方解】白通汤即四逆汤去甘草，减少干姜用量，再加葱白而成。因阴盛戴阳故而减去甘草之甘缓，加葱白之通阳力度，因下利甚者，阴液必伤，所以减干姜之燥热，寓有护阴之意。

【方证要点】

1. 少阴病阴盛戴阳证：以下利，小便不利，脉微为辨证要点。主要症状为但欲寐，手足厥冷，下利腹痛，可见面赤，气逆烦躁，头项痛，脉微细或脉微欲绝。

2. 常用于胸闷、头痛等属于少阴下利，阴绝于下，阳越于上者。

【类似方证鉴别】白通汤与通脉四逆汤：都可以治疗下利。白通汤证可见面赤，脉微；而通脉四逆汤证可见下利清谷，不恶寒。

【原文】

1. 少阴病，下利，白通汤主之。(314)

2. 少阴病，下利，脉微者，与白通汤。利不止，厥逆无脉，干呕烦者，白通加猪胆汁汤主之。服汤脉暴出者死，微续者生。(315)

【医案举例】

1. 阴盛阳越案（俞长荣医案）

雷某，男，20 岁，未婚。素常清早入河中捕鱼。一次，偶感风寒，有轻微不适，自认为年壮体健不以为意，仍旧涉水捕鱼。回家时便发寒战，四肢逆冷，腹痛自利，口干舌燥。先请某医治疗。某医认为阴寒证，但又考虑口干舌燥，未敢断定，建议请我会诊。患者恶寒倦卧，但欲寐，偶醒即呼口燥，索饮热茶，脉沉微，尺部更弱。我说：此少阴阴盛阳越证，急需人参四逆加葱白救治……少阴证为何不用四逆汤而用人参四逆加葱白（即白通汤加味）？其关键正是由于口干舌燥。因本证是阴寒内盛，津液大亏（因自利），孤阳无依而上越，所以口虽燥而喜热饮。故用干姜、附子、炙甘草扶阳温中散寒，加人参救津液，并借葱白之辛烈直通阳气。

遂处：炮附子 12g，干姜 9g，炙甘草 6g，横纹潞 30g，葱白 3 茎。水煎分 2 次服。

服完，利止，手足转温，诸症均愈。

2. 头痛案（刘宇医案）

刘某，男，12 岁。每晨起头痛绵绵，自汗，精神倦怠，畏寒喜热。舌淡苔白，脉沉细无力。至中午不治则自愈。请某中医诊治，按气虚头痛，屡治无效，严重影响学习。笔者按阳虚头痛，用白通汤加炙甘草。处方：

熟附子 6g，干姜 4.5g，炙甘草 4.5g，葱白 2 枚。

2 剂而愈。

89. 通脉四逆汤

【组成】甘草二两，炙　　附子大者一枚，生用，去皮，破八片　　干姜三两，
强人可四两

【方歌】通脉四逆草附姜，加重剂量另名方，手足厥逆吐利甚，脉
搏不出急回阳。

【功用】破阴回阳，通达内外。

【主治】少阴病，阳亡阴竭证。

【方解】本方在四逆汤的基础上加重姜、附用量，冀能阳回脉复，
故方后注明"分温再服，其脉即出者愈"。

【方证要点】

1. 阳亡阴竭证：以身热恶寒，手足冷，体痛，吐利逆冷，腹部拘
急为辨证要点。主要症状为下利清谷，里寒外热，厥逆不恶寒，面赤，
或干呕，咽痛，腹痛，脉微欲绝。

2. 常用于戴阳证、二便不通、失音、吐泻、元气虚脱等属于阴寒
内盛，阳微欲脱，气血不通，脉不出者。

【类似方证鉴别】

1. 通脉四逆汤与吴茱萸汤：都可以治疗手足逆冷。通脉四逆汤证
是四逆而见下利、脉不出；而吴茱萸汤证四逆见烦躁。

2. 通脉四逆汤与四逆汤：通脉四逆汤为四逆汤证并见脉微欲绝、
面赤咽痛等阴盛格阳证之治方，较四逆汤证严重。

3. 通脉四逆汤与当归四逆汤：都可以治疗手足厥冷。不同者，当
归四逆汤证为血虚寒凝所致，以手足厥冷、脉微细为主，绝无阳虚

见症。

4. 通脉四逆汤与四逆散：都可以治疗手足逆冷。然四逆散证为肝气不舒，阳气被郁，必有胸胁胀满、叹息、脉弦等肝郁症状。

5. 通脉四逆汤与理中汤：都可以治疗下利。所异者，理中汤证为太阴虚寒，无手足逆冷、脉微欲绝等少阴症状。

【原文】

1. 少阴病，下利清谷，里寒外热，手足厥逆，脉微欲绝，身反不恶寒，其人面色赤。或腹痛，或干呕，或咽痛，或利止脉不出者，通脉四逆汤主之。(317)

2. 下利清谷，里寒外热，汗出而厥者，通脉四逆汤主之。(369)

【医案举例】

1. 二便不通案（戴鉴周医案）

王某，女，56岁，1965年9月4日初诊。二便阻塞不通，腹痛绵绵，胀闷不堪，经用泻药罔效，而痛愈重，喜热饮而恶寒，四肢厥冷，六脉沉细。方以通脉四逆汤：

附子30g，干姜18g，炙甘草12g。4剂，日2剂，煎分4次服。

复诊：溺长便利，身温脉和，腹痛除，闷胀减，饮食增。继服2剂而愈。

2. 失音案（李德成医案）

王某，女，29岁，1985年5月16日诊。患者失音23天，加重6天。28天前因咽喉肿痛，吞咽碍食，发热（体温38.6℃），头痛，干呕，自以鲜蒲公英60g，地龙（活者）2条，水煎后兑入白糖25g搅化服。服2剂后，觉发热、咽痛、干呕减轻，继服4剂，出现胸膈满闷，频吐清涎，腹中隐痛，语声低哑，发音不易听清，饮食、茶水皆不受纳而从口鼻呛出。视其扁桃体虽有Ⅱ度肿大，但色淡不鲜，舌面笼罩一层薄白滑润苔，脉象沉细。综观脉症，其频吐清涎，胸闷，纳呆，舌质淡，苔白滑润，诸症当属寒邪郁遏，阳气不通，治当温通阳气，方用通脉四逆汤：

乌附片 10g，炒干姜 10g，炙甘草 6g，连须葱白 3 寸。水煎待温服，另用乌附片 10g 拌以白蜜入碗中搅匀，放锅内蒸透，徐徐含咽其汁。

服第 1 剂后，偶能发出一两句声音，胸闷减轻，饮食及茶水不再咳呛。第 2 剂服后，频吐清涎消失，语音清晰渐壮。3 剂服完，说话声音恢复正常。惟觉胃纳呆滞，继用原方加白蔻仁 6g、炒麦芽 12g 以醒脾和胃。

90. 四逆散

【组成】甘草炙　枳实破，水渍，炙干　柴胡　白芍各十分

【方歌】柴芍枳草四逆散，肝郁气结肢不暖，脉沉而弦胸胁痛，随证治疗须加减。

【功用】解郁泄热，调和肝脾。

【主治】少阴病，肝气郁滞之四逆证。

【方解】凡少阴病，四逆，大都属阳气虚寒，但也有阳气内郁不能外达而四逆的，如本方主治。方中枳实宣通胃络，芍药疏泄经络血脉之滞，甘草调中，柴胡启达阳气而外行，阳气通而四肢即温。

【方证要点】

1. 肝气郁滞证：以胸胁苦满，四肢厥逆，心下痞塞，腹部按之无抵抗为辨证要点。主要症状为手足不温，胸胁满闷疼痛，或腹中痛，下利后重，脉弦或沉滑而弦。

2. 常用于慢性肝炎、胆囊炎、胆石症、肋间神经痛、胃溃疡、浅表性胃炎、慢性胃炎、不明原因性右少腹痛、腹胀腹痛、泄利下重、阳痿、附件炎、输卵管阻塞、急性乳腺炎、月经不调等属于伤寒邪热内陷，阳气郁结，不能散发于四末者。

3. 本方为调和肝脾之祖方，用治肝脾不调，后世逍遥散就是由此方合当归芍药散化裁而来。

4. 体质要求：体型中等偏瘦，面色黄或青白。表情淡漠，情绪低落，主诉多，舌苔多薄白，舌质正常，四肢冷，月经前大多乳房胀痛，上腹部及两胁下腹肌比较紧张，按之比较硬。

【类似方证鉴别】

1. 四逆散与四逆汤：都是治手足逆冷之方。然四逆散证为肝气不舒，阳气被郁，必有胸胁胀满、叹息、脉弦等肝郁症状。

2. 四逆散与当归四逆汤：同可治四末逆冷。不同者，四逆散证为肝失条达，阳气内郁，其脉沉弦，而非脉细欲绝。

【原文】 少阴病，四逆，其人或咳、或悸、或小便不利、或腹中痛、或泄利下重者，四逆散主之。（107）

【医案举例】

1. 右少腹痛案（唐医易医案）

陈某，女，1957 年生。2011 年 5 月 21 日就诊，主诉：患不明原因右少腹痛十多年。有时吃利胆片可缓解，有时吃胃药可缓解，但无论中西医治疗，十多年来无果，各类检验结果均正常。舌色暗瘀，苔薄白，六脉略沉弦紧，至数缓。处以四逆散加附子。

甘草 12g，枳实 12g，柴胡 12g，白芍 6g，赤芍 6g，熟附子 12g，6 剂。

2011 年 6 月 1 日复诊，主诉：前药后疼痛不断减少，目前已很轻微，二便正常，舌色正常，苔薄白。六脉略沉弦滑，至数平。再宗原方 12 剂，药后痊愈。

2. 便秘案（黎崇裕医案）

芳姑娘，31 岁，身高 160cm，体重 48kg。诉生育后便秘已一两年，大便几天一次，每次大便像石头状又黑又硬，量少，解得非常痛苦，有外痔，小便正常。舌红苔白稍腻，六脉弦而有力，四肢凉，腹软。不肯用中药，说之前在别处用大量泻下药也无效，现在便秘严重时依靠开塞露。

傍晚时分，芳姑娘又回来要求开中药，说用两瓶开塞露也无效，现在腹胀腹痛得厉害，我给予处方四逆散加厚朴汤：柴胡 20g，枳实 20g，白芍 20g，炙甘草 10g，厚朴 20g，赤芍 20g，6 剂。药后大便得解，之后每天都有大便，初硬，后逐渐变软，至复诊时，大便已经成形，量可。

现症：舌红苔薄白，六脉缓，左寸脉旺。芳姑娘补充说长期睡眠不佳，前药后大便变通畅，易饥饿。守方：柴胡 20g，枳实 20g，白芍 20g，炙甘草 20g，厚朴 20g，6 剂。

此方乃是经方培训班的时候从黄师处学来，当时陈广东老师说，这个方子主要用于长期便秘，大便量少，如羊屎状，效果很好。结合唐师治疗虚人便秘喜欢芍药甘草汤，赤白芍同用，所以加了赤芍 20g。

91. 乌梅丸

【组成】乌梅三百枚　细辛六两　干姜十两　黄连十六两　当归四两
附子六两，炮，去皮　蜀椒四两，出汗　桂枝去皮，六两　人参
六两　黄柏六两

【方歌】乌梅丸治蛔厥证，连柏干姜参归用，川椒桂辛与附子，乌
梅三百力始胜。

【功用】温阳通降，安蛔止痛。

【主治】厥阴病之胃热肠寒证。

【方解】本方为治厥阴病之总方。方中乌梅酸平入肝，纳气补体；
当归苦温入肝，养血通经；人参味甘益脾阴；干姜辛温补脾阳；黄连、
黄柏苦寒入心降火，蜀椒、桂枝焦辛入心，补阳气、散寒水；细辛辛
香，交通上下；附子入肾暖水脏。味备酸甘焦苦，性兼调补助益，为统
治厥阴病之方。

【方证要点】

1. 胃热肠寒证：以得食而烦、腹痛时作、久利为辨证要点。主要
症状为腹痛时作，痛极而厥，烦闷呕吐，有时吐蛔，手足厥冷，久利，
脉微或沉浮。

2. 常用于蛔厥、腹痛、呕吐、神经官能症、失眠、冷痢、久泻、
胃酸过多症、反胃、胃溃疡、肠疝痛、慢性下利症、上热下寒之病等属
于胃热肠寒，寒热错杂，蛔上入膈，气机逆乱者。

3. 唐医易先生临床扩展运用经验

（1）颠顶痛：颠顶是厥阴之脉与督脉相会之处。颠顶痛是肝阴不

足，不能上荣络脉，虚而作痛。症见疼痛如针刺，用本方滋肝阴，阴精上奉，疼痛自愈。

（2）脑震荡头痛：脑震荡头痛是外伤后引起之头痛，中医学认为，是外伤后引起的气血紊乱，阴阳不相顺接所致。符合厥阴病的基本病机。用本方使气血平复，阴阳顺接，其症可愈。

（3）偏头痛：现代医学认为偏头痛是由于血管舒缩功能障碍引起的一种发作性头痛。中医学称为偏头风。肝风内动，肝主风，外风侵入与内风相合，风为阳邪，阳盛则阴血不足，不能上荣于头部脉络，脉络空虚则风乘之，风性主动，故形成阵发性疼痛。用本方滋补肝阴，阴血同源，阴血足风自灭，头痛愈。

（4）舒张压高的高血压：中医学认为是肝阴不足所引起的肝阳上亢，用本方滋补肝阴，肝阴足则阳亢平。

（5）痫证：痫证是间断发作性病证，多与情志刺激有关，累及肝、脾、心三脏。肝气郁结，横逆犯脾，脾不散精，聚而成痰，痰扰心窍，痫证就发作。症见突然昏倒，不省人事，霎时又即恢复如常人，脉象浮长缓大。若发作前伴有眼前发黑者，用本方治疗，因目为肝窍之故。

（6）失眠：失眠可由多种原因引起。这里是指由于肝阴不足，不能潜阳，阳主动，引起失眠。症见彻夜不眠，伴有头晕痛。用本方滋肝阴，阴足阳潜失眠愈。

（7）咽痛：咽部是厥阴经脉所循行部位。若症见咽干、咽后壁痛、色垢者，可用本方治疗。

（8）奔豚气：奔豚症见气从少腹上冲咽喉者，用本方治疗。因为本方为厥阴病之主方，《伤寒论》说厥阴之为病，气上撞心。二者义同。

（9）垂危证：垂危证指多种疾病发展到严重阶段，证候错杂，辨认不清，病情尚在继续恶化之病。先用本方稳定病情，然后争取时间辨证施治。

（10）手心起硬皮：手心为手厥阴心包经的劳宫穴位置，肌肤因失于血液濡养而起硬皮，用本方治厥阴经而愈。

（11）噤口痢：噤口痢是指患者既下痢，又不进饮食，或者是呕吐不能食。多数由疫痢、湿热痢演变而成，或是演变病情中的某一个阶段，属于痢疾比较严重的证候。因湿热邪毒蕴结肠胃，邪毒亢盛，胃阴受劫，胃气被逆，以致不能食而呕吐，湿热之毒扰于肠胃，传导失常而下脓血。若久病脾胃之阳两伤，胃虚寒则不受饮食，则不食而呕吐，肠中湿热邪毒羁留不去，故下痢不休，形成上寒下热，寒热错杂的状态，以致治疗困难。若温补脾胃之阳，又忌惮肠道之湿热；或清热行滞，又怕更伤脾胃之阳。此时单纯温补或清下都不行，本方攻补兼施，寒热同用，酸苦辛味齐全，故适宜使用。

（12）吐酸吞酸：酸水由胃中上泛。若随即咽下，称为吞酸；若随即吐出，叫做吐酸。吞酸者，胃口酸水攻击于上，以致咽嗌之间不及吐出而咽下，酸味刺心，有人称烧心。二者辨证论治相似。有因宿食不化，或胃中痰火者，有因肝气犯胃者。脾胃虚寒，肝火犯胃，即寒热因素并存者，临床上多用左金丸治之，疗效显著。但对于病程长、病情较重的吐酸，效果不太理想。此法以酸治酸需严格辨证，只要是脾胃虚寒、肝火犯胃的这一类型病证，就可使用。

（13）阴阳易：阴阳易病是患伤寒热病，尚未痊愈，气血未复，阴阳不固，而犯房事，复夺其精血，以致病复。症见身体沉重，少气，小腹里急或引阴中拘急，热上冲胸，头重不欲举，眼中生花，膝胫拘急。以上证候不一定全部出现，但主要证候如身体沉重无力，小腹里急，引阴中拘急，热上冲胸，就可作为辨证依据，用乌梅丸治之。

【类似方证鉴别】

1. 乌梅丸与三泻心汤：都可以调理寒热。然泻心汤证之下寒上热，为脾胃虚弱，升降失司所致，主症为心下痞。

2. 乌梅丸与赤石脂禹余粮汤：都可以治疗久利。赤石脂禹余粮汤证之久利纯属虚寒，且滑脱不禁。

【原文】

1. 伤寒脉微而厥，至七八日肤冷，其人躁无暂安时者，此为脏厥，非蛔厥也。蛔厥者，其人当吐蛔，今病者静而复时烦者，此为脏寒，蛔上入其膈，故烦，须臾复止，得食而呕，又烦者，蛔闻食臭出，其人常自吐蛔。蛔厥者，乌梅丸主之。又主久利。（338）

2. 蛔厥者，当吐蛔，今病者静而复时烦，此为脏寒，蛔上入膈，故烦，须臾复止，得食而呕，又烦者，蛔闻食臭出，其人常自吐蛔。蛔厥者，乌梅丸主之。（《金匮要略》第十九篇）

【医案举例】

1. 蛔厥案（龚志贤医案）

刘某，女，50 岁，1983 年 3 月 18 日入院。患者曾有"蛔厥吐蛔史"，每因多食油腻之物则突发右上腹部疼痛。此次食奶油夹心饼干十余分钟后突发右上腹部剧烈疼痛，门诊以胆囊炎、胆石症收住院。自述右胁下及胃脘部疼痛难忍，痛剧时如顶如钻，且痛往右肩背部放散，伴恶心呕吐，痛剧时腹部拒按，痛缓时触诊，腹部平软。入院后经禁食、电针、阿托品、654-2、普鲁本辛、度冷丁等解痉镇痛法治疗 48 小时，疼痛仍昼夜不减，痛作更剧频。查白细胞总数 6300，中性 74%，血淀粉酶 153 单位，尿淀粉酶 384 单位，B 型肝胆未见异常图像，故胆石、胰腺炎之诊断可除外。

痛剧时诊脉乍大乍小，手足冷，冷汗出，舌质淡，苔黄薄润，诊为"蛔厥"（胆道蛔虫病）。拟温脏安蛔法，方用乌梅汤：

乌梅 15g，桂枝 10g，细辛 5g，炒川椒 5g，黄连 10g，黄柏 10g，干姜 10g，党参 12g，当归 10g，制附片 12g（先煎 1 小时），川楝 12g，槟榔片 12g，使君肉 9g，急煎，日 2 剂，分 4 次温服。

服药后第二日疼痛已缓，仍日 2 剂，服依前法。第三日上午，大便解出死虫 1 条，疼痛完全缓解。投以疏肝理气、健脾和胃之剂善后。

2. 腹痛案（蒲辅周医案）

白某，男，42 岁。上腹疼痛，反复发作，犯病时多在深夜，疼痛极甚，辗转不安，呻吟不停，伴有恶心，每次犯病 1 ~ 2 日不能食，起病已 7 ~ 8 年之久，现发病逐渐频繁，每月发 3 ~ 4 次，曾多次入院检查，胃肠、肝胆、胰等皆无异常，诊为肠神经官能症，屡治罔效。观其形体消瘦，神郁不乐；询其脘腹喜热，四肢欠温；望其舌质偏暗，苔灰微腻，脉沉细弦。先投四逆散合失笑散未效。思其病久有寒热虚实错杂之势，乃改投乌梅汤：

乌梅 9g，花椒 4.5g，马尾连 9g，干姜 6g，细辛 4.5g，黄柏 6g，党参 9g，当归 6g，肉桂 4.5g，制附片 6g。药进 1 剂疼痛遂止，亦能进食，连服 10 剂而愈。一年后随访，未再犯病。

92. 当归四逆汤

【组成】当归三两　桂枝三两，去皮　芍药三两　细辛三两　甘草二两，炙　通草二两　大枣二十五枚，擘，一法十二枚

【方歌】当归四逆治厥寒，脉细欲绝病非凡，归芍桂甘枣通细，补血散寒治在肝。

【功用】温经散寒，通络止痛。

【主治】肝寒血虚证。

【方解】本方证由营血虚弱，寒凝经脉，血行不利所致。素体血虚而又经脉受寒，寒邪凝滞，血行不利，阳气不能达于四肢末端，营血不能充盈血脉，遂呈手足厥冷、脉细欲绝。此手足厥冷只是指掌至腕、踝不温，与四肢厥逆有别。治当温经散寒，养血通脉。方中当归甘温，养血和血；桂枝辛温，温经散寒，温通血脉，为君药。细辛温经散寒，助桂枝温通血脉；白芍养血和营，助当归补益营血，共为臣药。通草通经脉，以畅血行；大枣、甘草益气健脾养血，共为佐药。重用大枣，既合归、芍以补营血，又防桂枝、细辛燥烈太过，伤及阴血。甘草兼调药性而为使药。

【方证要点】

1. 肝寒血虚证：以贫血腹痛，手足厥冷，小便不利为辨证要点。主要症状为手足厥寒，或头、腰、股、腿、足、肩臂疼痛，甚至青紫、发绀。或肠鸣腹痛，下利不止；或阴颓疝气，睾丸掣痛，牵引少腹。舌质淡，苔白滑，脉细欲绝。

2. 常用于坐骨神经痛、风湿性关节炎、腰腿足踝酸痛、胃十二指

肠溃疡、慢性荨麻疹、精索静脉曲张、月经不调、早期雷诺病、血栓闭塞性脉管炎、冻疮、手足皲裂、苯胺中毒、头痛、胃痛、痛经等属于外来寒邪凝滞血脉者。

3. 体质要求：神情萎靡，懒于言语，手足凉，指尖为甚，多伴有麻木、冷痛，甚至青紫，覆被加热不易转温，夏天亦阴冷异常，甲色、唇色、面色较苍白。多伴有头痛、腹痛等，女性多有痛经。

【类似方证鉴别】

1. 当归四逆汤与通脉四逆加人参汤：都可以治疗手足厥寒。当归四逆汤证是肝寒血虚证，由于血虚寒阻，阳气内郁，故而还有脉细欲绝等症；而通脉四逆加人参汤证是阳气欲脱证，由于阳气大竭于内外，故而还有吐利躁烦等症。

2. 当归四逆汤与四逆散：当归四逆汤证是血虚受寒，寒凝经脉，血行不畅所致，因其寒邪在经不在脏，故肢厥程度较四逆汤证为轻，并兼见肢体疼痛等症；而四逆散证是因外邪传经入里，阳气内郁而不达四末所致（心理紧张导致的四逆），故其逆冷仅在肢端，不过腕踝，尚可见身热、脉弦等症。

3. 当归四逆汤与四逆汤：当归四逆汤证是血虚受寒，寒凝经脉，血行不畅所致，因其寒邪在经不在脏，故肢厥程度较四逆汤证为轻，并兼见肢体疼痛等症；而四逆汤证是因阴寒内盛，阳气衰微，无力到达四末而致，故其厥逆严重，冷过肘膝，并伴有神衰欲寐、腹痛下利、脉微欲绝等症。

【原文】手足厥寒，脉细欲绝者，当归四逆汤主之。若其人内有久寒者，宜当归四逆加吴茱萸生姜汤。（351）

【医案举例】

1. 眩晕案（刘志龙医案）

李某，女，42 岁，2013 年 5 月 10 日初诊。眩晕半年，诊断为耳石症。在珠海某医院住院 10 天无缓解，常于半夜发作，平躺时稍缓，右侧卧时加重，白天眩晕稍减，四肢极度怕冷，体瘦，面白，纳可，大小便调，无汗出，舌淡苔白，脉沉细。

分析：虽为眩晕，但因病人四肢厥冷，口不渴，舌淡苔白，脉沉细，仍属血虚寒厥的证候，以致经脉涩滞不畅，清阳不升，故发为眩晕。

处方：当归 15g，桂枝 12g，白芍 15g，细辛 10g，甘草 6g，通草 10g，大枣 30g，熟附子 15g，生姜 12g，7 剂。

2013 年 5 月 17 日二诊。眩晕好转八成，压力大时眩晕明显，时有疲倦乏力，皮肤不定处有团状丘疹，天气变冷或下雨明显，余无不适，脉沉细滑，舌淡苔薄白。

分析：从前方用药效果看方向思路正确，患者有丘疹样物依然是血虚有寒引起。用药依然守前方并合方真武汤。

处方：当归 15g，桂枝 12g，白芍 15g，甘草 6g，通草 10g，大枣 30g，熟附子 15g，生姜 12g，茯苓 15g，白术 10g，7 剂。

2013 年 5 月 24 日三诊。眩晕消失，自觉身上暖和，之前睡时覆厚棉被仍觉很冷，现搭一小薄棉被即可安眠，仍有身燥，不能在空调房久坐，关节冰冷感缓解，身上不定处皮疹虽好转，仍有瘙痒。舌淡苔白，脉沉细滑。

处方：当归 10g，桂枝 6g，白芍 12g，炙甘草 10g，通草 15g，大枣 15g，熟附子 10g，干姜 6g，党参 12g，7 剂。

2. 大小便前觉身软疼痛不适案（黎崇裕医案）

刘某，女，57 岁，2012 年 6 月 30 日就诊。体型中等偏瘦，颈部及左手臂有白癜风，自诉大小便前觉全身肌肉酥软兼疼痛不适，排便后自行缓解，夜间觉手足发热、针刺样疼痛，失眠，头疼，手指关节肿大，夜尿三次，有汗，大便可，舌淡苔白有齿痕，脉弦。

辨证：厥阴病，血虚有热，夹杂有饮。

处方：当归四逆汤加味。

桂枝 25g，白芍 25g，赤芍 25g，生姜 5 片，红枣 10 枚，炙甘草 15g，葛根 30g，吴茱萸 3g，当归 15g，通草 10g，细辛 3g。5 剂。

2012 年 7 月 5 日复诊。前方后大小便时全身不适感消失，针刺样痛也好了大半，守方再进。

93. 麻黄升麻汤

【组成】 麻黄二两半，去节　升麻一两一分　当归一两一分　知母十八株
　　　黄芩十八株　葳蕤十八株，一作菖蒲　芍药六株　天门冬六株，
　　　去心　桂枝六株，去皮　茯苓六株　甘草六株，炙　石膏六株，
　　　碎，绵裹　白术六株　干姜六株

【方歌】 麻黄升麻汤芍姜，知膏天冬苓术黄，归葳桂草十四味，寒
热并用和阴阳。

【功用】 解表和里，清上温下。

【主治】 肺热脾寒证。

【方解】 方中重用麻黄以宣内郁之邪，配升麻则宣透之功更著，且
升麻又能升举下陷之阳气；知母、石膏、黄芩苦寒，以清在上肺胃之
热；天冬、葳蕤养阴生津；当归、芍药养血和阴；桂枝、干姜温中通
阳；白术、茯苓、甘草健脾补中，交通上下之阴阳。诸药合补、泻、
寒、温、宣、散于一体，补而不敛邪，散而不伤阴，药效互补，具有解
表和里，清上温下之功。

【方证要点】

1. 肺热脾寒证：以咽痛咳吐、下利为辨证要点。主要症状为咽喉
不利，唾脓血，手足厥逆，泄利不止，寸脉沉迟，下部脉不至。

2. 常用于更年期综合征、慢性喘息性支气管炎、慢性肠炎、化脓
性扁桃体炎等属于表邪内郁，气机不伸，表里混淆，上热下寒，阴阳不
和者。

3. 治寒热错杂（或上热下寒）之证者有数方，但各有特点。

281

（1）麻黄升麻汤证病机为肺热脾寒，阳气内郁，病证特点为咽痛咳吐、下利。

（2）乌梅丸证病机为胃热肠寒，病证特点为得食而烦、腹痛时作、久利。

（3）干姜黄芩黄连人参汤证病机为胃热脾寒，寒热格拒，病证特点为食入即吐、下利。

（4）柴胡桂枝干姜汤证病机为胆热脾寒，病证特点为口渴、胁痛、便溏。

（5）黄连汤证病机为上焦热、中焦寒，病证特点为呕吐、腹痛。

（6）小柴胡汤证病机为肝胆寒热错杂，病证特点为寒热往来、口苦咽干、脉弦。

（7）半夏泻心汤证病机为脾胃寒热夹杂，病证特点为痞满。

只要抓住了这些特点，辨治起来并不复杂。

【类似方证鉴别】麻黄升麻汤与升麻鳖甲汤：都可以治疗唾脓血。麻黄升麻汤证是肺热脾寒证，由于素体脾寒，邪热灼伤肺络，故而还有咽喉不利、泄利不止等症；升麻鳖甲汤证是毒热阳郁证，由于毒热灼伤血络，故而还有身体疼痛等症。

【原文】伤寒六七日，大下后，寸脉沉而迟，手足厥逆，下部脉不至，喉咽不利，唾脓血，泄利不止者，为难治。麻黄升麻汤主之。（357）

【医案举例】

1. 肺热脾寒案（张玉明医案）

高某，男，38 岁。患者素有脾虚便溏（慢性肠炎），去年 10 月曾因潮热盗汗，经拍片诊断为肺结核。今感冒 10 日。初发热恶寒，头痛无汗，后渐有胸闷，咳嗽，痰多色黄。目下：发热恶寒，头痛无汗，胸闷喘咳，痰稠黄、带血丝，口渴不欲多饮，咽痛烦躁，肠鸣腹痛，大便溏薄，舌苔薄白，舌尖稍红，脉寸浮滑，关尺迟缓，证属表里同病，宜表里同治，用麻黄升麻汤，外可解太阳寒邪，内可清阳明之热，下可温太阴之寒，又配有养肺阴之品，实为恰当，便处：

麻黄、桂枝、白术、茯苓各 8g，知母、黄芩、干姜、天冬、葳蕤、白芍、炙甘草各 6g，升麻、当归各 3g，生石膏 20g，水煎服。

1. 剂后，全身絷絷汗出，2 剂后表证尽解，共服 3 剂后，诸症悉平，再以金水六君子汤善其后。

2. 经断前后诸症案（李寿山医案）

韩某，女，50 岁。以往健康，生育一男二女健在，经水尚未断绝。近六年来，经常头昏脑涨，面部烘热汗出，口燥咽干，但不欲饮，口舌时有糜烂溃疡，胸闷烦热，心神不安，少寐多梦。半月前外感风寒，发热恶寒，头疼，身痛，服羚翘解毒丸等药表不解，且增咽痛，泛恶欲吐，大便溏薄，日二三行。曾就诊于西医。诊断：上呼吸道感染，植物神经功能紊乱。肌注青霉素，口服解热片、镇静剂等不愈，迁延三周不解。于 1981 年 12 月 1 日来诊。诊脉两寸弦大，关尺细弱，舌红尖赤、根部苔白腻，咽红而不肿，体温 37.8℃，血压 140/90mmHg，白细胞总数 12，800/mm^3，余无异常。脉症合参，证系素有阴虚火旺，复感风寒外闭，表邪郁久不解，内外合邪，以致虚实兼夹，寒热错杂。治以外宣郁阳，内调寒热，益气养阴，清上温下兼顾之法，方用麻黄升麻汤加减。

炙麻黄、升麻各 7.5g，干姜 5g，桂枝、白芍、白术、茯苓、党参、天冬、玉竹各 15g，生石膏 25g，知母、甘草各 10g。水煎服，2 剂。

药后诸症减轻，继进清热和胃之竹叶石膏汤调理数剂而安。

94. 干姜黄芩黄连人参汤

【组成】 干姜　黄芩　黄连　人参各三两

【方歌】 干姜芩连与人参，辛开苦降法超群，四物平行各三两，诸凡格拒此方珍。

【功用】 清上温下，辛开苦降。

【主治】 胃热脾寒证。

【方解】 食入口即吐者，阻在上脘，阴阳不相交通，故以干姜、芩、连寒热并用，通其阴阳，辛苦开泄以降浊；人参补正而升清，则中宫和而吐利止。

【方证要点】

1. 胃热脾寒证：以胸烦悸、吐下为辨证要点。主要症状为食入即吐，下利，胸热，烦悸，脉虚数。

2. 常用于肺结核、噤口痢、急慢性肠胃炎、肠胃弛缓、胃扩张、神经性呕吐、消化性溃疡等属于上热下寒，胃热肠寒，寒热格拒者。

【类似方证鉴别】

1. 干姜黄芩黄连人参汤与三泻心汤：都是寒热相杂之呕吐治方。干姜黄芩黄连人参汤证为中虚而寒热相格，以食入即吐为特点，绝无消渴引饮，气上冲心，脉弦细微；而三泻心汤证为中虚胃气上逆，或水饮内停，以心下痞、或吐或泻为主证。

2. 干姜黄芩黄连人参汤与大黄甘草汤：都可以治疗食入即吐。不同者，大黄甘草汤证纯为火盛，腑气不通，应有口苦、口臭、大便干秘等实热之证。

3. 干姜黄芩黄连人参汤与理中汤：都可以治疗呕吐。然理中汤证为脾胃虚寒，吐势缓慢，多呈朝食暮吐或暮食朝吐，且有畏寒腹满而痛之症状。

【原文】伤寒本自寒下，医复吐下之，寒格更逆吐下，若食入口即吐，干姜黄芩黄连人参汤主之。（359）

【医案举例】

1. 呕吐案（闫云科医案）

郑某，女，45 岁。素体弱多病，或失眠，或腰痛，口不离药。今年盛夏之际，突然呕吐，自以为暑湿为患，服藿香正气胶囊不见好转。两日内水谷不入，入则即吐。观其面色萎黄少华，形体瘦削，神气疲惫不堪，舌红少津，苔薄而微黄。切其脉，滑数无力。诊其腹，腹壁薄弱，腹肌挛急，心下、脐周俱无压痛。

《素问·至真要大论》云"诸逆冲上，皆属于火"，"诸呕吐酸，皆属于热"。本案脉症观之，显非暑湿所致。询知口苦思冷，小便短赤，大便干秘。且舌红苔黄，脉象滑数，一派胃火炽盛症状跃然眼前，当属中虚胃热也。治宜苦寒直折，清降胃火，然吐势如此之盛，须防服药格拒不纳。先贤有热见热亲之策，若衣伪装混入敌营者，为瞒天过海之计也。拟干姜黄芩黄连人参汤：

干姜 4.5g，黄芩 6g，黄连 6g，党参 10g。

嘱令频频饮之，仅进 1 剂，呕吐便止。

2. 吐血案（黄德厚医案）

曾某，男，37 岁，1982 年 4 月来诊。患者素有胃痛病史，曾经钡餐检查：胃小弯有蚕豆大小之溃疡面。近半年来疼痛较频繁，两天前因陪客畅饮白酒及食香燥物较多，2 时许疼痛剧烈，旋即吐血，家人急延西医治疗，药用葡萄糖、止血剂等无效，即转诊于余。症见吐血量较多，色鲜红，伴少量血块，面色苍白，自汗，四肢欠温，呼吸微弱，舌红，脉沉细数，询之大便 4 日未解，脉症合参，此乃酒毒辛热之物损伤胃络，致阳明冲气上逆，出血不止，气随血脱之危候，亟宜止血救脱，攻下降冲法，即嘱用童便一盅顿服，方投干姜黄芩黄连人参汤加味。处方：

红力参（另浓煎服）20g，黄芩、黄连各9g，干姜炭4g，大黄（后下）12g。

水煎2次分服，大便得通（黑色结便量多），血渐止，肢温汗收，仍守前方去大黄1剂，服后血止脉静气和而安。继拟调中护创之剂以资巩固，调理半载，经复查溃疡面愈合。

95. 白头翁汤

【组成】 白头翁二两　黄柏三两　黄连三两　秦皮三两

【方歌】 白头翁汤下利寻，黄连黄柏白头秦，识得欲饮属内热，下重难通此方珍。

【功用】 清热燥湿，凉肝解毒。

【主治】 肝热下利证。

【方解】 方中白头翁清热解毒，凉血治痢为君；黄连、黄柏、秦皮清热燥湿、泻火解毒为臣。四味合用，可以加强清热止痢之功。

【方证要点】

1. 肝热下利证：以热痢下重、腹痛为辨证要点。主要症状为下利脓血，里急后重，腹痛，身热口渴，肛门灼热，舌质红，舌苔黄，或者黄腻，脉滑数。

2. 常用于尿道感染、急慢性细菌性痢疾、急慢性阿米巴痢疾、溃疡性结肠炎、急性结膜炎、急性附件炎、产后腹泻、眼目赤肿、眼结膜炎、肠风下血、肛门如火等属于湿热郁蒸，奔逼大肠，热陷血分者。

【类似方证鉴别】

1. 白头翁汤与黄芩汤：都可以治疗下利。白头翁汤证是肝热下利证，是由于肝热下攻下斥，故而还有便脓血、尺脉自涩等症；而黄芩汤证是胆热下利证，是由于胆热下迫下注，故而还有口苦、咽干、目眩等症。

2. 白头翁汤与葛根黄芩黄连汤：都可以治疗湿热下利。白头翁汤证纯属里热；而葛根黄芩黄连汤证表里俱热，喘而汗出。

3. 白头翁汤与桃花汤：都可以治疗下利。白头翁汤证纯属里热，有便脓血；桃花汤所治之下利为脾胃虚寒所致，呈滑脱失禁之状。

【原文】

1. 热利下重者，白头翁汤主之。（371）

2. 下利欲饮水者，以有热故也，白头翁汤主之。（373）

【医案举例】

1. 癃闭案（张炳泉医案）

林某，男，71 岁，1987 年 8 月 9 日因小便闭胀而住院。患者入院前二便下血十余天，继而大便秘结，小便点滴不通，小腹胀痛，口不渴，舌质红，脉细数。拟诊：癃闭。治以清利湿热之法，投八正散（改汤剂），日服 2 剂。大便得通，小便仍不利，复投 2 剂罔效。乃改滋肾通关散（改汤剂），日服 2 剂。服药 2 天，亦无疗效。细思此证乃因湿热蕴结下焦，膀胱气化失司而成，遂试投白头翁加桔梗汤治之。处方：

白头翁、秦皮、黄柏各 10g，黄连 8g，桔梗 15g，日服 2 剂，小便得通，再投 2 剂，病愈出院。

2. 带下案（闫云科医案）

杜某，34 岁，带下淋漓三月余，黄白质黏，秽臭蚀痛，至夜阴痒，心烦难寐。小腹胀，腰痛，神倦。食无味，口干苦，大便日一行，小便黄臭。舌边尖红赤，苔根黄腻。诊其脉，弦缓有力。触其腹，腹膨隆，无压痛。超声波检查，子宫附件未见异常，盆腔少量积液。余谓此湿热下注胞宫也。杜某云："某医院亦谓湿热，奈何不效？"索视所服之方，乃傅氏易黄汤。易黄汤固然可治黄带，其病机则以肾虚为主，湿热次之。而本案湿热为主，山药、芡实、白果滋阴固敛，显属不宜。拟白头翁汤加味：

白头翁 15g，黄柏 10g，黄连 10g，秦皮 10g，土茯苓 30g，5 剂。

二诊：带益多，如注如崩，色白不黏。蚀痛、阴痒止，腹胀、腰痛亦轻。

守方 5 剂。

三诊：带下大减，微腹胀，仍腰痛。舌苔已退，脉象弦缓。此湿热将尽，虚象为著，改易黄汤善后。

96. 四逆加人参汤

【组成】甘草二两，炙　　附子一枚，生，去皮，破八片　　干姜一两半　　人参一两

【方歌】四逆加参治何为，下利多时阴亦摧，四逆扶阳参滋血，更取中州化精微。

【功用】回阳救逆，益气生津。

【主治】阳虚血脱证。

【方解】本方是温经回阳的主方。附子温经回阳，干姜温中散寒，甘草调中补虚，加人参以生津养血。

【方证要点】

1. 阳虚血脱证：以身热恶寒，手足冷，体痛，下利，腹部拘急，心下痞硬为辨证要点。主要症状为吐利之后，汗多恶寒，四肢厥逆，脉微；或吐利未止，心下痞满，脉沉微欲绝。

2. 常用于霍乱吐利、子宫出血、大失血后、脱水、遗尿、吐血、老年痴呆、心动过缓、夹阴伤寒等属于下利过度，亡阳脱液者。

【类似方证鉴别】

1. 四逆加人参汤与肾气丸：都是温阳之方。不同者，四逆加人参汤证阴盛阳虚，必有四肢厥冷、脉微细、大汗出等阳气欲脱之状。

2. 四逆加人参汤与四逆汤：同可治四肢厥冷。然四逆加人参汤证阳气虚弱程度较为严重。

【原文】恶寒脉微而复利，利止亡血也，四逆加人参汤主之。（385）

【医案举例】

1. 腹痛案（闫云科医案）

李某，女，52 岁，高城村人。褐衣蔬食，家境不裕，体弱劳多，故常病焉。近又腹痛、呕吐五日，经用西药治疗不效，当日午后邀余出诊。患者裸卧于炕，被半遮，言热甚，五日未曾更衣。初疑阳明病、胃家实，欲拟承气汤下之，细察之非也。今将四诊所见，以明其非。患者面色萎黄无华，形容憔悴少神，舌淡润滑无苔，而非面赤唇焦，舌燥苔黄；闻其声音低微，气息细弱，而非声高息粗；询知满腹疼痛，走窜不定，而非固定于脐周；痛剧时头汗淋漓，手足冷至肘膝，而非手足漐然汗出，热深厥深；脉象沉迟而弱，而非沉迟而滑；呕吐狼藉，口不苦、亦不渴。按迹循踪，皆非阳明之状。

《灵枢·五邪篇》云："阳气不出，阴气有余，则寒中肠鸣腹痛。"患者本非松柏坚固之姿，显无抗寒傲霜之力，寒邪直中，故而呕吐腹痛；阴乘阳位，格阳于外，故见假热之象。急宜温中回阳，降逆散寒，使春回阳谷，冰消冻解。若从阳治，投以寒凉，势必雪上加霜，形成变证、坏证。拟四逆加人参汤加味：

附子 10g，干姜 10g，炙甘草 6g，党参 15g，半夏 10g。

1 剂进毕，痛止厥回。改用理中丸以善后。

2. 老年痴呆案（刘渡舟医案）

刘某，女，66 岁，1994 年 1 月 19 日初诊。病人继往有高血压、脑血栓史，左侧肢体活动不利，头晕头痛。一日晨起后，突然变得双目呆滞，表情淡漠，神志时明时昧，呼之则精神略振，须臾又恍惚不清，言语含糊，不知饥饱，不知大便，时常在衣裤内屙出。到某医院做脑 CT 检查提示：海绵状脑白质病，诊断为"老年性脑痴呆"。其人腹满下利，日行 2～4 次，小便色清，夜尿频多，畏寒喜暖，手足不温，周身作痛。舌苔滑，脉沉细无力。此为少阴寒化之证，急温犹宜，处方：

附子 12g，炙甘草 10g，干姜 10g，党参 14g。

服药 3 剂，患者精神大增，神志明多昧少，言语不乱，能答复问题，仍手足逆冷，腹满下利，再以四逆汤与理中汤合方振奋脾肾之阳。服药近 20 剂，手足转温，腹满消失，二便正常，渐至康复。

97. 理中丸

【组成】人参　白术　甘草炙　干姜各三两

【方歌】理中白术与人参，干姜炙草四药亲，脾阳虚衰寒湿甚，腹满吐利脉迟沉。

【功用】温中祛寒，健脾益气。

【主治】太阴病，脾阳不运证。

【方解】人参、甘草和阴，白术、干姜和阳，阴阳相和，则各症自愈。

【方证要点】

1. 脾阳不运证：以心下痞硬，有痛，小便不利为辨证要点。主要症状为腹胀满，食不下，时腹自痛，呕吐，下利清稀，舌苔白，脉沉迟。

2. 常用于急慢性肠胃炎、胃弱、胃迟缓症、胃下垂症、胃扩张症、胃液分泌过多症、胃溃疡、恶阻、蛔虫症、下利、肾萎缩、肋间神经痛、心脏病、霍乱样吐泻、流涎症、喘息、肩痛、五十肩、糖尿病、吐血、咯血、肠出血、痔出血、子宫出血、带下、过敏性鼻炎等属于脾胃虚寒，中气失守者。若脉微肢厥加炮附子，为附子理中丸；有表证加桂枝，为桂枝人参汤。

3. 体质要求：肤色暗无光泽，精神较萎靡，畏寒，无渴感，唾、涕、尿、胃酸等分泌物清稀量多，腹胀，大便清稀不臭，舌体胖大，舌苔水滑，脉沉迟。

4. 唐医易先生临床扩展运用经验

（1）咳嗽：这里是指素有脾胃虚弱之人的咳嗽，症见咽痒而咳，乏痰，胃纳差或胃脘疼痛、腹痛，大便溏薄或小便清长，脉迟缓细弱，本方加大干姜量可愈。

（2）口涎沫过多：脾虚不能散布水津，水津循脾脉上溢于口中，故涎沫多。用本方加大白术量，振奋脾阳。脾阳振则水津可四布，不再上溢而愈。

（3）肠痈：这里是指现代医学的慢性阑尾炎。中医学认为，久病则虚。大肠为阳明，本方为太阴主方，阳明与太阴互为表里，前人有"实则阳明，虚则太阴"之说。若症见右下腹隐痛，时好时坏，按之局部有硬块者，用本方加丹皮、桃仁治之。

（4）手心发痒或脱皮：手心发痒或脱皮是风湿之邪为患。脾恶湿，主四肢。今湿邪困脾阳不能充于四末，湿与风合则发痒脱皮。可用本方以苍术易白术加防风治之。

（5）带下过多：这里是指白色之带下（其他各色带下不属此范围）。湿邪为患，脾主湿，湿困脾不能散精，湿邪下注而为白带。临床见带下量多清稀，无异味，用本方加大白术量，再加茯苓治之。

（6）单腹胀：这里所指的单腹胀是气为病，腹中空无物，而胀在小腹者，用本方去白术之壅滞，加肉桂、附子以温化下焦，使气机疏通，则腹胀可消。

（7）阴挺：现代医学称"子宫脱垂"。是中气下陷之故，用本方补中气，再加肉桂以温肾阳。中气得补而能举，肾阳得温而能升，脱垂之症可愈。

【类似方证鉴别】

1. 理中丸与小建中汤：都是温补脾胃之方。理中丸以温中祛寒，止吐止利为主；而小建中汤则以缓急止痛，调和营卫为主。

2. 理中丸与附子粳米汤：都可以治疗腹痛呕吐。理中丸以温中祛寒、止吐止利为主；而附子粳米汤证痛势急迫，且有胸胁逆满、四肢厥冷等寒盛症。

3. 理中丸与厚朴生姜半夏甘草人参汤：都可以治疗腹胀。理中汤证纯属虚寒，多有腹痛下利；而厚朴生姜半夏甘草人参汤证属气滞中虚，仅腹胀，不下利。

【原文】

1. 霍乱，头痛、发热、身疼痛、热多欲饮水者，五苓散主之；寒多不用水者，理中丸主之。(386)

2. 大病差后，喜唾，久不了了，胸上有寒，当以丸药温之，宜理中丸。(396)

3. 胸痹心中痞，留气结在胸，胸满，胁下逆抢心，枳实薤白桂枝汤主之，人参汤亦主之。(《金匮要略》第九篇)

【医案举例】

1. 太阴虚寒案（许叔微医案）

曹生初病伤寒，六七日，腹满而吐，食不下，身温，手足热，自利，腹中痛，呕，恶心。医者谓之阳多，尚疑其手足热，恐热蓄于胃中吐呕，或见吐利而为霍乱，请予诊。其脉细而沉。质之曰：太阴证也。太阴之为病，腹满而吐，食不下，自利益甚，时腹自痛。予止以理中丸，用仲景云"如鸡子黄大"。昼夜投五六枚。继以五积散，数日愈。

2. 冷痢案（杨志一医案）

李某，男，34岁。腹痛里急，下痢赤白，每日三四次。小便清利，形寒肢冷。脉象细弱，舌苔薄白。此太阴寒痢，仿东垣法，以理中汤加枳实温中导滞。处方：

西党参9g，白术9g，炮姜9g，炙甘草4.5g，枳实6g。

3剂后腹痛下利已止，大便正常，饮食较好，但手足未温，脉仍沉细，再以附桂理中汤3剂调治而愈。

295

98. 枳实栀子豉汤

【组成】枳实三枚，炙　栀子十四个，擘　豉一升，绵裹

【方歌】枳实栀豉劳复宝，食后再加大黄好，酒疸心热且懊恼，栀子大黄力能讨。

【功用】清热除烦，调中化滞。

【主治】大病愈后劳复者。

【方解】大病新愈，血气未复，余热未尽，而强力作劳，余热之气因劳而外浮。故以枳实、栀子以下热，豆豉以散热。盖亦表里之剂，而气味轻薄，适宜于病后复发之体。

【方证要点】

1. 余热复聚，热扰胸脘，气机痞塞证：以身烦不安，懊恼不寐，心下胀满为辨证要点。主要症状为劳复发热，口渴，心烦懊恼，心下痞塞或胸脘胀满，或大便硬结，小便不利，脉滑或数。

2. 常用于便秘、湿热发黄等属于大病瘥后劳复者。

【类似方证鉴别】

1. 枳实栀子豉汤与栀子豉汤：都可以治疗身热，心烦不寐。枳实栀子豉汤证为大病瘥后伤食而起，故有心下胀满而痛、拒按之症状；而栀子豉汤证无心下胀满。

2. 枳实栀子豉汤与竹叶石膏汤：都可以治疗热病后发热。枳实栀子豉汤证之身热，为病愈后因劳而复，必有心烦懊恼，胸腹胀满，心下拒按之症状；而竹叶石膏汤证属津液损伤，热邪未净，必有虚羸少气，气逆欲吐。

【原文】大病差后，劳复者，枳实栀子豉汤主之。（393）

【医案举例】

1. 春温食复案（邢锡波医案）

许某，女，28 岁。患春温证，治疗将近月余，病体才得恢复正常。初愈后，终觉腹空而索食，家人因遵循医师告诫，始终给容易消化之食物。后因想食水饺，家人认为病愈近旬，脾胃已恢复而与食。由于患者贪食不节，下午发生胃脘膨闷，噫气不除，入夜心烦不寐，身现发烧（38℃），头部眩晕，不思饮食，脉象浮大，此时家人恐慌，认为气血虚弱至此，而宿疾复发。邀余诊后，知此证由于饮食不节，停食化热，食热壅滞则心烦，食滞不化则发热。脉症相参，如为食复，宜与枳实栀子汤，以消滞清热。因疏加味枳实栀子汤与之：

枳实 10g，生栀子 10g，淡豆豉 15g，建曲 10g，生姜 3g，广郁金 6g，生山药 15g，甘草 3g。

1 剂后，热退而烦满大减。连服 2 剂，诸症消失，后以养阴清热和胃之剂调理而愈。

2. 食复案（程杏轩医案）

近翁同道友也，夏月患感证，自用白虎汤治愈后，因饮食不节，病复发热腹胀，服消导药不效。再服白虎汤，亦不效。热盛口渴，苔黄便闭，予曰此食复也，投以枳实栀子豉汤加大黄，一剂知，二剂已。仲景祖方，用之对证，无不桴鼓相应。

99. 牡蛎泽泻散

【组成】牡蛎煅　泽泻　蜀漆暖水洗，去腥　葶苈子熬　商陆根熬　海藻洗，去咸　栝楼根各等分

【方歌】牡蛎泽泻治如何，下肢肿胀病未瘥，商陆葶苈泻水结，蜀漆海藻破坚邪。

【功用】利水消肿，祛满除湿。

【主治】治大病愈后，下焦湿热证。

【方解】方中牡蛎、海藻软坚行水；葶苈子、泽泻泻肺利水；蜀漆、商陆根逐水泄热；栝楼根生津止渴，与利水药合用，使水去而津不伤。诸药合用，共成逐水消肿之效。

【方证要点】

1. 下焦湿热证：以浮肿、小便不利而口渴为辨证要点。主要症状为腰以下有水气，下肢浮肿，腹胀，胁下痞满，二便不利，脉沉数而有力。

2. 常用于面目浮肿、胸腹有积水、湿疹等属于病后余邪在下焦，膀胱气化失常，湿热下注者。

【类似方证鉴别】

1. 牡蛎泽泻散与十枣汤：都有泄水的功效。牡蛎泽泻散证是水热邪气滞留下焦，故而有腰以下水肿；而十枣汤证是饮停胸胁，故而水在胸腔，没有涉及腹腔及腰以下。

2. 牡蛎泽泻散与大陷胸汤：都有泄水的功效。牡蛎泽泻散证是水热邪气滞留下焦，故而有腰以下水肿；而大陷胸汤证是水热互结，故而

有胸痛、心下痛、腹痛、汗出、短气、心中懊侬和项强。

【原文】大病差后，从腰以下有水气者，牡蛎泽泻散主之。（394）

【医案举例】

1. 肿胀案（叶天士医案）

某男，脉如涩，凡阳气动则遗，右胁汩汩有声，坠水少腹，可知肿胀非阳道不利，是阴道实，水谷之湿热不化也。议用牡蛎泽泻散：左牡蛎、泽泻、花粉、川桂枝木、茯苓、紫厚朴，午服而愈。

2. 渗出性胸膜炎案（李浩澎医案）

杜氏老媪，年过花甲，罹肺结核十年余，反复发作，时轻时重。三周前遽觉胁痛如割，咳唾引痛，寒热兼作，经西医与链霉素、雷米丰等抗结核药诸症得以缓解，但咳喘痛不已，经 X 线造影报知右侧渗出性胸膜炎，因畏胸膜腔穿刺抽液而改求中医诊治。症见：面色青灰，蹙眉苦吟，喘咳气急，倚息不卧。每咳必以手托胁肋，转侧痛甚，冷汗涔涔，胀满不欲食，大便数日未行，小溲短黄，脉沉弦紧。舌苔白干少津。证属气结津阻之"悬饮"证无疑。治当逐水蠲饮，开结理气。但虑年过六旬，肺痨久斫，正气不支，故拟逐水祛痰、益气活血并进，为疏：

煅牡蛎30g，泽泻15g，葶苈子15g，商陆根6g，栝楼根30g，海藻15g，红参10g，当归10g，黄芪15g。每日 1 剂，分 2 次煎服，嘱进 5 剂。

二诊得知，初服上药时觉烦热憋闷欲呕，二服时肠中辘辘鸣响，旋即泻下稀痰粪水数盂，顿觉胸宽气舒。后又以此方进退20 余剂，诸症悉除。X 线报胸水全无，继以八珍、四君二方调理以善后。

100. 竹叶石膏汤

【组成】竹叶二把　石膏一斤　半夏半升，洗　麦门冬一升，去心　人
参二两　甘草二两，炙　粳米半斤

【方歌】竹叶石膏气阴伤，病后虚羸呕逆方，不欲饮食参草麦，粳
叶石膏半夏匡。

【功用】清热生津，益气和胃。

【主治】热病后，余热不退，气阴未复证。

【方解】方中竹叶、石膏清热除烦为君；人参、麦冬益气养阴为
臣；半夏降逆止呕为佐；甘草、粳米调养胃气为使。诸药合用，使热祛
烦除，气复津生。

【方证要点】

1. 余热未清，气阴未复证：以胸烦欲呕，身热口渴，虚羸少气为
辨证要点。主要症状为汗多，心烦，气短，口干喜饮，气逆欲吐，呛
咳，舌干少津，脉虚数，或脉大而数。

2. 常用于伤寒后期、肺炎后期、麻疹后期、流脑后期、夏季热、
中暑等属于热病后期余热未尽，气阴两伤者。

【类似方证鉴别】

1. 竹叶石膏汤与小柴胡汤：都可以治疗热病后身热不退，干呕欲
吐。竹叶石膏汤证属津液损伤，热邪未净，故重在滋阴清热；而小柴胡
汤证属枢机不利，表里不和，故重在和解退热。

2. 竹叶石膏汤与白虎加人参汤：同可清热补虚，治疗烦渴。竹叶
石膏汤证热邪势轻而津伤重；而白虎加人参汤证热邪重而津伤轻。

【原文】伤寒解后，虚羸少气，气逆欲吐，竹叶石膏汤主之。（397）

【医案举例】

1. 发热案（刘渡舟医案）

张某，男，71岁，1994年5月4日初诊。因高血压、心脏病，服进口扩张血管药过量，至午后低热不退，体温徘徊在37.5℃～38℃之间，口中干渴，频频饮水不解，短气乏力，气逆欲吐，汗出。不思饮食，头之前额与两侧疼痛。舌红绛少苔，脉来细数。辨证属阳明气阴两虚，虚热上扰之证。治当补气阴，清虚热，方用竹叶石膏汤。

竹叶12g，生石膏40g，麦冬30g，党参15g，炙甘草10g，半夏12g，粳米20g。

服5剂则热退，体温正常，渴止而不呕，胃开而欲食。惟余心烦少寐未去，上方加黄连8g、阿胶10g以滋阴降火。又服7剂，诸症得安。

2. 糖尿病案（王琦医案）

一女患者，56岁。患糖尿病多年，近来自觉神疲乏力，口渴引饮，溲多。诊得脉细数，舌红少津，身形消瘦。凭证参脉，系胃热内盛，气津俱损，宜清胃热，益气阴，方用竹叶石膏汤加味：

竹叶12g，生石膏30g，麦冬12g，法半夏6g，甘草3g，北沙参12g，天花粉12g，淮山药18g，粳米一撮。

服3剂后，口渴显著减轻。续服3剂，后未再复诊。

参考文献

1. 吴谦等．医宗金鉴［M］．北京：人民卫生出版社，1963.

2. 张机（仲景）．伤寒论［M］．上海：上海科学技术出版社，1983.

3. 俞长荣．伤寒论汇要分析［M］．福州：福建科学技术出版社，1985.

4. 许宏，王云凯，吴雪章．金镜内台方议［M］．北京：人民卫生出版社，1986

5. 王子接，赵小青．绛雪园古方选注［M］．北京：中国中医药出版社，1993.

6. 陈明，刘燕华，张保伟．刘渡舟伤寒临证指要［M］．北京：学苑出版社，1996.

7. 陈明，刘燕华，李方．刘渡舟临证验案精选［M］．北京：学苑出版社，1996.

8. 陈明，张印生．伤寒名医验案精选［M］．北京：学苑出版社，1998.

9. 杨栗山．伤寒瘟疫条辨［M］．北京：中国中医药出版社，2002.

10. 陈瑞春．伤寒实践论［M］．北京：人民卫生出版社，2003.

11. 黄煌．张仲景 50 味药证［M］．北京：人民卫生出版社，2004.

12. 王付．伤寒杂病论症状鉴别与治疗［M］．北京：人民卫生出版社，2005.

13. 张仲景．金匮要略［M］．北京：人民卫生出版社，2005.

14. 田代华．黄帝内经素问［M］．北京：人民卫生出版社，2005.

15. 田代华．灵枢经［M］．北京：人民卫生出版社，2005.

16. 中国中医研究院．蒲辅周医案［M］．北京：人民卫生出版社，2005.

17. 中国中医研究院．岳美中医案集［M］．北京：人民卫生出版社，2005.

18. 刘景超，李具双．许叔微医学全书［M］．北京：中国中医药出版社，2006.

19. 刘力红．思考中医［M］．南宁：广西师范大学出版社，2006.

20. 喻昌，史欣德．医门法律［M］．北京：人民卫生出版社，2006.

21. 黄煌．中医十大类方［M］．南京：江苏科学技术出版社，2007.

22. 武简侯．经方随证应用法［M］．北京：中医古籍出版社，2007.

23. 吴昆，张宽．医方考［M］．北京：人民卫生出版社，2007.

24. 马大正．妇科证治经方新裁［M］．北京：人民卫生出版社，2007.

25. 曹颖甫．经方实验录［M］．北京：学苑出版社，2008.

26. 赵守真．治验回忆录［M］．北京：人民卫生出版社，2008.

27. 冯世纶，段治钧．经方传真：胡希恕经方理论与实践［M］．北京：中国中医药出版社，2008.

28. 黄煌．药证与经方［M］．北京：人民卫生出版社，2008.

29. 熊寥笙．熊寥笙伤寒名案选新注［M］．北京：人民军医出版社，2008.

30. 矢数道明．临床应用汉方处方解说［M］．北京：学苑出版社，2008.

31. 喻昌．寓意草［M］．北京：中国中医药出版社，2008.

32. 聂惠民．名医经方验案［M］．北京：人民卫生出版社，2009.

33. 成无己．伤寒明理论［M］．北京：学苑出版社，2009.

34. 闫云科．经方躬行录［M］．北京：学苑出版社，2009.

35. 权依经．古方新用［M］．北京：人民军医出版社，2009.

36. 柯琴．伤寒来苏集［M］．北京：学苑出版社，2009.

37. 尤在泾．伤寒贯珠集［M］．北京：学苑出版社，2009.

38. 赵明锐，赵树胆．经方发挥［M］．北京：人民卫生出版社，2009.

39. 南京中医药大学．伤寒论译释［M］．上海：上海科学技术出版社，2010.

40. 吴瑭．吴鞠通医案［M］．上海：上海科学技术出版社，2010.

41. 黄元御，李玉宾．黄元御读伤寒［M］．北京：人民军医出版社，2010.

42. 黄煌．黄煌经方使用手册［M］．北京：中国中医药出版社，2010.

43. 喻嘉言．尚论张仲景伤寒论三百九十七法［M］．北京：人民军医出版社，2010.

44. 黎崇裕．小郎中习医手记［M］．北京：人民军医出版社，2011.

45. 闫云科．临证实验录［M］．北京：中国中医药出版社，2012.

46. 邢锡波，邢汝雯，纪民育．邢锡波伤寒论临床实验录［M］．北京：人民军医出版社，2012.

47. 裘庆元．珍本医书集成［M］．北京：中国中医药出版社，2012.

48. 李克绍．伤寒解惑论［M］．北京：中国医药科技出版社，2012.

49. 秦之桢．伤寒大白［M］．北京：中国中医药出版社，2012.

50. 柯琴．伤寒附翼［M］．北京：学苑出版社，2013.

51. 刘渡舟．经方临证指南［M］．北京：人民卫生出版社，2013.

52. 刘渡舟．新编伤寒论类方［M］．北京：人民卫生出版社，2013.